Rejuvenece comiendo

María José Cachafeiro

Rejuvenece comiendo

El poder de la nutrición para mantener tu piel sana y joven

Hestia

Un sello de Editorial Pinolia, S. L.
Calle de Cervantes, 26
28014, Madrid

www.editorialpinolia.es
info@editorialpinolia.es

Primera edición: marzo de 2025

Depósito legal: M-2097-2025
ISBN: 978-84-12967-10-4

Diseño y maquetación: Almudena Izquierdo
Diseño cubierta: Óscar Álvarez
Impresión y encuadernación: Industria Gráfica Anzos, S.L.U.

Printed in Spain - Impreso en España

A mis padres, Pepe y Angelines,
por ser mi faro y referencia.

Mi padre, carisma y emprendimiento,
me enseñó a creer que sí podía y a
encontrar las herramientas para poder.
Mi madre, bondad, amor y refugio,
me enseñó la importancia del trabajo y
la constancia, y la pasión por enseñar.

Sin vosotros no sería quién soy.

ÍNDICE

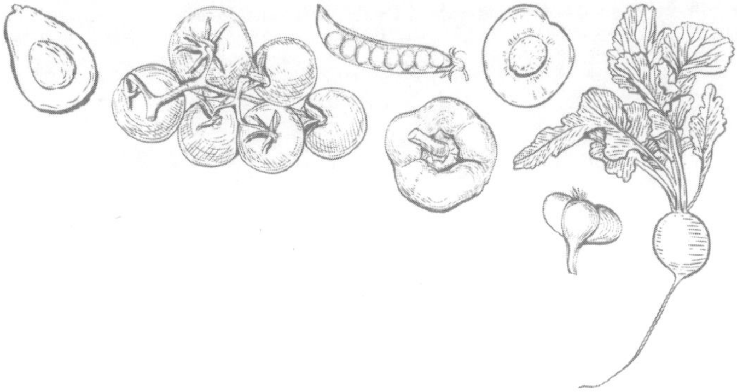

PRÓLOGO

Cuando Teté me pidió que escribiera el prólogo de su libro no se imaginaba la ilusión que me hacía, al igual que no sabía que yo la admiraba mucho antes de que nos hiciéramos amigos. Aunque la conocía por ser una farmacéutica pionera en redes sociales, con blog sobre temas de salud, lo que más me sorprendía era cómo hablaban sus compañeros de ella. Teníamos amigos en común que la valoraban muchísimo profesionalmente y la adoraban personalmente. Sin embargo, se quedaban cortos, por Teté solo puedes sentir devoción, una vez entra en tu vida quedas suscrito a su luz, a su magia y a su cariño para siempre.

Cuando hablamos de mi amiga María José Cachafeiro, no solo hablamos de una gran profesional de la salud, la dermofarmacia y la nutrición, sino de alguien que sabe comunicar como pocos, que estudia sin descanso y que comparte su conocimiento con una generosidad que la define. Este libro no podía ser menos: información rigurosa, ciencia actualizada y una forma de contar las cosas que hace que lo complejo se vuelva sencillo.

Rejuvenece comiendo es mucho más que una guía sobre alimentación y piel. Se trata de una invitación a entender que lo que ponemos en el plato impacta no solo en nuestra salud, sino también en nuestra piel y, por lo tanto, en cómo nos vemos y cómo nos sentimos. Es una hoja de ruta basada en ciencia, evidencia y sentido común. Aquí no se trata de luchar contra el envejecimiento, sino de envejecer bien porque cuando se envejece saludablemente la piel parece rejuvenecer. Además, este libro tiene algo que lo hace especial: no te promete milagros ni soluciones rápidas. No es una lista de órdenes taxativas y de prohibiciones. Por suerte, seguiré disfrutando de una copa de vino y unas moscovitas en una larga sobremesa con Teté. Aunque ahora sé cómo ciertos alimentos afectan a mi salud y a mi piel, cuáles debo disfrutar con moderación y cuáles tengo que potenciar para mejorar mi bienestar.

Teté tiene el don de explicar procesos complejos como el *inflammaging* o la glicación de forma clara y sencilla, evitando tecnicismos innecesarios y basándose en ejemplos y comparaciones de sucesos cotidianos. Esto hace que quien oiga estos términos por primera vez no solo los entienda, sino que los incluya en su nueva forma de ver que lo que comes afecta a tu piel.

Este libro va más allá de la alimentación, abordando conceptos como el eje intestino-cerebro-piel, la micronutrición o suplementación, rutinas de cuidado dermocosmético o estilo de vida, nos da herramientas prácticas para tomar mejores decisiones en nuestro día a día. Todo ello con su estilo ágil, ameno y divertido que hace que aprender sea un placer.

He compartido muchos congresos, charlas, entrevistas, podcast a nivel profesional, y muchos viajes, confesiones, risas y alguna que otra fiesta a nivel personal con la autora de estas páginas. Conozco su empeño, profesionalidad y perseverancia en todo lo que hace, por eso puedo asegurarte que tener este libro entre manos es un lujo. Prepárate para descubrir por qué lo que pones en tu plato puede marcar la diferencia en tu piel. Teté nos lo cuenta como solo ella sabe hacerlo: con rigor, con pasión y con ese don especial que tiene para hacer que la ciencia se entienda y se aplique a la vida real. No podía haber mejor guía para este viaje, en el que no solo vas a aprender, sino que vas a disfrutar.

Tomás Muret Ramón, Vocal Nacional de Dermofarmacia del Consejo General de Colegios Oficiales de Farmacéuticos

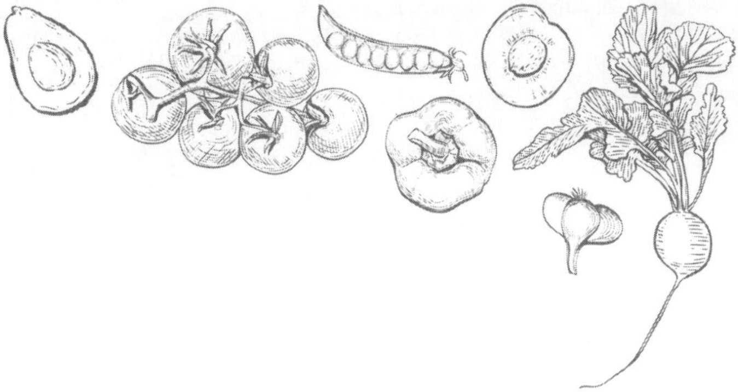

Capítulo 1

NUTRICIÓN Y PIEL: *PROAGING*

¿Te has preguntado alguna vez, tras mirarte en el espejo, por qué tu piel va perdiendo su vitalidad con el tiempo? ¿Has sufrido problemas como acné, rosácea o dermatitis sin encontrar soluciones tan eficaces como te gustaría? ¿Te has comparado en ocasiones con otras personas de tu misma edad y ves que existen enormes diferencias en su aspecto y en la edad que aparentan? La respuesta, en gran parte, puede estar en lo que pones en tu plato. La relación entre la nutrición y la salud de la piel es innegable y profunda.

La piel es un marcador visible de tu salud general. Con frecuencia, los signos de envejecimiento prematuro, la inflamación o la glicación que vemos en la superficie son un reflejo de lo que está sucediendo dentro de nuestro cuerpo. En este libro, si me acompañas, te llevaré de viaje a través del emocionante mundo de la nutrición y la piel, desglosando cómo los alimentos que consumimos pueden afectar no solo a la apariencia externa, sino también a nuestro estado general de salud.

La piel, el órgano más grande del cuerpo humano, es una maravilla de la naturaleza que desempeña un papel esencial en la salud y el bienestar. A menudo, se la describe como un manto protector que nos separa del exterior, pero su importancia va mucho más allá de ser una simple barrera física. Es una estructura compleja compuesta por varias capas, cada una con sus propias células y componentes especializados. Los diversos componentes cutáneos desempeñan un papel único y crucial en las diferentes funciones de la piel y, a su vez, se interrelacionan con los demás, de modo que trabajan en conjunto para actuar como un sistema complejo y eficiente que nos protege y nos permite experimentar el mundo que nos rodea.

Funciones de la piel

Una barrera vital

La piel actúa como una barrera entre nuestro cuerpo y el entorno. Desde el momento en que nacemos, se convierte en nuestro escudo defensivo, protegiéndonos contra amenazas o agresiones externas: mecánicas, físicas, químicas y biológicas. Esta barrera cutánea es esencial para mantener la homeostasis, es decir, el equilibrio interno del cuerpo, y para actuar como un guardián, impidiendo que los invasores penetren en el cuerpo. No obstante, la piel también es permeable y permite que ciertas sustancias la atraviesen. Como si de un funcionario de aduanas se tratase, impide o consiente la entrada de algunas sustancias del exterior al interior o, en sentido inverso, la salida del interior hacia el exterior.

La piel impide la pérdida de agua y de iones para poder mantener la correcta hidratación y asegurar así que las demás funciones de la barrera cutánea se cumplan de manera adecuada.

Regulación de la temperatura

Uno de los roles más críticos de la piel es regular la temperatura del cuerpo. Cuando tenemos calor, los vasos sanguíneos en la piel se dilatan para permitir la liberación de calor y enfriar el cuerpo. Por otro lado, cuando tenemos frío, esos vasos se contraen, conservando el calor y manteniendo una temperatura corporal adecuada. Esta regulación térmica es vital para nuestro funcionamiento interno y nuestra comodidad.

Alianza con los sentidos

La piel es un órgano sensorial sorprendentemente versátil. Cada centímetro cuadrado contiene miles de receptores sensoriales que nos informan sobre el calor, el frío, el dolor y el placer, permitiéndonos interactuar con nuestro entorno de manera consciente y segura.

Además, en ella se encuentran los corpúsculos de Pacini, responsables de detectar la presión, y los corpúsculos de Meissner, que responden a estímulos de contacto ligero. Estos y otros receptores táctiles nos permiten experimentar el tacto en todo su esplendor, experimentar el mundo y disfrutar de la caricia de una brisa suave, la calidez de un abrazo o la satisfacción de un apretón de manos.

Función metabólica

La función metabólica de la piel es muy importante, ya que en ella se sintetiza la conocidísima vitamina D. Cuando nos exponemos a la radiación solar, nuestra piel es capaz de transformar un metabolito del colesterol en la provitamina D3 que, posteriormente, en el hígado, se transforma en la vitamina D3 activa.

Carta de presentación

La piel realiza una función social, estética y psicológica. Su salud y su apariencia pueden determinar, en gran parte, cómo nos relacionamos con los demás e incidir de manera directa sobre nuestra autoestima.

Estructura de la piel

Cuando te miras los brazos, las piernas, el tronco o el rostro en el espejo, eso que identificas como piel es, en realidad, solamente su parte más superficial: el llamado estrato córneo. No te preocupes si no te suena, o si te suena pero no tienes del todo claro lo que es, ya que ahora vamos a repasar la estructura y los diversos componentes presentes en la piel. Nuestra piel está compuesta por tres capas fundamentales: epidermis, dermis e hipodermis.

Epidermis

Es la capa más superficial y delgada de la piel, la que está en contacto con el exterior. Su grosor depende de la zona, desde los 0,1 mm de grosor en los párpados hasta 1,5 mm en las plantas de los pies o las palmas de las manos. Esta capa no tiene vasos sanguíneos, por lo que el aporte de nutrientes lo recibe por difusión desde la dermis.

Recubriendo la epidermis se encuentra una emulsión de agua y lípidos (grasas), que se conoce como film hidrolipídico. Esta película no solo mantiene la piel suave y flexible, sino que también actúa como una barrera adicional contra intrusos no deseados, como bacterias y hongos.

La célula principal y más abundante de esta capa es el queratinocito, que, como su nombre indica, es el encargado de producir la queratina, una proteína muy resistente que refuerza la piel. También en esta capa se encuentran las células de Langerhans, que tienen un importante papel como vigías del sistema inmunitario en la piel, detectan invasores patógenos y alertan al sistema inmune en caso de infección.

Los melanocitos, las células especializadas en producir melanina, también se encuentran en esta capa. La melanina es el pigmento responsable del color de la piel y el cabello, y nos protege de los daños causados por la radiación ultravioleta

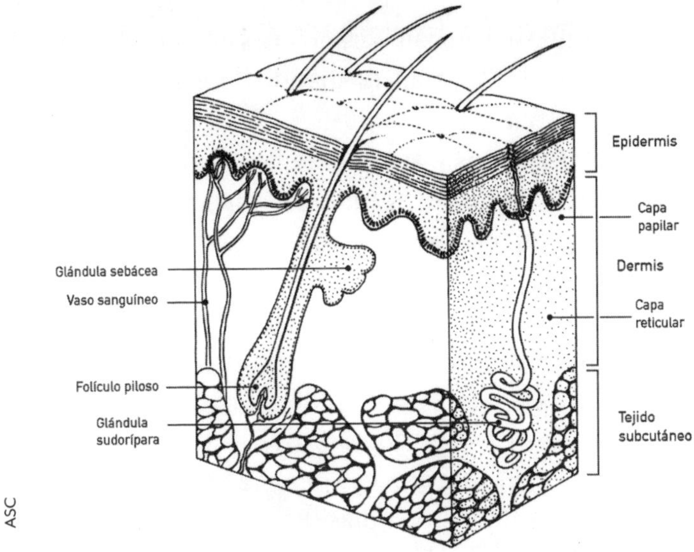

Estructura de la piel: la epidermis, la dermis y la hipodermis trabajan en conjunto para proteger el cuerpo, regular la temperatura y mantener la hidratación y elasticidad cutánea.

(UV) al absorber y dispersar esta radiación. Como curiosidad, te diré que un melanocito protege del daño solar a siete queratinocitos. Por otro lado, las células de Merkel se encuentran en las áreas relacionadas con el tacto y son las responsables de transmitir la información sensorial al sistema nervioso.

La epidermis se subdivide en varias subcapas o estratos que, de dentro hacia fuera, se llaman: estrato basal, estrato espinoso, estrato granuloso y estrato córneo. Vamos a imaginarlos como los estratos de una montaña para entender mejor la travesía fascinante que realiza tu piel en su proceso constante de renovación.

Comenzamos en el estrato basal, también llamado germinativo. Aquí, las células madre trabajan sin descanso, dividiéndose constantemente. Sus hijas, los queratinocitos, comienzan su desarrollo durante el ascenso hacia la superficie. A medida que los queratinocitos suben a través de los estratos, experimentan cambios en su forma y contenido. El estrato espinoso y el estrato granuloso son como estaciones en este viaje, donde los queratinocitos se van transformando de manera gradual a medida que avanzan.

Finalmente, llegamos a la cima de la montaña cutánea: el estrato córneo. Aquí, los queratinocitos han pasado por una metamorfosis completa. Se han convertido en corneocitos, células muertas, sin núcleo, llenas de queratina y envueltas en una capa protectora de proteínas y lípidos. Son como los guardianes de tu piel, listos para enfrentar el mundo.

El viaje de una célula madre epidérmica hasta convertirse en un corneocito se conoce como proceso de regeneración o renovación de la piel. Este proceso emocionante dura, en promedio, unos cuarenta y cinco días. En la infancia es más rápido, y se va realizando cada vez más lentamente según vamos cumpliendo años.

Dermis

Justo debajo de la epidermis se encuentra la dermis, la capa intermedia de la piel. Es una capa más gruesa (de 1 mm a 4 mm) que contiene una red de vasos sanguíneos y fibras de colágeno y elastina, lo que la hace esencial para la elasticidad y la resistencia de la piel. La célula protagonista indiscutible de la dermis es el fibroblasto. Estas células son las artistas detrás de la creación del colágeno (mayoritariamente de los tipos I y III, aunque también de otros) y de la elastina, dos proteínas que, al organizarse en fibras, son como los bloques de construcción de la firmeza y elasticidad de tu piel. Los fibroblastos son los artífices de la regeneración de tejidos cuando tienes una lesión o una herida. Imagínalos como pequeños héroes celulares trabajando diligentemente para reparar y mantener la estructura de tu piel, asegurándose de que se mantenga fuerte, firme y elástica, lista para enfrentar el mundo día tras día.

La matriz extracelular es una sustancia acuosa de textura viscosa que envuelve todas las estructuras de la dermis, proporcionando soporte y estructura. En esta matriz, se encuentran entrelazadas las fibras de colágeno y elastina, que son los pilares que mantienen la firmeza y la elasticidad de la piel. También contiene glicoproteínas y glicosaminoglicanos, entre los que se incluye el famoso ácido hialurónico.

Los vasos sanguíneos que serpentean a través de la dermis son como pequeñas carreteras que transportan nutrientes y oxígeno hacia las células de la piel, tanto en la dermis como en la epidermis. Esta red de vasos no solo nutre a las células, sino que también contribuye al proceso de regulación de la temperatura corporal. Cuando la temperatura corporal se eleva, estos vasos se ensanchan, permitiendo que la sangre fluya hacia la superficie y te ayude a liberar calor.

En la dermis también se encuentran los folículos pilosos. En estos pequeños sacos es donde se originan los diferentes tipos de vello corporal. A medida que el cabello crece, atraviesa la epidermis y se abre paso hacia el exterior.

Las glándulas sudoríparas entran en acción cuando el calor y el estrés hacen que la temperatura de nuestro cuerpo suba. Estas pequeñas glándulas producen una mezcla mágica llamada «sudor», compuesta principalmente por agua, sal y algunas sustancias químicas adicionales. Cuando el sudor se evapora de la piel, nos proporciona un efecto de enfriamiento instantáneo. Es como si nuestro cuerpo tuviera un sistema propio de aire acondicionado, que resulta especialmente útil en días muy calurosos o cuando enfrentamos situaciones estresantes.

Las axilas y la región genital tienen unas glándulas sudoríparas especiales llamadas glándulas apocrinas, que producen un tipo diferente de sudor, es más espeso y aceitoso. Cuando este sudor se combina con las bacterias presentes en la piel, se descompone y genera ese característico olor corporal.

Las glándulas sebáceas son otra parte importante de la dermis. Son como pequeñas fábricas que producen una sustancia llamada «sebo», que es una grasa que actúa como un humectante natural de la piel y como un defensor contra las sustancias extrañas. Imagínalo como una capa invisible que protege nuestra piel de elementos nocivos y que también es esencial para mantener el cabello brillante y saludable.

Hipodermis

La hipodermis, o tejido subcutáneo, es la capa más profunda y está formada por grasa y tejido conectivo. Su función principal es proporcionarnos aislamiento térmico, amortiguación y servirnos como una despensa en la que almacenar energía.

En la hipodermis hay un pequeño y sorprendente mecanismo que despierta en situaciones de frío extremo o miedo intenso: los «músculos erectores del pelo», que están conectados a los folículos pilosos. Cuando estos músculos se contraen, provocan una respuesta que todos conocemos bien: la piel de gallina.

La importancia del cuidado de la piel

La piel es un relato constante de historias sorprendentes y respuestas ingeniosas que afectan directamente nuestra vida cotidiana. Imagínala como un lienzo en blanco que llevas contigo a lo largo de la vida. Es mucho más que una envoltura; es un órgano vivo y dinámico cuyo papel es vital, no solo en términos de estética, sino también en la protección y el bienestar de nuestro cuerpo. Por eso es tan importante que la cuidemos y le ayudemos a realizar sus funciones de la mejor manera posible. Los cuidados deben ir desde la limpieza, la hidratación y la protección solar a nivel externo, hasta el aporte de nutrientes adecuados a nivel interno.

Los nutrientes que proporcionamos a nuestro cuerpo, lo que consumimos, tienen un impacto directo en la salud y la belleza de la piel y marcan la diferencia en cómo te ves y cómo funciona tu piel. Una alimentación antiinflamatoria y equilibrada puede combatir la inflamación y la glicación, dos procesos que aceleran el envejecimiento.

Tu piel refleja lo que sucede en tu interior. Cuando está bien cuidada, se ve radiante y saludable, transmite bienestar. Pero cuando se descuida, puede mostrar un aspecto poco saludable y signos de envejecimiento prematuro. Al cuidar nuestra piel desde dentro hacia fuera, podremos aprovechar todo el potencial de este órgano único y disfrutar de una piel radiante y saludable a lo largo de toda nuestra vida. Por lo tanto, la relación entre lo que comemos y cómo se ve y siente nuestra piel es más profunda de lo que podríamos imaginar: lo que eliges poner en tu plato tiene un vínculo directo con la salud y el aspecto de tu piel (y de todo tu cuerpo).

En este viaje que emprendemos juntos, descubrirás cómo la nutrición y la piel están entrelazadas de una manera que

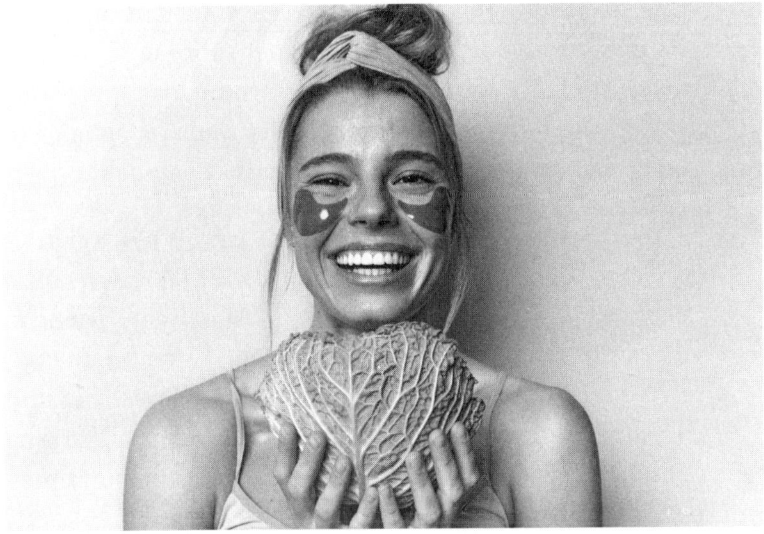

Nuestra piel, ese órgano asombroso que nos cubre, no solo refleja lo que comemos, sino que también nos cuenta la historia de nuestra salud en general. Imagínate tu piel como ese espejo que refleja la calidad de tu alimentación.

te sorprenderá. Te proporcionaré las claves y el conocimiento necesarios para aprovechar todo el potencial de una alimentación consciente y antiinflamatoria.

Pongamos algunos ejemplos muy fáciles de entender:

- Piensa en tu piel como en un lienzo, y en los nutrientes que ingieres como en los colores de la paleta. Cuando eliges alimentos ricos en antioxidantes, como frutas y verduras de colores vibrantes, estás agregando tonos vibrantes al cuadro de tu piel. Estos antioxidantes combaten a los radicales libres, los «vándalos» que pueden dañar el cuadro, es decir, tu piel, acelerando su envejecimiento. La vitamina C, presente en alimentos como las naranjas o los pimientos, es uno de esos antioxidantes que ayuda a que tu piel resplandezca con un brillo saludable.

- El agua es como un elixir mágico para tu piel. Mantener una buena hidratación es esencial para tener una piel suave y flexible. Cuando no bebes suficiente agua, tu piel puede volverse áspera y tirante, sobre todo si, además de no beber, tampoco aplicas productos tópicos que ayuden a la hidratación cutánea. Sin duda, el agua es tu aliada para mantener una piel hermosa y saludable.

- Tu piel se mantiene firme y elástica gracias a dos héroes llamados colágeno y elastina, las proteínas que son como los pilares de la juventud de tu piel. Ahora, aquí viene el villano: el exceso de azúcar en tu dieta. Es como un enemigo silencioso que puede dañar estos pilares. Cuando consumes demasiado azúcar, se inicia un proceso que debilita el colágeno y la elastina, dejando tu piel más propensa a las arrugas y al envejecimiento prematuro.

  Para comprenderlo mejor, piensa en un par de medias elásticas. Cuando son nuevas y fuertes, pueden estirarse y volver a su forma original. Pero si las estiras una y otra vez, con el tiempo pierden su elasticidad y no pueden volver a su forma original. Eso mismo ocurre con el exceso de azúcar: hace que tu piel pierda su elasticidad y firmeza. Menos azúcar en tu dieta significa una piel más resistente al paso del tiempo y a la formación de arrugas.

La piel, como ya sabes, no es solo una capa superficial; se trata de una barrera protectora que cuida de nuestro cuerpo, cumpliendo muchas funciones esenciales para la salud y el bienestar de tu organismo. Y, al igual que cualquier otro órgano, también necesita cuidados para mantenerse en su mejor forma. La nutrición juega un papel fundamental en este proceso de cuidado.

En los últimos años, la investigación científica ha iluminado la compleja danza entre nuestra alimentación y la salud cutánea. Ahora sabemos que una dieta equilibrada y rica en nutrientes es vital para la regeneración celular, la producción de colágeno, la hidratación y la protección contra los estragos del sol y los radicales libres. Repito: lo que eliges poner en tu plato tiene un impacto directo en cómo se ve y se comporta tu piel. Tu alimentación es como la fórmula mágica para una piel saludable, bonita y que envejece despacio y «bien», con buen aspecto y manteniendo todas sus funciones. Al elegir sabiamente lo que comes, puedes iluminar tu piel, mantenerla hidratada, flexible y en las mejores condiciones para enfrentar el mundo. ¡Así que ve por ese plato lleno de alimentos nutritivos y disfruta de una piel radiante!

Los pilares de la nutrición para la piel

Imagínate un edificio. Para que se mantenga en pie y estable, necesita tener en sus cimientos unos buenos pilares, ¿verdad? Pues, si hablamos de la piel, para mantenerse bonita, juvenil y saludable, también necesita unos pilares que, en este caso, no son de acero ni de hormigón armado, sino que son algunos nutrientes esenciales que necesitamos ingerir a diario. Vamos a explorarlos detenidamente, y para hacerlo más claro, te daré ejemplos de cómo cada uno afecta a tu piel.

Vitaminas y minerales

La piel necesita una variedad de vitaminas y minerales para funcionar correctamente. Por ejemplo, la vitamina C es esencial para la producción de colágeno, que, como recordarás, es una proteína que mantiene la piel firme y elástica. ¿Dónde la encuentras? En alimentos como las naranjas, las zanahorias, las espinacas o las batatas. La deficiencia de vitamina C, cuando no obtienes suficiente, puede dar lugar a una piel seca y áspera, así como a la formación de arrugas prematuras. Algo que no queremos que ocurra, ¿a que no?

Ácidos grasos esenciales

Los ácidos grasos omega-3 y omega-6 son cruciales para mantener la barrera cutánea, son como sus guardianes. Una barrera cutánea saludable protege la piel contra la pérdida de humedad y evita la sequedad y la irritación. La falta de ácidos grasos esenciales puede ocasionar una piel seca y propensa a problemas como el eccema. Encuentras estos ácidos en pescados grasos como el salmón, las sardinas, el AOVE (aceite de oliva virgen extra) o en las semillas de chía.

Proteínas

Las proteínas proporcionan los aminoácidos necesarios para la producción de colágeno, elastina y queratina, proteínas que ya hemos visto que son fundamentales para una piel saludable. Los aminoácidos son como los ladrillos que construyen esas proteínas esenciales para la piel. Si no consumes suficientes proteínas en tu dieta diaria, tu piel podría volverse flácida y sin tono.

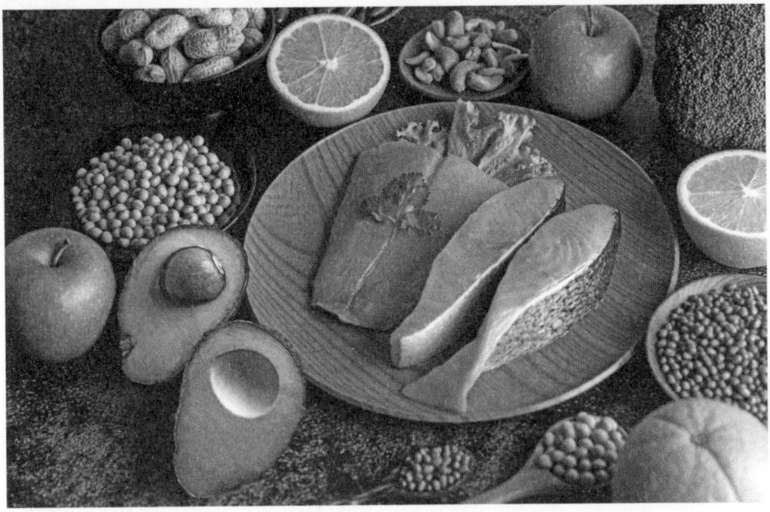

Encuentras estos ácidos en pescados grasos como el salmón, las sardinas, el AOVE (aceite de oliva virgen extra) o en las semillas de chía.

Antioxidantes

Los antioxidantes, como la vitamina E y el selenio, protegen la piel contra los daños causados por los radicales libres. Piensa en la vitamina E y el selenio como los escudos protectores de tu piel contra esos daños. ¿Cómo se generan los radicales libres? Podría decirte que simplemente por vivir, ya que respirar, comer (sobre todo procesados, fritos y comidas ricas en grasas saturadas), tomar alcohol... producen radicales libres. Sin embargo, las fuentes principales —y más o menos evitables— son la exposición a la radiación solar y la contaminación. Los alimentos ricos en antioxidantes incluyen nueces, semillas, frutos rojos, tomate, algas...

Hidratación

Como ya te he contado, el agua es un elixir, un aliado imprescindible para tu piel. Mantener tu piel bien hidratada es esencial para conservar su elasticidad y suavidad. Beber suficiente agua es el primer paso hacia una piel bien hidratada, pero también debes consumir alimentos ricos en agua, como frutas y verduras, que ayudan a mantener una hidratación óptima.

A continuación, te pongo algunos ejemplos de nutrientes esenciales y cómo influyen en tu piel:

1. Vitamina A: contribuye a la regeneración celular y a una piel suave. La obtendrás de alimentos como zanahorias, espinacas y batatas.

2. Vitamina E: un antioxidante que protege la piel contra los daños. La encuentras en nueces, semillas y aceites vegetales.

3. Ácidos grasos omega-3: ayudan a mantener la piel hidratada y reducen la inflamación. Fuentes incluyen pescados grasos como el salmón y las semillas de chía.

4. Vitamina C: esencial para la producción de colágeno y la reparación de la piel. Presente en frutas cítricas, fresas y pimientos.

5. Zinc: ayuda en la curación de heridas y la reducción del acné. Lo encuentras en carnes magras, nueces y legumbres.

6. Selenio: protege contra el daño solar y contribuye a la elasticidad de la piel. Fuentes incluyen nueces de Brasil, pavo y huevos.

Al consumir una dieta rica en nutrientes esenciales, podemos mantener una piel radiante, elástica y saludable, al mismo tiempo que retrasamos el envejecimiento prematuro y reducimos la probabilidad de problemas cutáneos. Y esta es la base para el enfoque *proaging* que exploraremos a continuación.

En los próximos capítulos, exploraremos en detalle cómo los procesos de *inflamaging* (el envejecimiento acelerado

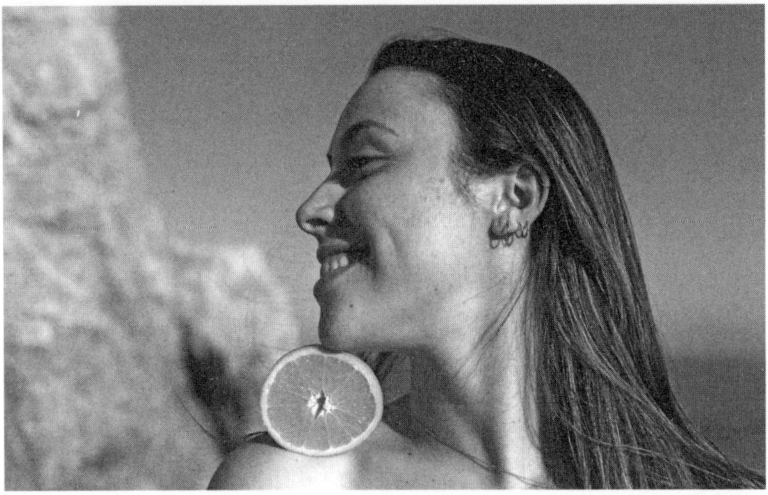

La naranja, rica en vitamina C, es un potente antioxidante que ayuda a estimular la producción de colágeno, protege la piel del daño oxidativo y favorece una apariencia luminosa y saludable.

debido a la inflamación crónica) y glicación (el proceso por el cual el azúcar daña las proteínas de tu piel) afectan a tu piel y cómo puedes utilizar la nutrición como una herramienta para combatirlos. También veremos consejos prácticos sobre cómo seleccionar y preparar alimentos que promuevan la salud de la piel y el bienestar en general. Aprenderemos a aprovechar el poder de una alimentación antiinflamatoria para contrarrestar el *inflamaging* y la glicación.

Prepárate para descubrir cómo rejuvenecer tu piel comiendo sabiamente y adoptando un enfoque *proaging* de la nutrición.

PROAGING: ENVEJECER DE MANERA SALUDABLE

En primer lugar, comencemos definiendo el concepto de *proaging,* una idea que se ha convertido en un término fundamental en el ámbito de la nutrición y la salud de la piel. Este enfoque innovador y positivo impulsa a las personas a envejecer de manera saludable y a mantener su vitalidad a medida que pasa el tiempo.

El término *proaging* es una combinación de las palabras «pro» ('a favor de') y «aging» ('envejecimiento'). En esencia, se trata de adoptar un enfoque positivo y proactivo hacia el proceso de envejecimiento. A diferencia de la perspectiva tradicional, que a menudo se asocia con la pérdida de vitalidad y la lucha contra los signos del tiempo, el *proaging* reconoce que el envejecimiento es una parte natural de la vida y se enfoca en cómo hacerlo de manera saludable y satisfactoria.

Teniendo en cuenta que el proceso de envejecimiento cronológico, el asociado al hecho de ir cumpliendo años, es totalmente inevitable y no se puede eludir ni detener, luchar contra el paso del tiempo deja de ser el imposible objetivo. En lugar de ello, el *proaging* promueve estrategias y hábitos que nos permiten vivir una vida plena y saludable a medida que envejecemos. Nos invita a proyectar y tratar de conseguir la mejor versión de nosotros en cada momento y edad. Este enfoque se centra en la prevención de enfermedades relacionadas con la edad, la promoción de la vitalidad, la capacidad funcional y la apariencia saludable de la piel.

El *proaging* es una filosofía optimista que nos anima a abrazar el envejecimiento con salud y vitalidad. En este viaje, la nutrición desempeña un papel estelar al mantener la piel saludable y promover un envejecimiento satisfactorio.

Las claves nutricionales del *proaging*

Vamos a explorar cómo la nutrición y la alimentación antiinflamatoria son piezas clave de este rompecabezas:

1. Protección contra el *inflamaging*, ese proceso de envejecimiento acelerado debido a la inflamación crónica en el cuerpo. Imagina que la inflamación crónica en tu

cuerpo es como un viento que acelera el envejecimiento. Pero aquí tienes el escudo: una dieta rica en alimentos antiinflamatorios. Estos incluyen frutas, verduras, grasas saludables y proteínas magras. Estos alimentos pueden reducir la inflamación y mantener tus células en un estado de salud óptima.

Imagina, por ejemplo, que los arándanos son como pequeñas bombas antiinflamatorias. Su alto contenido de antioxidantes combate la inflamación y ayuda a mantener tu piel radiante.

2. Lucha contra la glicación, ese proceso por el cual el azúcar se «pega» a las proteínas de tu piel, causando arrugas y pérdida de elasticidad. Lo bueno es que tienes un escudo: una dieta baja en azúcares refinados y rica en antioxidantes. Estos alimentos pueden prevenir este proceso y mantener tu piel más joven.

3. Suministro de nutrientes esenciales. Imagina que tu piel es una planta, y los nutrientes son como su agua y luz solar. Una dieta bien equilibrada proporciona a la piel los nutrientes esenciales que necesita para mantener su salud y apariencia. Las vitaminas, minerales, antioxidantes y ácidos grasos esenciales son los componentes clave para una piel radiante y elástica. Por ejemplo, el salmón es una fuente increíble de ácidos grasos omega-3, que mantienen tu piel hidratada y radiante.

4. Mantenimiento del peso saludable. Controlar tu peso es fundamental en el enfoque *proaging*. Una dieta adecuada, junto con la actividad física —ejercicios aeróbicos y, sobre todo, de fuerza—, te ayuda a mantener un peso saludable a medida que envejeces.

5. Prevención de enfermedades relacionadas con el envejecimiento. Una alimentación rica en nutrientes

y antiinflamatoria no solo protege tu piel, sino que también previene enfermedades crónicas relacionadas con la edad, como enfermedades cardíacas, diabetes y deterioro cognitivo. Por ejemplo, los vegetales de hojas verdes, como la espinaca, están llenos de nutrientes que pueden ayudar a prevenir problemas de salud relacionados con la edad, como enfermedades cardiovasculares, diabetes y deterioro cognitivo.

En resumen, el *proaging* es un enfoque optimista y proactivo que aboga por envejecer de manera saludable y mantener la vitalidad a lo largo de los años. Te empodera para abrazar el envejecimiento con salud y vitalidad. La nutrición desempeña un papel esencial en este proceso, al ayudar a proteger la piel, prevenir problemas de salud relacionados con el envejecimiento y promover un envejecimiento satisfactorio.

El impacto del envejecimiento en la piel

El envejecimiento es un proceso natural e inevitable que todos experimentamos a lo largo de la vida. Lo que quizá no sepas es que existen dos tipos principales de envejecimiento que afectan a la piel: el envejecimiento intrínseco y el extrínseco.

El envejecimiento intrínseco, también conocido como envejecimiento cronológico, es el resultado del paso del tiempo. A medida que envejecemos, nuestra piel pierde colágeno y elastina de forma natural, lo que conduce a la formación de arrugas y a la pérdida de firmeza. Por otro lado, el envejecimiento extrínseco lo causan factores externos, como la exposición al sol, la contaminación, el tabaquismo y una mala alimentación. Estos factores pueden acelerar el proceso de envejecimiento y contribuir a problemas como las manchas solares, la falta de luminosidad y la pérdida de elasticidad.

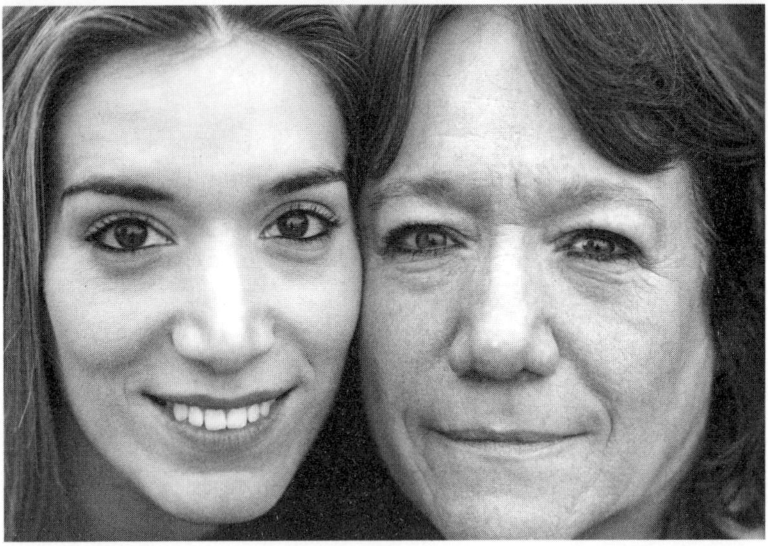

El envejecimiento de la piel es un proceso natural influenciado por factores internos, como la reducción de colágeno y elastina, y externos, como la exposición al sol y la alimentación. Adoptar hábitos saludables puede ayudar a mantener una piel firme y luminosa a lo largo del tiempo.

Afortunadamente, una alimentación saludable puede ayudarnos a combatir el envejecimiento extrínseco, ya que proporciona a la piel los nutrientes necesarios para mantener su salud y vitalidad.

Aunque el envejecimiento es como un rompecabezas complejo y fascinante, los científicos han desarrollado diversas teorías para intentar explicarlo. Aquí tienes un vistazo rápido a algunas de las principales teorías del envejecimiento:

- Teoría del envejecimiento por daño: imagina a tu cuerpo como una máquina que se desgasta con el tiempo. Esta teoría sostiene que el envejecimiento es resultado del daño acumulado en tus células y tejidos debido a factores como la radiación solar, el estrés o las toxinas.

- Teoría del reloj biológico: esta teoría sugiere que cada uno de nosotros tiene un reloj interno que controla nuestro envejecimiento. Como un reloj de arena, a medida que pasa el tiempo, se agota y envejecemos.

- Teoría de la inflamación crónica: la inflamación es como un fuego en tu cuerpo. La inflamación crónica sostenida a lo largo del tiempo puede dañar tus células y tejidos, acelerando el envejecimiento.
- Teoría de la telomerasa: los telómeros son a los genes lo que los extremos de tus cordones a los propios cordones. Cada vez que tus células se dividen, los telómeros se acortan. Cuando se hacen muy cortos, las células dejan de funcionar correctamente, lo que se relaciona con el envejecimiento.
- Teoría de los radicales libres: los radicales libres son como pequeños saboteadores en tu cuerpo. Estos átomos inestables pueden dañar tus células y acelerar el envejecimiento.
- Teoría genética: en tu ADN llevas información sobre cómo envejecerás. Algunas personas pueden tener genes que les hacen envejecer más lentamente o más rápido que otros.
- Teoría de las calorías restringidas: reducir tu ingesta calórica puede aumentar tu longevidad. Esta teoría sugiere que comer menos, sin sacrificar nutrientes, puede ralentizar el envejecimiento.

Estas teorías se entrelazan en una intrincada danza que aún no se ha desvelado por completo. El envejecimiento es un proceso multifacético, y la interacción de estas teorías nos ofrece una visión más completa del misterio del tiempo y cómo afecta a nuestro cuerpo.

Capítulo 2

CONEXIÓN ENTRE INFLAMACIÓN Y ENVEJECIMIENTO

Imagina que tu cuerpo es como una ciudad perfectamente organizada, con todos sus servicios funcionando de manera eficiente. Todo marcha bien hasta que, de pronto, ocurre un incidente: un pequeño incendio. En esta ciudad, los bomberos se movilizan rápidamente para apagar el fuego, evitando que se propague y cause daños mayores. En tu cuerpo, el equivalente a esos bomberos es la inflamación, un proceso fisiológico natural y esencial que te protege y te ayuda a combatir infecciones y lesiones.

Inflamación aguda

La inflamación aguda es como esos bomberos que llegan con rapidez para controlar un incendio local y evitar que se extienda. Es una respuesta inmediata del sistema inmunitario ante un daño o una infección. Cuando, por ejemplo, te cortas con un papel, la zona afectada se vuelve roja, caliente, hinchada y dolorosa. Este conjunto de síntomas es señal de que tu cuerpo está enviando células inmunitarias al sitio del «accidente» para comenzar la reparación y evitar posibles infecciones.

Estas células inmunitarias, como los neutrófilos y los macrófagos, actúan como pequeños «soldados» que acuden al lugar de la herida para eliminar cualquier patógeno y reparar los tejidos dañados. Este tipo de inflamación es temporal y, una vez que el problema está controlado, los «bomberos» se retiran y la ciudad —tu cuerpo— vuelve a la normalidad, permitiendo que la zona afectada se recupere completamente.

Piensa, por ejemplo, en cuando te golpeas el dedo del pie contra una superficie dura. El dolor es inmediato y, poco después, la zona se inflama, se enrojece y se hincha. Este es un claro ejemplo de la inflamación aguda en acción. A pesar de la incomodidad, este proceso es clave para proteger tu cuerpo y asegurar una correcta reparación de los tejidos mientras el dedo sana. Sin esta inflamación rápida y localizada, el riesgo de infecciones o de un daño mayor sería significativamente más alto.

Este tipo de inflamación es completamente normal y, de hecho, esencial para la salud. Sin embargo, cuando la inflamación se prolonga más allá del tiempo necesario, o cuando ocurre en ausencia de una lesión o infección, se convierte en inflamación crónica, lo que puede derivar en problemas de salud más serios. En su forma aguda, es un mecanismo de defensa eficiente y bien orquestado que asegura que pequeñas lesiones o infecciones no se conviertan en un problema mayor.

Inflamación crónica

Pero ¿qué pasa si esos bomberos nunca se van y siguen echando agua, incluso cuando ya no hay incendio? Esto es lo que ocurre con la inflamación crónica: el cuerpo mantiene una respuesta inflamatoria prolongada sin necesidad, y esto puede generar más daño que beneficio. Los tejidos saludables comienzan a sufrir las consecuencias de esa «tormenta constante» que nunca cesa.

Eso es lo que ocurre con la inflamación crónica. En lugar de ser una respuesta rápida y efectiva para reparar daños y combatir infecciones, es como un fuego lento que nunca se extingue por completo y puede causar más daño que beneficios. En lugar de atacar una amenaza real, el cuerpo continúa con la respuesta inflamatoria, lo que puede dañar tejidos sanos.

Imagina que alguien tiene una dieta alta en azúcares y grasas poco saludables, fuma o vive con mucho estrés. Estos factores son desencadenantes comunes que pueden causar una inflamación constante en el cuerpo, un poco como tener una pequeña fogata encendida todo el tiempo. Esta inflamación persistente puede no ser perceptible al principio, pero, a largo plazo, puede conducir a enfermedades importantes como la diabetes tipo 2, problemas cardiovasculares, artritis e incluso al aceleramiento del envejecimiento de la piel. La inflamación no es mala de por sí; de hecho, es vital para nuestra supervivencia. Sin embargo, como muchas cosas en la vida, se trata de mantener un equilibrio. La inflamación aguda es nuestro superhéroe que aparece cuando lo necesitamos, mientras que la inflamación crónica es el villano sigiloso que necesitamos controlar.

Según me ha contado miles de veces mi madre, una de las lapidarias frases que su padre, mi abuelo Balbino —al que no tuve la suerte de conocer—, solía decir era: «Entre lo alto y lo bajo hay un término medio y en ese término medio está la virtud». La sabiduría de esta frase se aplica perfectamente aquí: necesitamos la inflamación en su justa medida, pero un exceso puede causar problemas serios. Pasa lo mismo que con el chocolate: un poco puede ser delicioso e incluso beneficioso, pero si te comes toda la tableta… ¡problemas a la vista!

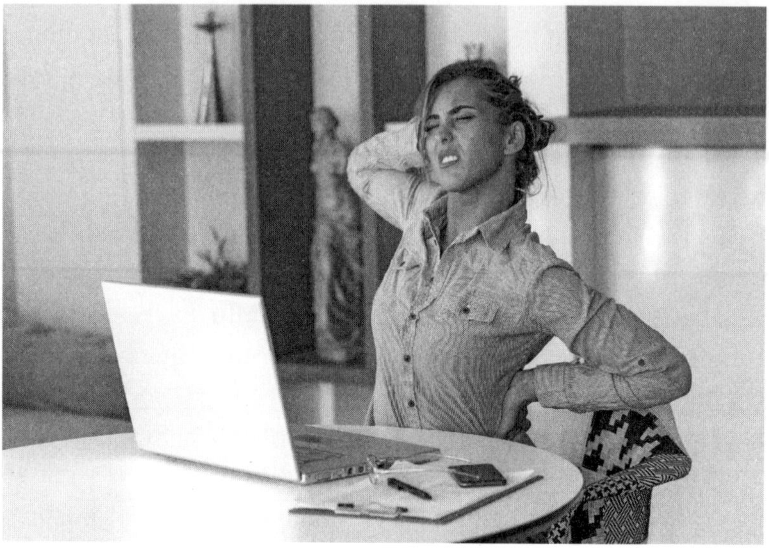

La inflamación es una herramienta poderosa de nuestro cuerpo para protegernos y ayudarnos a sanar. La próxima vez que te golpees o tengas un resfriado, puedes agradecer a tu sistema inmunitario por activar la inflamación aguda para cuidarte. Sin embargo, cuando esa inflamación no está regulada adecuadamente, puede convertirse en un enemigo silencioso. Cuidar nuestra salud, mantener buenos hábitos y prestar atención a las señales del cuerpo es la mejor manera de asegurar que esos «bomberos» internos estén bajo control, respondiendo solo cuando realmente se les necesita.

El impacto de la inflamación crónica no solo se refleja en el desarrollo de enfermedades graves a nivel sistémico, sino también en el envejecimiento acelerado del cuerpo. La piel, los órganos internos, e incluso el cerebro pueden sufrir las consecuencias de este «fuego» constante. La inflamación crónica afecta el funcionamiento celular, contribuye al deterioro de tejidos y, con el tiempo, esto afecta tanto a la salud física como a la calidad de vida.

Mantener un estilo de vida saludable es clave para evitar que esa pequeña fogata de inflamación crónica se convierta en un gran incendio en tu cuerpo. Por eso es tan importante cuidarse y mantener a nuestros «bomberos» internos bajo control.

Inflamación crónica y su impacto en la salud

Vamos a hablar ahora un poco más de esa pequeña fogata persistente que mencionamos antes: la inflamación crónica. Imagina que tu cuerpo tiene un sistema de alerta que se dispara cuando hay una emergencia, como un corte o una infección. Pero ¿qué pasa cuando esa alarma no se apaga y sigue sonando? Esa es la inflamación crónica, una respuesta persistente que puede causar problemas en todo el cuerpo.

¿Por qué se queda la inflamación crónica? Hay muchas razones y factores que pueden contribuir: una dieta poco saludable, la falta de ejercicio, el estrés continuo o incluso la exposición a ciertas toxinas ambientales. Es como tener dentro de ti una chispa que nunca se apaga y está continuamente ardiendo, afectando lentamente a los tejidos sanos.

Imagina que tienes la oficina llena de papeles (tus tejidos sanos) y alguien fuma constantemente (inflamación crónica). Con el tiempo, el humo (la inflamación) comienza a amarillear y dañar los papeles. Al principio, es probable que nadie se dé cuenta, pero, poco a poco, todos los papeles irán estropeándose.

La inflamación crónica puede ser el inicio de problemas de salud tan serios como:

- Enfermedades cardíacas: pueden dañar las paredes de las arterias, facilitando la acumulación de placas que pueden conducir a ataques cardíacos o accidentes cerebrovasculares.

- Diabetes tipo 2: la inflamación crónica puede interferir con la acción de la insulina, lo que dificulta el control de los niveles de glucosa en sangre.

- Enfermedades neurodegenerativas: condiciones como el Alzheimer están asociadas con inflamación crónica en el cerebro, lo que puede contribuir a la degeneración de neuronas.

- Cáncer: la inflamación persistente puede dañar el ADN y crear un ambiente propicio para el desarrollo de ciertos tipos de cáncer.

Podemos pensar en la inflamación crónica como el óxido en una máquina bien aceitada. Al principio, será solo una pequeña mancha insignificante, pero si no se trata, el óxido puede expandirse y dañar las piezas clave de la máquina, afectando al funcionamiento general e incluso inutilizándola.

Nos adentraremos más en cómo evitar estos problemas en los capítulos sobre alimentos inflamatorios y estilo de vida antiinflamatorio.

Inflamaging

¿Has notado cómo algunas personas parecen envejecer más rápido que otras? Una de las razones podría ser el *inflamaging*. En este momento, quizá estés pensando: vale, pero ¿qué es eso? Este término combina las palabras «inflamación» y «aging» (envejecimiento), y se refiere al proceso mediante el cual la inflamación crónica acelera el envejecimiento en el cuerpo. Aunque habitualmente asociamos la inflamación con una respuesta del cuerpo a una lesión o infección, el *inflamaging* describe un estado inflamatorio persistente de bajo grado que se desarrolla con el tiempo, y que afecta no solo a la apariencia externa (la piel), sino también a los órganos internos y a los sistemas corporales, impactando gravemente en la salud general.

A medida que envejecemos, nuestro sistema inmunitario puede volverse menos eficiente. Este deterioro en el sistema inmunitario puede tener como consecuencia la aparición de una inflamación persistente de bajo grado, que, aunque no siempre se nota, causa daños a largo plazo. Es como si tu sistema de alerta estuviera encendido todo el tiempo, causando desgaste en tu cuerpo.

Imagina un coche que ha sido utilizado durante muchos años sin recibir un mantenimiento adecuado. Los pequeños problemas derivados del desgaste de las piezas y de la acumulación de suciedad se vuelven más frecuentes con el paso del tiempo, hasta que llega un momento en que el coche ya no funciona de manera adecuada. Algo similar ocurre en tu cuerpo cuando está sometido de manera constante a la inflamación crónica de bajo grado.

Consecuencias del *inflamaging*

El *inflamaging* puede manifestarse de muchas formas, y los signos visibles en la piel son solo una pequeña parte del problema. Este proceso puede causar la aparición de arrugas, pérdida de firmeza y elasticidad en la piel, pero sus efectos son mucho más profundos. A nivel interno, la inflamación crónica puede afectar a los músculos, los huesos e incluso el cerebro, lo que puede provocar:

- Pérdida de fuerza muscular.
- Fragilidad ósea.
- Problemas de memoria.
- Mayor riesgo de enfermedades crónicas, como la diabetes tipo 2, enfermedades cardiovasculares o neurodegenerativas.

Piensa en el *inflamaging* como en el proceso de oxidación que ocurre cuando cortas una manzana y la dejas al aire. Con el tiempo, la manzana comienza a volverse marrón y a perder su frescura, lo que refleja el deterioro de las células que están expuestas. De manera similar, el cuerpo muestra signos de envejecimiento acelerado cuando la inflamación crónica no se controla adecuadamente, un envejecimiento que irá afectando no solo a la apariencia externa, sino también al funcionamiento interno. No se trata solo de una cuestión estética; es un proceso profundo que acelera el envejecimiento general del cuerpo y contribuye al desarrollo de enfermedades crónicas. Mantener la inflamación bajo control a lo largo de la vida es clave para ralentizar este proceso y mantener una mejor salud y calidad de vida a medida que envejecemos.

Mecanismos moleculares del *inflamaging*

Vamos a sumergirnos un poco más en lo que sucede dentro de nuestro cuerpo a nivel molecular cuando hablamos de *inflamaging*. Es aquí donde entran en juego elementos como las citocinas proinflamatorias y el daño oxidativo.

Citocinas proinflamatorias

Las citocinas son como pequeños mensajeros químicos de tu cuerpo. Algunas de ellas, llamadas citocinas proinflamatorias, se liberan durante la inflamación y pueden aumentar la respuesta inflamatoria. Durante el *inflamaging,* estos mensajeros permanecen activos de una manera constante, enviando señales de alerta incluso cuando no hay una amenaza real. Imagina que las citocinas proinflamatorias son como un sistema de mensajería instantánea que siempre envía alertas rojas, incluso ante problemas menores. Este comportamiento puede desencadenar una respuesta exagerada que causa más daño del necesario.

Daño oxidativo

El daño oxidativo ocurre cuando hay un desequilibrio entre los radicales libres (moléculas inestables que pueden dañar las células) y los antioxidantes (sustancias que estabilizan dichas moléculas inestables). La inflamación crónica puede aumentar la producción de radicales libres, lo que provoca un mayor daño celular. Es como si tu cuerpo tuviera una fábrica de radicales libres que produce más de lo que los «trabajadores del equipo de limpieza» (los antioxidantes) pueden manejar. Esto lleva a que se produzca desorden y daño dentro de la fábrica (tu cuerpo).

Impacto a nivel molecular

Este ciclo constante de inflamación y daño oxidativo puede afectar a todo tu organismo, desde tu ADN hasta las proteínas y las membranas celulares. Con el tiempo, se produce una disminución de la función celular y se acelera el envejecimiento. Es como un edificio que, con los años, sufre daños en su estructura interna. Aunque el exterior pueda parecer intacto por un tiempo, los problemas internos comenzarán a mostrarse en la apariencia externa.

SIGNOS DE *INFLAMAGING* EN LA PIEL

La piel suele ser la primera en mostrar los efectos del *inflamaging,* reflejando los procesos inflamatorios crónicos que ocurren en el interior del cuerpo. Estas manifestaciones cutáneas son indicadores visibles del deterioro que la inflamación crónica puede causar. A continuación, exploramos algunas de las señales más comunes que aparecen en la piel debido a este fenómeno.

Arrugas y pérdida de elasticidad

Uno de los signos más notorios del *inflamaging* es la aparición de arrugas y la pérdida de elasticidad en la piel. Este fenómeno ocurre debido al daño que la inflamación crónica causa en las fibras de colágeno y elastina. El colágeno proporciona

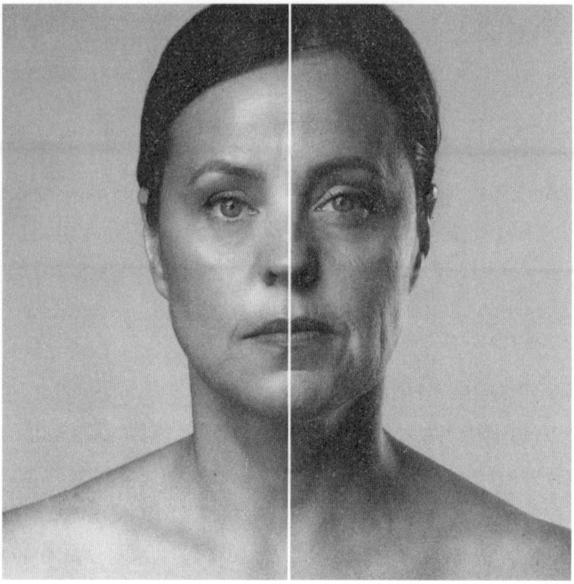

El envejecimiento de la piel es un proceso natural que implica pérdida de colágeno, arrugas y menor elasticidad. Factores como el sol, la contaminación y el estilo de vida aceleran estos cambios. La hidratación, una dieta equilibrada y la protección solar ayudan a mantener la piel saludable por más tiempo.

estructura y firmeza a la piel, mientras que la elastina permite que la piel recupere su forma después de ser estirada. La degradación de estas proteínas estructurales provoca una piel más flácida y en la formación de arrugas.

Imagina el colágeno y la elastina como los muelles o resortes de un colchón. Con el tiempo, si se desgastan o se rompen, el colchón pierde su forma y firmeza, volviéndose más hundido y menos flexible. De manera similar, la piel pierde su tono y aparecen arrugas cuando estas fibras estructurales se deterioran.

Manchas y pigmentación irregular

El *inflamaging* también puede llevar de manera común a la aparición de manchas oscuras y pigmentación irregular en la piel. La inflamación crónica puede alterar la producción de melanina, el pigmento responsable de dar el color a la piel. Este desajuste en la producción de melanina puede causar hiperpigmentación en ciertas zonas, es decir, la aparición de manchas oscuras. Es como una prenda de ropa que comienza a mancharse de manera desigual con el tiempo debido al desgaste y la exposición a diferentes sustancias. Del mismo modo, la piel puede desarrollar manchas de pigmentación irregular como resultado de la inflamación continua y el daño asociado.

Piel seca y sensible

La inflamación crónica puede comprometer la integridad de la barrera cutánea, que es esencial para retener la humedad y proteger la piel de irritantes externos. Una barrera cutánea debilitada permite que el agua se escape más fácilmente, lo que provoca sequedad en la piel. Además, esta condición hace que la piel sea más vulnerable a irritantes y alérgenos, aumentando la sensibilidad y causando síntomas como enrojecimiento, picazón e irritación.

Piensa en tu piel como una pared construida con ladrillos y mortero. Si el mortero que une los ladrillos se va deteriorando, la pared se vuelve menos efectiva para mantener el interior protegido y permite que factores externos la atraviesen. Del mismo modo, una barrera cutánea dañada no puede retener la humedad adecuada ni proteger contra irritantes, lo que da lugar a piel seca y sensible.

Pérdida de volumen facial

La inflamación crónica también puede contribuir a la pérdida de volumen facial, especialmente en las áreas donde la grasa subcutánea proporciona contorno y suavidad. Con el tiempo, esta pérdida de volumen puede hacer que las líneas de expresión se vuelvan más pronunciadas y que el rostro adquiera una apariencia más envejecida y cansada. Es como un globo que pierde lentamente su aire: la pérdida de volumen en la piel hace que la estructura facial se desinfle, lo que contribuye a una apariencia menos juvenil.

Acné

El exceso de inflamación también puede contribuir a la aparición de acné. La inflamación crónica puede aumentar la producción de sebo, una sustancia grasa que lubrica la piel. Este exceso de sebo puede obstruir los poros, creando un ambiente propicio para la proliferación de bacterias que causan el acné. Además, la inflamación puede exacerbar la respuesta inmunitaria local, empeorando los brotes. Es como un jardín que no se cuida adecuadamente y se llena de malezas. La inflamación crónica puede «plantar» brotes no deseados en la piel, de la misma manera que las malezas crecen y se esparcen si no se controlan.

Como puedes ver, las señales del *inflamaging* en la piel son un reflejo visible de los procesos inflamatorios crónicos que afectan no solo la apariencia externa, sino también la salud interna del cuerpo. Entender estos signos puede ser clave para tomar medidas preventivas y mantener una piel saludable y radiante a lo largo del tiempo. Más adelante, mencionaremos medidas y estrategias prácticas para mitigar los efectos del *inflamaging* en la piel.

Estrategias para combatir el *inflamaging*

Afortunadamente, podemos combatir el *inflamaging* adoptando una dieta rica en alimentos antiinflamatorios. Aunque este tema se abordará con mayor profundidad en capítulos posteriores, te adelanto algunas estrategias nutricionales clave y cómo pueden ayudarte a mantener una piel y un cuerpo saludables.

- Incluir alimentos ricos en antioxidantes: los antioxidantes son como los héroes que combaten los radicales libres en nuestro cuerpo. Consumir alimentos ricos en antioxidantes, como bayas, nueces y vegetales de hoja verde, puede ayudar a reducir el daño oxidativo y la inflamación.

Por ejemplo, los arándanos, con su intenso color azul, están llenos de antioxidantes que pueden ayudar a mantener tu piel joven y radiante.

- Optar por grasas saludables: las grasas saludables, como las que se encuentran en el aceite de oliva, los aguacates y los pescados grasos, pueden ayudar a reducir la inflamación. Estas grasas son ricas en ácidos grasos omega-3, que tienen propiedades antiinflamatorias.

  Incluir salmón en tu dieta no solo es delicioso, sino que también proporciona una dosis saludable de omega-3 para mantener tu piel hidratada y reducir la inflamación.

- Elegir proteínas magras: las proteínas son esenciales para la reparación y regeneración celular. Optar por fuentes de proteínas magras, como el pollo, el pavo y las legumbres, puede proporcionar los aminoácidos necesarios sin agregar grasas saturadas que pueden contribuir a la inflamación.

  Un plato de pechuga de pollo a la parrilla con una ensalada de espinacas es una opción nutritiva y deliciosa que promueve la salud de la piel.

- Incorporar alimentos ricos en fibra: los alimentos ricos en fibra, como las frutas, las verduras y los granos enteros, ayudan a mantener un sistema digestivo saludable. Un sistema digestivo en buen estado puede ayudar a reducir la inflamación sistémica.

  Un desayuno de avena con manzanas y nueces no solo es una opción deliciosa, sino que también ayuda a regular la digestión y a mantener la inflamación bajo control.

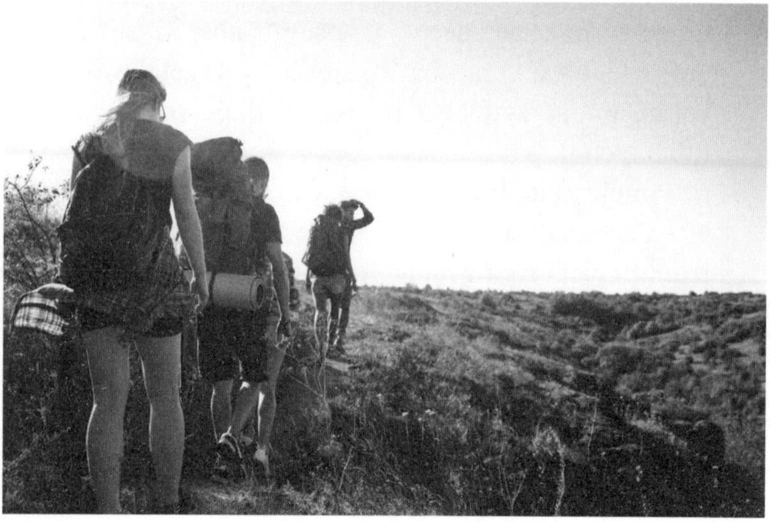

La práctica de ejercicio moderado y regular puede ayudar a reducir los niveles de inflamación en el cuerpo.

Otra de las estrategias con la que podemos combatirlo es con el ejercicio físico, pues no solo es bueno para mantener el peso y la salud cardiovascular, sino que también juega un papel importante en la reducción de la inflamación crónica. Además, ayuda a mejorar la circulación, lo que facilita la entrega de oxígeno y nutrientes a las células y promueve la eliminación de toxinas. Actividades como caminar, nadar o andar en bicicleta no solo mantienen tu cuerpo en forma, sino que también ayudan a mantener la inflamación bajo control.

Elige una combinación de ejercicios aeróbicos, de fuerza y de flexibilidad para obtener el máximo beneficio. El ejercicio aeróbico, como correr o bailar, mejora la capacidad cardiovascular y reduce la inflamación. Los ejercicios de fuerza, como el levantamiento de pesas, aumentan la masa muscular, mientras que el yoga o los estiramientos mejoran la flexibilidad y reducen el estrés.

Una rutina semanal que incluya una mezcla de clases de yoga, sesiones de levantamiento de pesas y paseos por el parque puede ser un enfoque equilibrado para mantener tanto la salud física y como la mental.

Por último, el estrés crónico es otro factor que puede contribuir al *inflamaging*. Cuando estamos estresados, nuestro cuerpo produce hormonas como el cortisol, que, si se mantienen elevadas durante mucho tiempo, pueden aumentar la inflamación. Este estrés constante puede desencadenar una respuesta inflamatoria prolongada, lo que afecta negativamente a la piel y al bienestar general. Además, el aumento del cortisol puede descomponer el colágeno, lo que lleva a la pérdida de elasticidad y a la aparición de arrugas.

Imagina que cada vez que te estresas, tu cuerpo lanza una «alerta roja»; si esta alerta se mantiene encendida constantemente, puede empezar a dañar las estructuras internas de tu cuerpo, como el colágeno en tu piel. Incorporar técnicas de manejo del estrés puede ayudar a reducir la inflamación y proteger tu piel. La meditación, la respiración profunda, el yoga y la práctica regular de *hobbies* relajantes son excelentes formas de reducir el estrés. Tomarse diez minutos al día para practicar la meditación o simplemente dar un paseo tranquilo al aire libre puede hacer maravillas para reducir los niveles de estrés y, en consecuencia, la inflamación.

En los próximos capítulos, profundizaremos en cómo abordar cada uno de estos aspectos, brindándote herramientas y conocimientos para mantener una piel radiante y una salud óptima. ¡Prepárate para descubrir más sobre cómo combatir el envejecimiento desde dentro hacia fuera!

Capítulo 3

GLICACIÓN O CÓMO EL AZÚCAR NOS ENVEJECE

Para entender cómo el azúcar afecta a nuestra piel y a nuestro cuerpo, lo primero es comprender un concepto clave: la **glicación.** Aunque el nombre pueda sonar técnico, en realidad es más sencillo de lo que parece, y entenderlo te ayudará a ver por qué el azúcar no solo es un enemigo de tu cintura, sino también de tu piel y, de manera aún más importante, de tu salud en general.

La glicación, en pocas palabras, es un proceso químico en el que las moléculas de azúcar (en realidad las de glucosa) se adhieren a las proteínas de nuestro cuerpo, alterando su estructura y función. Piensa en este proceso como en una especie de «caramelización» que tiene lugar dentro de nuestro cuerpo. Es similar a lo que sucede cuando cocinas alimentos a altas temperaturas y el azúcar se carameliza, se vuelve pegajoso y endurece las superficies a las que se adhiere. En nuestro cuerpo, esta «caramelización» da lugar a unas sustancias llamadas productos finales de glicación avanzada, más conocidos como AGE por sus siglas en inglés (*Advanced Glycation End Products*). Los AGE son moléculas que pueden dañar nuestras proteínas

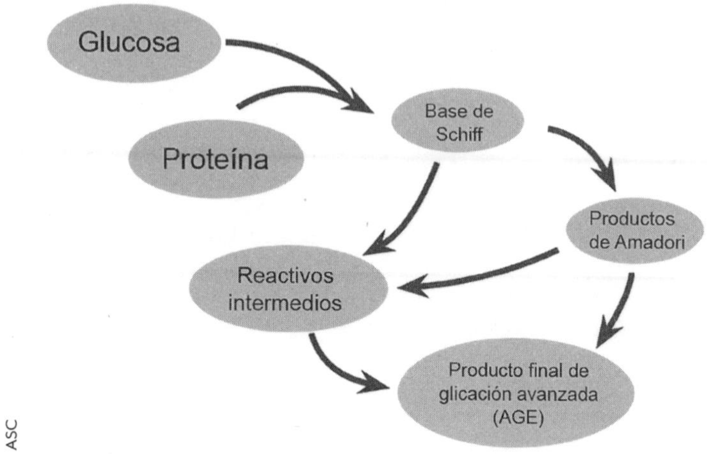

Los AGE se acumulan a lo largo de la vida y desempeñan un papel clave en la patogénesis de muchas enfermedades relacionadas con la edad, como la diabetes, las enfermedades cardiovasculares y la insuficiencia renal.

y causar estragos, especialmente en las fibras que mantienen nuestra piel firme y elástica, como el colágeno y la elastina.

Imagina una tostada de pan blanco. Cuando la tuestas, el azúcar presente en el pan se calienta y produce ese color marrón dorado, dándole sabor y textura crujiente. Sin embargo, en nuestro cuerpo, este «dorado» no es algo positivo. El azúcar «tostado» en nuestras células causa endurecimiento y rigidez en las proteínas, haciendo que pierdan su flexibilidad natural. En lugar de algo crujiente y sabroso, esto resulta en piel más rígida, menos elástica y más propensa a la aparición de arrugas.

El impacto de la glicación en el cuerpo

Ahora que ya entendemos qué es la glicación, vamos a ver cómo afecta directamente a nuestro cuerpo. No te preocupes, lo explicaré de manera sencilla, cercana y hasta un poco divertida, porque sí, ¡hasta el azúcar puede tener su lado oscuro interesante!

Pero ¿por qué debería importarnos tanto este proceso? Imagina que tu cuerpo es como una ciudad muy bien organizada en la que todo tiene su lugar. Las proteínas son como los edificios importantes que mantienen la ciudad firme y funcionando. Ahora, ¿qué pasaría si de repente alguien decidiera cubrir esas estructuras con una capa de pegamento pegajoso? Este «pegamento» sería el azúcar, que se adhiere a las proteínas más valiosas y las daña, impidiendo que hagan su trabajo como deberían. Exactamente eso es lo que ocurre en tu cuerpo con la glicación. Afecta a los edificios (proteínas) que sostienen la piel, los vasos sanguíneos, los órganos y casi todos los tejidos del cuerpo. Y, desafortunadamente, cuando el azúcar se une a estas proteínas, provoca rigidez y daño, acelerando el envejecimiento.

El colágeno y la elastina: las víctimas principales

Tu piel tiene dos proteínas que son como unos «héroes invisibles» que la mantienen suave, firme y flexible: el colágeno y la elastina. Estas dos moléculas son como los cimientos y la estructura de un edificio: dan soporte y elasticidad para que todo se mantenga en su lugar. Pero cuando el azúcar se une a estas proteínas a través del proceso de glicación, empiezan a volverse rígidas y menos efectivas.

Piensa en tu piel como si fuera un colchón. Cuando es nuevo, se mantiene perfectamente firme. Con el uso y el tiempo (en el caso de la piel, con el consumo excesivo de azúcar), los «resortes» del colchón (colágeno y elastina) comienzan a desgastarse y van perdiendo su capacidad para volver a su forma original. Resultado: un colchón menos firme, que se hunde y pierde soporte; es decir, una piel que muestra arrugas y flacidez.

Arrugas prematuras y pérdida de elasticidad

Como acabo de contarte, el colágeno y la elastina son las proteínas encargadas de mantener la firmeza y elasticidad de tu piel. Cuando el azúcar se adhiere a ellas, las estropea y ya no pueden hacer su trabajo de manera eficiente. ¿El resultado? La piel pierde su capacidad de volver a su forma original, lo que conduce a la formación de arrugas prematuras y a una piel menos elástica.

Imagina que tienes una goma nueva: se estira y vuelve a su forma original sin problema. Ahora piensa en una goma vieja y usada, que ha perdido su flexibilidad y que, cuando la estiras, ya no vuelve a su forma. Eso mismo le pasa a tu piel cuando el colágeno se ve afectado por la glicación: pierde ese efecto «rebote» natural que tenía cuando eras más joven.

Piel opaca y sin brillo

Otro de los efectos de la glicación es que le roba a tu piel ese brillo natural, esa apariencia jugosa y ese *glow* que tan de moda está y tanto nos gusta. Al dañar las fibras de colágeno y elastina, la piel se vuelve más opaca, pierde su luminosidad y se ve menos saludable. Es como si tu piel fuera una ventana por la que, en un principio, entra toda la luz. Con la glicación, la ventana se va ensuciando poco a poco, se vuelve menos clara y brillante. La piel parece más apagada, sin esa «chispa» que la hace lucir joven y fresca.

Daños más allá de la piel

Además de acelerar el envejecimiento visible (arrugas, piel flácida, etc.), la glicación también acelera el envejecimiento interno. Los AGE (productos finales de glicación avanzada) se acumulan en los tejidos, contribuyendo a la aparición de enfermedades relacionadas con el envejecimiento, como problemas cardíacos y daño a nivel renal.

Aunque el primer lugar donde notamos los efectos de la glicación es en la piel —¡es lo que vemos en el espejo cada día!—, el impacto que genera no se detiene ahí. La glicación afecta muchas otras partes del cuerpo. El colágeno y otras proteínas también se encuentran en los vasos sanguíneos, los músculos y otros órganos importantes. Cuando la glicación los daña, estas estructuras también pierden su función óptima, lo que puede contribuir a problemas cardiovasculares, rigidez muscular e incluso afectar el funcionamiento de los órganos internos.

De modo que ya sabemos que la glicación tiene un impacto importante en nuestra piel y en nuestro cuerpo en general, acelerando el envejecimiento y afectando nuestra salud. ¡Pero no te preocupes! No todo está perdido. Más adelante, hablaremos de cómo podemos tomar control de esta situación y combatir los efectos del azúcar en nuestras proteínas. Desde pequeños cambios en nuestra alimentación hasta la incorporación de alimentos ricos en antioxidantes, hay muchas formas de reducir la glicación y proporcionarle a nuestro cuerpo lo que necesita para mantenerse joven y saludable.

En resumen, la glicación es un proceso que actúa como un «ladrón silencioso» que le roba a tu piel y a tu cuerpo la juventud y vitalidad que tanto queremos mantener. Pero, por suerte, hay formas de luchar contra sus efectos.

Productos de glicación avanzada (AGE)

Si has llegado hasta aquí, ya conoces el proceso básico de la glicación, ese efecto de caramelización que el azúcar tiene sobre nuestras proteínas, como el colágeno y la elastina. Pero, como si eso no fuera suficiente, la glicación tiene un «truco bajo la manga» que debemos entender: los temidos productos de glicación avanzada, también conocidos de forma resumida como AGE, se consideran los villanos del envejecimiento. Son moléculas dañinas que no solo estropean la estructura de nuestras proteínas, sino que también disparan una cadena de reacciones que van a empeorar la situación. Pero no te preocupes, ¡vamos a desentrañar este proceso de forma sencilla y divertida!

Los AGE son, básicamente, el resultado final del proceso de glicación. Cuando el azúcar se adhiere a las proteínas, no solo las hace más rígidas, sino que, con el tiempo, va creando estas moléculas complejas y tóxicas llamadas AGE. Estas pequeñas «bombas de tiempo» no solo causan daño directo, sino que también desencadenan respuestas inflamatorias en nuestro cuerpo, lo que acelera el envejecimiento y favorece la aparición de enfermedades crónicas.

Imagínate que haces caramelo y lo dejas en el fuego demasiado tiempo. Al principio es dulce, pero después de un rato se quema, huele mal y deja una capa pegajosa en tu sartén. Limpiarlo es un dolor de cabeza. Bueno, ¡los AGE son como ese caramelo quemado pegado en tus proteínas! Son el resultado de un proceso que ha ido demasiado lejos y que ahora es muy difícil, o casi imposible, de eliminar.

Son especialmente dañinos porque no solo afectan a tus proteínas, sino que también inflaman los tejidos. Y ya hemos visto que la inflamación crónica es uno de los mayores culpables del envejecimiento prematuro y de muchas enfermedades. Además, los AGE se van acumulando en nuestro cuerpo a lo largo del tiempo. Cuanto más azúcar y alimentos procesados consumimos, más cantidad producimos, y estos no se van fácilmente.

Imagina que tu cuerpo es una ciudad, que los AGE son la basura de las familias, y que el servicio de recogida estuviera de huelga. A medida que se acumulan, la ciudad empieza a tener basura por todas partes que nadie limpia. Esa acumulación hace que la ciudad funcione peor, que los edificios se deterioren más rápido (tu piel y órganos) y que el ambiente se vuelva cada vez más tóxico.

¿Cómo afectan los AGE a la piel?

Uno de los primeros lugares donde los AGE hacen acto de presencia es en la piel. Como ya sabemos, atacan al colágeno y a la elastina, las proteínas que mantienen tu piel firme y flexible.

Con el tiempo, su acumulación hace que estas proteínas se vuelvan más rígidas y quebradizas, lo que da como resultado:

- Arrugas profundas: a medida que el colágeno se endurece y se debilita, la piel pierde sostén, lo que provoca la formación de arrugas más marcadas, sobre todo en las áreas más expuestas al sol, como la cara y las manos.
- Piel flácida: la elastina también sufre las consecuencias. Al perder su elasticidad, la piel va a perder la firmeza juvenil.
- Manchas oscuras: los AGE también pueden influir en la producción de melanina (el pigmento que da color a la piel), lo que lleva a la aparición de manchas irregulares y oscurecidas.
- Piel opaca: nuestra piel pierde luminosidad. ¿Recuerdas cuando tu piel tenía ese brillo saludable y juvenil? A medida que los AGE se acumulan, impiden que tu piel refleje la luz de manera uniforme, lo que provoca que se vea más opaca y sin vida.

Pero… ¡los AGE no se quedan solo en la piel! El verdadero problema es que los **AGE** no son selectivos. No se limitan a afectar solo la piel; también atacan otros tejidos importantes del cuerpo. Pueden acumularse en órganos vitales como el corazón, los riñones, los ojos y el cerebro. Esto significa que están relacionados no solo con el envejecimiento de la piel, sino también con enfermedades como la diabetes, las enfermedades cardiovasculares y la degeneración macular (pérdida de visión relacionada con la edad).

Es momento de hacer una revelación importante: los AGE no solo se forman dentro de tu cuerpo debido al consumo de azúcar, sino que también provienen directamente de los alimentos que comes. Especialmente, de los procesados y de aquellos que han sido cocinados a temperaturas muy altas, como los fritos y asados. Estos métodos de cocción generan grandes cantidades de AGE que luego ingieres directamente. Por ejemplo, cuando cocinas un trozo de carne en la parrilla hasta que está bien dorada y crujiente, esos bordes «doraditos» están llenos de AGE. ¡Están deliciosos, sí, pero resultan dañinos a largo plazo!

¿Y por qué esto es tan importante? Porque ahora sabemos que la glicación y los AGE no solo envejecen nuestra piel, sino que también pueden contribuir a enfermedades graves. Aunque no podemos detener por completo la glicación (puesto que es un proceso natural), sí podemos reducir la cantidad de AGE en nuestro cuerpo a través de cambios sencillos en nuestra alimentación y estilo de vida.

> Los AGE son los residuos del proceso de glicación que se acumulan en nuestro cuerpo, causando daño no solo en la piel, sino también en los órganos internos. Son los responsables de acelerar tanto el envejecimiento visible (como las arrugas y la flacidez) como el envejecimiento interno, contribuyendo a problemas de salud más graves: los villanos del envejecimiento. Pero no estamos indefensos ante ellos. ¡Hay mucho que podemos hacer para combatirlos! En los próximos apartados, aprenderemos cómo minimizar su impacto y mantener tu piel (y tu cuerpo) en plena forma.

Alimentos ricos en AGE

Algunos de los principales alimentos que contienen altos niveles de AGE son aquellos que han sido sometidos a procesos de cocción intensos, como el asado, la fritura, el horneado y el tostado. Vamos a ver algunos ejemplos:

- Carnes asadas, fritas o a la parrilla: el proceso de dorar o quemar la carne genera grandes cantidades de AGE. ¿Sabes esa costra crujiente que se forma en la carne a la parrilla? Aunque es deliciosa, está cargada de AGE.

- Alimentos procesados: los alimentos ultraprocesados, como las galletas, las patatas fritas y los *snacks* en bolsa, están llenos de AGE debido a la forma en que han sido cocinados y fabricados.

- Lácteos enteros: los productos lácteos enteros, como el queso, contienen AGE debido a los procesos de pasteurización y calentamiento.

- Alimentos cocinados a temperaturas muy altas: aquí incluimos el pan tostado, los productos horneados, los fritos y los alimentos asados.

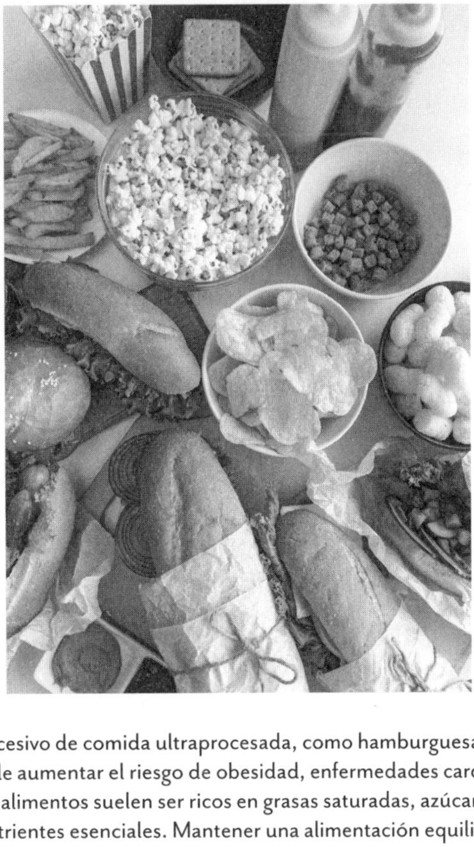

El consumo excesivo de comida ultraprocesada, como hamburguesas, patatas fritas y *snacks*, puede aumentar el riesgo de obesidad, enfermedades cardiovasculares y diabetes. Estos alimentos suelen ser ricos en grasas saturadas, azúcares y sodio, pero pobres en nutrientes esenciales. Mantener una alimentación equilibrada es clave para la salud.

Piensa en cómo se dora el queso sobre una pizza en el horno. Ese dorado es lo que amamos, pero también lo que lleva una buena cantidad de AGE a tu sistema. Es como si, cada vez que disfrutas de unas patatas fritas doraditas, estuvieras añadiendo un poco de «pegamento extra» a tus proteínas, endureciendo tu colágeno y acelerando el envejecimiento de la piel.

Aunque es imposible eliminar por completo los AGE de nuestra dieta (¡y no queremos vivir sin pizza!), hay muchas formas de reducir su impacto. Cambiar la forma en que cocinamos puede marcar una gran diferencia. Si en lugar de freír tus verduras, las cocinas al vapor, reduces enormemente la cantidad de AGE. Además, métodos como hervir, cocinar al vapor o a fuego lento son mucho más amables con nuestras proteínas y nuestra piel.

Glicación y enfermedades relacionadas con el envejecimiento

Hasta ahora, hemos aprendido que la glicación afecta de manera visible a nuestra piel, causando arrugas, pérdida de elasticidad y manchas. Pero ¿sabías que este proceso también tiene efectos mucho más profundos dentro de nuestro cuerpo? La glicación no se detiene en la superficie; sus impactos llegan hasta nuestros órganos y sistemas, contribuyendo al desarrollo de diversas enfermedades relacionadas con el envejecimiento.

El proceso de glicación puede afectar a cualquier proteína de nuestro cuerpo, no solo al colágeno y la elastina en la piel. Las proteínas estructurales y funcionales en órganos vitales también se ven afectadas, lo que puede derivar en problemas de salud serios, especialmente a medida que envejecemos.

Imagina que las proteínas son los engranajes de una máquina. Si están limpias y lubricadas, la máquina (tu cuerpo) funciona sin problemas. Pero cuando las proteínas se endurecen y dañan por la glicación, los engranajes empiezan a atascarse, y la máquina ya no funciona como debería.

Enfermedades cardiovasculares

Uno de los principales órganos afectados por la glicación es el corazón, así como el sistema cardiovascular en general. Cuando los AGE (productos de glicación avanzada) se acumulan en los vasos sanguíneos, las paredes de estos se vuelven rígidas y menos flexibles, lo que contribuye al desarrollo de hipertensión (presión arterial alta) y arteriosclerosis (endurecimiento de las arterias). Este daño incrementa el riesgo de ataques al corazón y de derrames cerebrales.

Diabetes

Si hay una enfermedad que se asocia directamente con la glicación, esa es la diabetes. En personas con diabetes, los niveles altos de azúcar en sangre contribuyen a una mayor formación de AGE. Esto no solo empeora los problemas de salud existentes, sino que también aumenta el riesgo de complicaciones como:

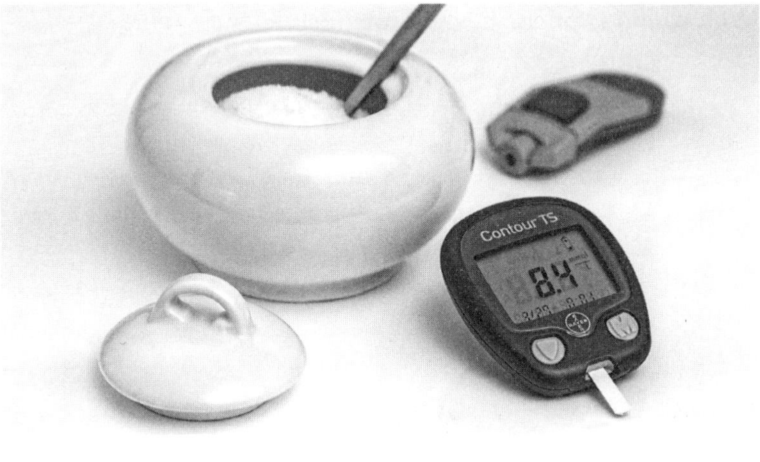

En la diabetes, el exceso de azúcar en la sangre es similar a cuando pones demasiado azúcar en un café. El azúcar que no se disuelve se acumula y crea residuos que obstruyen el sistema, causando problemas en diferentes áreas del cuerpo.

- Neuropatía diabética: daño a los nervios, especialmente en las extremidades.
- Nefropatía: deterioro de la función renal.
- Retinopatía diabética: daño en los vasos sanguíneos de los ojos, lo que puede llevar a la pérdida de visión.

Enfermedades neurodegenerativas

La glicación también tiene un papel en el desarrollo de enfermedades neurodegenerativas, como el Alzheimer. Los AGE pueden acumularse en el cerebro y contribuir al daño de las células nerviosas, afectando la función cognitiva y la memoria.

Daño a los riñones

Los riñones son otro órgano especialmente vulnerable a los AGE. El daño renal, común en personas con diabetes, está directamente relacionado con la glicación. Los riñones, encargados de filtrar los desechos del cuerpo, pierden su capacidad de hacerlo correctamente cuando los AGE se acumulan en sus tejidos, lo que puede llevar a una insuficiencia renal.

La glicación no es solo una cuestión de belleza o de envejecimiento visible. Este proceso afecta el funcionamiento de órganos vitales y está asociado con el desarrollo de muchas enfermedades crónicas relacionadas con la edad. Sin embargo, aunque el daño pueda parecer serio, la buena noticia es que existen formas de reducir la formación de AGE, tanto en nuestra dieta como en nuestros hábitos.

Cómo reducir la glicación a través de la alimentación

Ahora que ya sabes que los AGE (productos de glicación avanzada) no son buenos para tu piel ni tu salud, llega la parte interesante: ¿cómo puedes reducirlos con la alimentación? Y la respuesta no es tan complicada como podrías imaginar. En realidad, es bastante sencillo, ya que pequeños cambios en tu dieta pueden marcar una gran diferencia. Aunque más adelante le dedicaremos más tiempo, te dejo ya algunas ideas para reducir la glicación comiendo de forma más inteligente.

Azúcar refinado: el principal villano

No es ninguna sorpresa que el azúcar refinado sea uno de los principales culpables en el proceso de glicación. Cuando consumes grandes cantidades de azúcar, tus niveles de glucosa en sangre se disparan, lo que facilita la creación de AGE en tu cuerpo. Por lo tanto, reducir el consumo de azúcar refinado es el primer paso hacia una piel más joven y un cuerpo más saludable:

- Evita los refrescos, zumos y bebidas energéticas: son fuente directa de azúcar, por lo que eliminar o reducir su consumo puede tener un gran impacto en la reducción de la glicación.

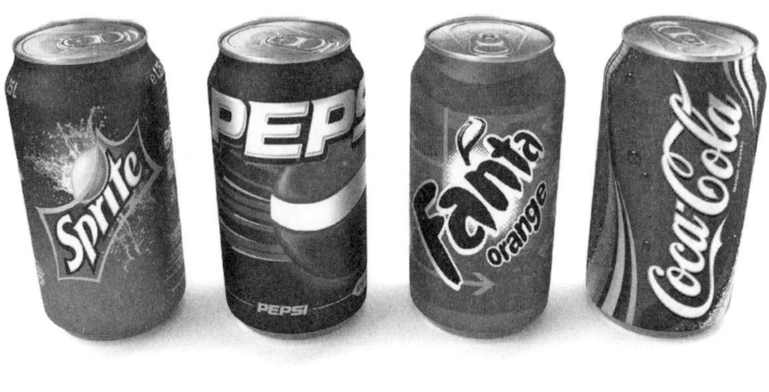

El exceso de azúcar en los refrescos no solo impacta el peso, sino que también acelera el envejecimiento celular a través de la glicación, un proceso que daña las proteínas y contribuye a enfermedades crónicas.

- Cuidado con los alimentos procesados: las galletas, dulces, panes industriales y *snacks* procesados suelen estar cargados de azúcar. A veces nos damos cuenta porque notamos el sabor dulce, pero incluso los que no lo son incluyen elevadas cantidades de azúcar.
- Revisa las etiquetas: demasiadas veces, productos que parecen saludables, como los yogures o algunas salsas, contienen grandes cantidades de azúcar añadido. ¡No te dejes engañar por el *marketing*!

Elige carbohidratos complejos

En lugar de consumir carbohidratos simples (como el azúcar y las harinas refinadas), sustitúyelos por carbohidratos complejos, que se digieren y absorben más lentamente y no causan picos de glucosa en sangre. Los carbohidratos complejos ayudan a estabilizar tus niveles de azúcar en sangre y, por lo tanto, a reducir la glicación. Por ejemplo, en vez de comer un bollo de pan blanco, opta por un plato de arroz integral. De este modo, le das a tu cuerpo un «combustible de larga duración» en lugar de un chute de energía que explosiona rápidamente y te deja residuos en forma de AGE.

Incorpora alimentos anti-AGE

La buena noticia es que no todos los alimentos favorecen la glicación. Algunos contienen nutrientes que pueden neutralizar los efectos de los AGE y ayudarte a proteger tus proteínas. Algunos de los alimentos héroes anti-AGE que puedes incluir en tu dieta son:

- Frutas y verduras frescas: especialmente si son ricas en antioxidantes, como los frutos rojos, las espinacas, las zanahorias o el brócoli. Los antioxidantes que contienen ayudan a tu cuerpo a combatir los radicales libres, que también activan la formación de AGE.

- Grasas saludables: como las que aportan el aguacate, el aceite de oliva y los frutos secos. Estas grasas te ayudarán a proteger las membranas celulares y a reducir la inflamación, y ya sabes que inflamación y glicación van de la mano.

- Hierbas y especias: la canela, la cúrcuma y el jengibre también son aliados contra la glicación. Además de añadir sabor a tus platos, tienen propiedades antiinflamatorias que ayudan a proteger tus células.

Si cambias una merienda llena de azúcares por un puñado de frutos rojos frescos o por un batido verde, no solo estarás reduciendo la formación de AGE y su acumulación, sino que estarás aportando a tu cuerpo antioxidantes y otros nutrientes que te ayudarán a combatir el envejecimiento.

Métodos de cocinado que minimicen los AGE

Es evidente: lo que comes es importante. Pero cómo cocinas esos alimentos puede suponer una gran diferencia. ¿Por qué? Porque los AGE se forman en gran medida cuando los alimentos se cocinan a altas temperaturas y sin agua. Por ese motivo, métodos de cocinado como la fritura, el asado o el horneado a alta temperatura son algunos de los grandes culpables de su producción. Con solo cambiar la forma en que cocinas tus platos, puedes reducir significativamente la cantidad de AGE que ingieres. Las mejores opciones son:

- Cocinar al vapor o hervir: dos métodos muy suaves que apenas generan AGE.

- Cocción a baja temperatura: cocinar a fuego lento como antaño, usar una olla a presión o utilizar el horno a baja temperatura son buenas opciones para reducir la formación de AGE en tu alimentación.

- Marinar los alimentos: los marinados de carnes y pescados con limón, vinagre o especias también pueden reducir la formación de AGE.

Cambia las verduras asadas por verduras al vapor o hervidas. Mantendrán más nutrientes y ayudarán a reducir los AGE. Lo mismo ocurre con los guisos: dales prioridad a las carnes cocidas lentamente con agua o caldo, ya que generan muchos menos AGE que las asadas o fritas.

¿Te encantan las tostadas? Perfecto. No es necesario que dejes de tomarlas, simplemente tuéstalas un poco menos, hasta alcanzar un color dorado claro en lugar de oscuro. Así podrás disfrutar igualmente de tu desayuno, pero sin añadir tanta cantidad de AGE. Si normalmente tomas patatas fritas, puedes probar a cocinarlas al horno —sin pasarte de temperatura— y añadirles un toque de aceite de oliva. Conseguirás unas patatas crujientes, pero con menos AGE.

> Para reducir la glicación a través de la alimentación, no es imprescindible que hagas cambios drásticos ni que dejes de tomar todo lo que te gusta. Se trata de tomar pequeñas decisiones diarias de forma consciente, que te ayuden a marcar la diferencia en cómo envejeces por dentro y por fuera. Reduciendo el azúcar refinado, eligiendo mejores métodos de cocción y apostando por alimentos ricos en antioxidantes, conseguirás, de manera sencilla, ayudar a tu piel (y a todo tu cuerpo) a combatir los dañinos efectos de los AGE.

Nutrientes que combaten la glicación

Te he contado cómo la glicación puede afectar a tu cuerpo y acelerar su envejecimiento, y también cómo algunos alimentos y métodos de cocción pueden reducir el proceso. El siguiente paso es ver cuáles son los nutrientes que te ayudan a combatir la «malvada» glicación. ¡Piensa en ellos como unos superhéroes que recorren tu cuerpo luchando contra los efectos nocivos del azúcar!

Los antioxidantes: tu primera línea de defensa

Los antioxidantes son como un escudo que protege a tus células del daño causado por los radicales libres y los AGE. Estos compuestos neutralizan el impacto de los AGE y reducen el daño que sufren las proteínas. Cuantos más antioxidantes consumas, más protegido estarás frente a la glicación y la oxidación. ¿Cómo puedes conseguir antioxidantes? Es sencillo, solo necesitas aumentar el consumo de:

- Frutas ricas en vitamina C: la vitamina C es un gran antioxidante que no solo fortalece el sistema inmunitario, sino que también juega un papel crucial en la producción de colágeno. Alimentos como las naranjas, los kiwis, las fresas y los pimientos son ricos en vitamina C.

- Frutas y verduras de colores vibrantes: en líneas generales, cuanto más intenso es el color, más antioxidantes suele tener. Alimentos como los arándanos, las frambuesas, las espinacas, las zanahorias o los tomates son especialmente ricos en antioxidantes que te ayudan a combatir los AGE.

- Frutos secos y semillas: almendras, nueces y semillas de girasol no solo te aportan grasas saludables, sino también antioxidantes como la vitamina E, que protege tus células del envejecimiento.

Ya sabes, cambia ese *snack* de la tarde por un puñado de arándanos y almendras, porque estarás proporcionando a tu cuerpo una dosis poderosa de antioxidantes que ayudarán a mantener protegidas tus proteínas.

Especias antiglicación

Si te gusta cocinar con especias, estás de suerte, porque algunas son un recurso maravilloso para luchar contra los AGE y ayudar a tu cuerpo a reducir la glicación. Si no las estabas utilizando, espero que te animes a incorporarlas en tus

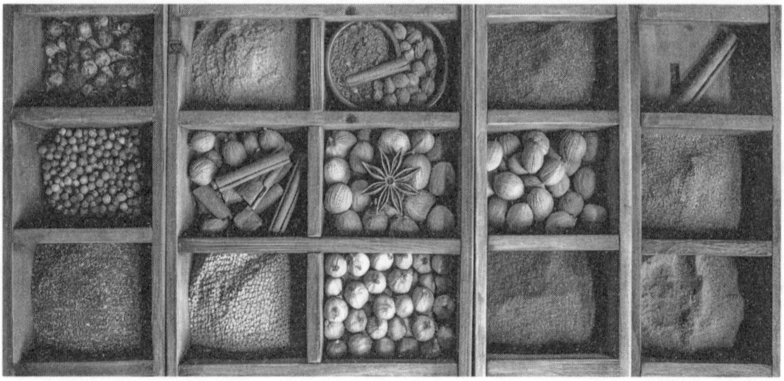

Las especias como la cúrcuma, el jengibre y la canela poseen potentes propiedades antiinflamatorias. Curiosamente, la canela ayuda a regular los niveles de azúcar en sangre, lo que la convierte en un aliado natural para la salud metabólica.

preparaciones. Son una manera deliciosa de combatir el envejecimiento desde dentro.

- Cúrcuma: aporta propiedades antiinflamatorias y antioxidantes muy potentes. Su principal compuesto activo, la curcumina, es conocido por reducir los efectos negativos de los AGE y ayudar a prevenir el envejecimiento celular.
- Canela: además de tener un sabor delicioso, puede ayudar a regular los niveles de azúcar en sangre. Al ayudar a estabilizar la glucosa, consigue reducir las probabilidades de glicación y protege tus proteínas.
- Jengibre: el jengibre no solo es bueno para la digestión, sino que también es un potente antioxidante que puede ayudarte a combatir los efectos de los AGE.

Aquí van dos sencillas ideas para añadir más especias a tu día a día: ponle una pizca de cúrcuma a tu plato de lentejas o dale un toque de canela al café. Al hacerlo, no solo estarás potenciando el sabor, sino que también ayudarás a tu cuerpo a evitar los efectos de la glicación.

Ácidos grasos omega-3: protección y regeneración

Los ácidos grasos omega-3 se encuentran principalmente en pescados grasos como el salmón, el atún o las sardinas, y en algunas semillas como las de chía y lino. Son grasas esenciales para mantener la integridad de tus células y para reducir la inflamación, que empeora la glicación. Si cambias una cena de frituras por un plato de salmón a la parrilla con una ensalada de espinacas y nueces, estarás reduciendo la formación de AGE y, además, con el aporte de omega-3, ayudarás a regenerar y mantener hidratada tu piel.

Polifenoles: los guardianes celulares

Los polifenoles son compuestos vegetales que actúan como antioxidantes y tienen una impresionante capacidad para prevenir la glicación. Se encuentran en muchos alimentos y bebidas.

- Té verde: rico en catequinas, un tipo de polifenol, el té verde es un aliado poderoso contra el envejecimiento. Ayuda a reducir la formación de AGE y protege la piel del daño celular.

- Frutas como la granada y las uvas: estas frutas son ricas en polifenoles, que también tienen propiedades antiinflamatorias y ayudan a mantener la piel flexible.

Cambiar un refresco por una taza de té verde es como cambiar a un villano por un superhéroe. El té verde es una bebida saludable que hidrata y combate los AGE mientras disfrutas.

Glicación y el envejecimiento externo *vs.* interno

Ahora que hemos hablado de los AGE (productos de glicación avanzada) y de cómo afectan tanto a nuestra piel como a nuestra salud en general, es momento de profundizar en otro concepto importante: la diferencia entre el envejecimiento externo (el que puedes percibir a simple vista) y el envejecimiento interno (el que no se ve, pero que afecta a la salud y al bienestar).

Cuando pensamos en el envejecimiento, la mayoría pensamos en arrugas, manchas, flacidez y falta de brillo en la piel. En gran parte, estos signos son el resultado del daño que los AGE causan a las proteínas estructurales de nuestra piel, como el colágeno y la elastina. A medida que los AGE se acumulan, las fibras de colágeno y elastina se vuelven rígidas y quebradizas, lo que hace que la piel pierda su elasticidad natural y forme arrugas. Además, también alteran la pigmentación, lo que provoca manchas y una piel más apagada.

Pero la glicación no solo afecta a lo que ves en el espejo. El envejecimiento interno, aunque no es visible de inmediato, es igual de importante —o más—, porque afecta a la salud de tus órganos y sistemas. Los AGE no se quedan solo en la piel; también dañan las proteínas de los vasos sanguíneos, los músculos, los riñones, el cerebro, etc.

Como hemos visto, enfermedades como la diabetes, la hipertensión y las cardiovasculares tienen una relación directa con la glicación y el envejecimiento interno. Las arterias se vuelven rígidas, lo que aumenta el riesgo de enfermedades cardiacas; los riñones pueden perder su capacidad de filtrar desechos, y las células nerviosas pueden verse afectadas, lo que contribuye al deterioro cognitivo.

Aunque solemos verlos como algo independiente, el envejecimiento externo e interno están estrechamente relacionados. Los mismos procesos que causan arrugas y flacidez también envejecen tus órganos. Lo que es bueno para tu piel, generalmente también es bueno para tu cuerpo, y viceversa. Si llevas una dieta equilibrada y rica en antioxidantes para proteger tu piel de la glicación, también estarás protegiendo tu corazón, tus riñones y tu cerebro de los efectos del envejecimiento prematuro.

El envejecimiento externo es solo la punta del iceberg. La glicación afecta tanto lo que ves (la piel) como lo que no ves (los órganos internos). La parte buena es que las mismas estrategias que adoptas para reducir el envejecimiento visible —como una dieta equilibrada y una vida activa— también te ayudarán a envejecer con salud desde dentro. ¡Cuidarte por dentro es la mejor receta para verte radiante por fuera!

Resumiendo: cómo puedes mantener el azúcar a raya

Después de explorar el fascinante (y a veces un poquito aterrador) mundo de la glicación, los AGE y sus efectos en nuestro cuerpo, llegamos a la parte clave: ¿qué podemos hacer para mantener todo esto bajo control? Aquí tienes un resumen de las ideas clave para mantener el azúcar a raya, reducir la glicación y envejecer de forma más saludable y radiante.

Reconocer el azúcar oculto

A veces pensamos que, al evitar los alimentos dulces, estamos controlando nuestra ingesta de azúcar. Sin embargo, la realidad es que el azúcar se esconde en muchos alimentos que comemos a diario. Los ultraprocesados, las salsas, el pan e incluso algunos alimentos que consideras saludables contienen azúcar añadido. Revisa las etiquetas de los alimentos que compras. Te sorprenderás al ver cuántos de ellos tienen azúcar oculto. En realidad, lo ideal sería que tu compra estuviera en gran parte formada por alimentos sin etiqueta: productos frescos y de proximidad que no están envasados y que no han sido procesados. Cambiar una salsa de tomate comercial por una casera sin azúcar añadido o elegir yogures naturales sin endulzar puede marcar una gran diferencia.

Opta por una dieta rica en antioxidantes y nutrientes protectores

Los antioxidantes son nuestros mejores aliados en la lucha contra los AGE. Incluir en tu dieta frutas y verduras de colores brillantes, frutos secos y especias como la cúrcuma o la canela te ayudará a reducir el daño causado por la glicación y a proteger tanto tu piel como tus órganos. Añadir un puñado de espinacas a tus comidas, sustituir una bebida azucarada por té verde o espolvorear canela en tu desayuno son formas sencillas y sabrosas de incrementar tu consumo de antioxidantes sin complicarte la vida.

Cuida los métodos de cocción

Recuerda que los métodos de cocción influyen mucho en la formación de AGE. Evitar las frituras y optar por cocciones suaves, como hervir o cocinar al vapor, es una excelente manera de disfrutar de tus alimentos favoritos sin añadir AGE innecesarios.

Reducir, no eliminar

No se trata de eliminar todo lo que te gusta. El objetivo es reducir la glicación de manera consciente, haciendo pequeños ajustes que puedan tener un gran impacto a largo plazo. Puedes seguir disfrutando de ese trozo de pastel ocasional o de un plato frito o asado, pero equilibrándolo con hábitos más saludables la mayor parte del tiempo. Si te encanta preparar postres, prueba a utilizar edulcorantes naturales como la estevia en lugar de azúcar. Y, si tienes antojo de algo dulce, la mejor opción son las golosinas de la naturaleza: las frutas frescas.

Mantén un estilo de vida activo

El ejercicio regular no solo te ayuda a mantenerte en forma, sino que también contribuye a reducir la glicación. El movimiento aumenta la sensibilidad a la insulina y ayuda a controlar los niveles de azúcar en sangre, lo que a su vez reduce la formación de AGE. No tienes que entrenar como un atleta. Treinta minutos de caminata diaria pueden suponer una importante diferencia en tu salud y ayudarte a mantener la glicación bajo control.

La moderación es clave

Recuerda lo que decía mi abuelo Balbino: lo importante está en la moderación. No se trata de privarte por completo de los placeres, sino de tomar decisiones conscientes y equilibradas. Esto no solo mejorará la salud de tu piel, sino también la de tu corazón, riñones y todos los órganos que también sufren el impacto de los AGE.

> Mantener el azúcar a raya y reducir la glicación no significa renunciar a disfrutar de la comida o de la vida. Se trata de pequeñas decisiones cotidianas que, con el tiempo, te ayudarán a envejecer de manera saludable y a mantener una piel radiante. Disfruta de la vida, ¡pero hazlo de forma consciente y equilibrada! Tu piel y tu cuerpo te lo agradecerán.

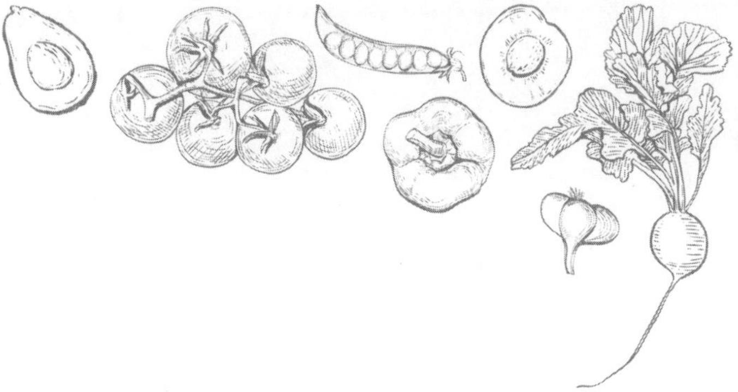

Capítulo 4

RESTRICCIÓN CALÓRICA: ¿UNA HERRAMIENTA *PROAGING*?

La restricción calórica (por acortar la voy a llamar RC) es una de las estrategias más fascinantes y científicamente respaldadas para promover la longevidad y frenar los procesos del envejecimiento. No se trata simplemente de comer menos, sino de reducir la ingesta de calorías de manera controlada y segura, sin caer en la desnutrición ni en ningún tipo de déficit.

A lo largo de las últimas décadas, la investigación ha demostrado que la RC puede poner en marcha una serie de mecanismos en el cuerpo que mejoran la salud celular, ralentizan el envejecimiento y previenen enfermedades crónicas relacionadas con la edad. Acompáñame a descubrir qué es la RC, cómo se descubrió y cuál es su impacto en la longevidad. La restricción calórica implica reducir de manera intencionada la cantidad de calorías que consumes en comparación con lo que sería tu ingesta diaria «normal», pero sin llegar a comprometer los nutrientes esenciales que tu cuerpo necesita. No estamos hablando de una dieta extrema o de pasar hambre, sino de reducir entre un 15 % y un 30 % la ingesta calórica habitual, asegurándote de que sigues obteniendo una cantidad adecuada de nutrientes, especialmente vitaminas, minerales y proteínas.

El objetivo de la RC es mejorar la salud general y prolongar la vida mediante la activación de ciertos procesos celulares que optimizan la reparación y regeneración de los tejidos. Esta regeneración puede reducir la inflamación crónica, el daño oxidativo y otros factores que aceleran el envejecimiento. Veámoslo con un ejemplo práctico: si normalmente consumes 2000 calorías al día, practicar la RC significaría reducir tu ingesta a entre 1400 y 1700 calorías, siempre asegurándote de que estás cubriendo todas tus necesidades nutricionales.

Me parece interesante profundizar brevemente en la historia y el descubrimiento de la RC. Desde los experimentos pioneros en animales hasta las investigaciones actuales en humanos, la RC ha mostrado su potencial como poderosa herramienta en la lucha contra el envejecimiento y las enfermedades crónicas. El descubrimiento del impacto de la restricción calórica en la longevidad no es reciente. Los primeros estudios sobre este tema se realizaron en la década de 1930, cuando unos científicos observaron que los animales de laboratorio —ratones— que recibían una dieta reducida en calorías vivían más tiempo y en mejor estado de salud que aquellos que consumían libremente. Desde entonces, se han realizado numerosos experimentos en diferentes especies, desde moscas de la fruta hasta primates, y en casi todos los casos, los animales sometidos a restricción calórica mostraron mejoras en la longevidad y una reducción significativa en la aparición de enfermedades relacionadas con la edad, como el cáncer, la diabetes y las enfermedades cardíacas.

Estos estudios marcaron el comienzo de un campo fascinante en la investigación del envejecimiento: la posibilidad de que comer menos, de manera controlada, pueda ser una de las claves para vivir más y mejor. Aunque la mayoría de los estudios iniciales se realizaron en animales, investigaciones más recientes en humanos también sugieren beneficios similares en términos de longevidad y salud metabólica.

Gracias a más de ochenta años de investigación, hoy sabemos que la restricción calórica tiene un efecto profundo en el envejecimiento biológico. No solo mejora la longevidad, sino que también optimiza la salud metabólica, reduce la inflamación crónica, disminuye el riesgo de enfermedades cardiovasculares y metabólicas, y, como veremos más adelante, tiene un impacto directo sobre el envejecimiento de la piel.

El descubrimiento de la RC como estrategia *proaging* supone un hito importante en la ciencia del envejecimiento, y la investigación al respecto continúa muy activa.

Diferencia entre RC y otros enfoques restrictivos

Quiero aclarar que la restricción calórica no debe confundirse con otros enfoques restrictivos, como las dietas hipocalóricas o el ayuno intermitente. Aunque todos comparten el objetivo de reducir la ingesta de calorías, cada uno tiene características y objetivos específicos:

- Restricción calórica (RC): implica una reducción constante y moderada de la ingesta calórica diaria, pero sin comprometer los nutrientes esenciales. La RC se aplica a largo plazo y no busca perder peso de manera rápida, sino mejorar la salud general y aumentar la longevidad.

- Dieta hipocalórica: generalmente utilizada con fines de pérdida de peso, implica reducir la cantidad de calorías consumidas durante un periodo determinado, generalmente a corto plazo. Suele ser más estricta en cuanto a la cantidad de calorías y puede resultar difícil de sostener a largo plazo.

- Ayuno intermitente: es un enfoque que alterna periodos de ingesta de alimentos con periodos de ayuno. Durante el ayuno, no se consumen calorías, y durante las ventanas de alimentación, se puede comer con normalidad o seguir una dieta específica. A diferencia de la RC, el ayuno intermitente no implica necesariamente una reducción continua de calorías, sino una redistribución de la ingesta a lo largo del día o la semana.

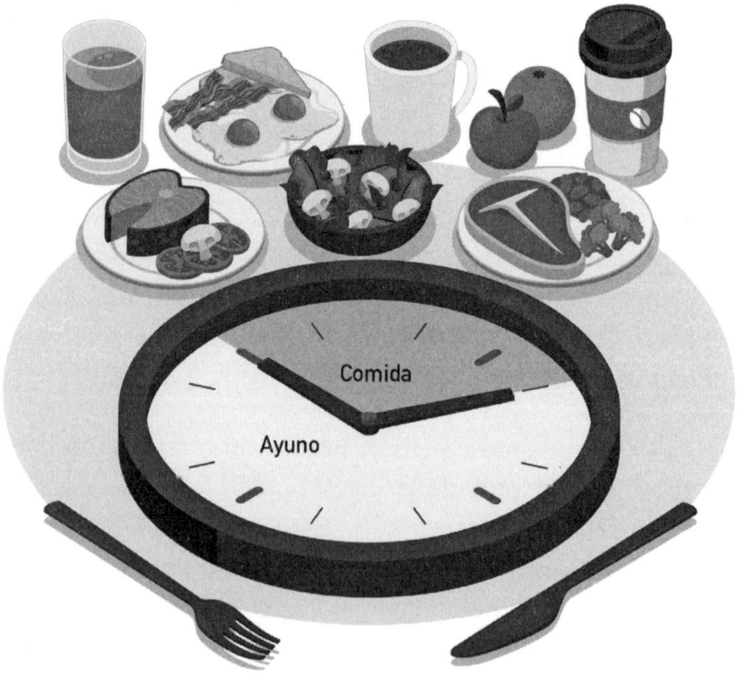

El ayuno intermitente es un patrón alimenticio que alterna periodos de ingesta y ayuno para favorecer la regulación del metabolismo, la sensibilidad a la insulina y la quema de grasa. Puede aportar beneficios para la salud, siempre que se combine con una dieta equilibrada y adaptada a las necesidades individuales.

Cada uno de estos enfoques tiene beneficios y desafíos. Un poco más adelante, veremos más a fondo las diferencias y similitudes entre la restricción calórica y el ayuno intermitente, dos de las estrategias más estudiadas en la actualidad para mejorar la salud metabólica y combatir el envejecimiento.

Uno de los aspectos más fascinantes de la restricción calórica es cómo afecta a los procesos biológicos que están detrás del envejecimiento. La RC activa vías celulares específicas que están relacionadas con la reparación del ADN, la reducción de la inflamación y la mejora de la función mitocondrial, procesos fundamentales para retrasar el envejecimiento. Los estudios han demostrado que la RC modula genes clave, como el *SIRT1* (conocido como el «gen de la longevidad»), que está involucrado en la reparación celular y el metabolismo. Al consumir menos calorías, el cuerpo entra en un estado de optimización energética, en el que prioriza la reparación y la protección de los tejidos, en lugar de almacenar energía o producir tejido graso. Este proceso tiene múltiples beneficios para la longevidad:

1. Reducción del daño oxidativo: la RC ayuda a disminuir la producción de radicales libres, esas moléculas dañinas que aceleran el envejecimiento celular.

2. Mejora de la sensibilidad a la insulina: al reducir la cantidad de glucosa en sangre, la RC puede mejorar la respuesta del cuerpo a la insulina, disminuyendo el riesgo de diabetes tipo 2 y otros trastornos metabólicos.

3. Disminución de la inflamación crónica: como veremos en los siguientes apartados, la RC reduce los niveles de inflamación, un factor clave en el envejecimiento y en muchas enfermedades crónicas relacionadas con la edad.

4. Optimización de las funciones mitocondriales: las mitocondrias, que son las centrales productoras de energía

de nuestras células, tienden a funcionar mejor cuando el cuerpo recibe menos calorías. Esto se traduce en una mayor eficiencia en la producción de energía y en menos daño celular.

La RC es mucho más que simplemente comer menos: es una estrategia que afecta profundamente a los mecanismos biológicos que influyen en la longevidad y la salud.

Es importante recalcar que la restricción calórica (RC) lleva décadas estudiándose en diversos organismos, desde ratones hasta humanos, con el fin de comprender su impacto en la longevidad y la salud general. Los resultados han sido sorprendentes y consistentes en diferentes especies, lo que ha generado un interés cada vez mayor como estrategia para frenar el envejecimiento.

Los estudios en animales muestran que la RC puede aumentar la longevidad de manera significativa en múltiples especies, desde moscas de la fruta hasta primates —y los primeros estudios en humanos sugieren que los efectos podrían ser similares—. Por ejemplo:

- Ratones y ratas: los estudios muestran que los roedores sometidos a una reducción calórica del 30-40 % pueden vivir entre un 30 % y un 50 % más tiempo que aquellos con una dieta sin restricciones. Además, presentan una menor incidencia de enfermedades relacionadas con la edad, como tumores, enfermedades cardíacas y diabetes.

- Primates: en estudios a largo plazo con primates rhesus, los animales bajo RC mostraron mayor esperanza de vida y mejoraron significativamente su estado de salud general. Aunque los resultados han sido variados en cuanto a longevidad absoluta, la RC redujo notablemente la aparición de enfermedades metabólicas, inflamatorias y neurodegenerativas.

Los estudios en humanos a largo plazo son más complejos, pero los primeros resultados son alentadores. En particular, el estudio CALERIE mostró que los participantes que redujeron su ingesta calórica en un 25 % durante dos años mejoraron significativamente varios marcadores de envejecimiento, como:

- Reducción de los niveles de insulina y mejora de la sensibilidad a la insulina.
- Disminución de los niveles de colesterol y triglicéridos.
- Mejoras en los marcadores de inflamación y reducción de los niveles de estrés oxidativo.

Además, en poblaciones naturalmente longevas, como los habitantes de Okinawa (Japón), que históricamente han consumido entre un 10-20 % menos de calorías que la media japonesa, se ha observado una mayor prevalencia de centenarios y menores tasas de enfermedades crónicas. Estos ejemplos sugieren que la restricción calórica natural a lo largo de la vida puede ser una estrategia efectiva para prolongar la longevidad y mejorar la calidad de vida en los humanos.

La relación entre la RC y los genes de la longevidad (*SIRT1*, *mTOR*, *AMPK*)

La restricción calórica actúa a nivel metabólico y molecular, activando y desactivando vías génicas clave que regulan el envejecimiento y la longevidad. Estas vías incluyen los genes *SIRT1*, *mTOR* y *AMPK*, que están involucrados en la reparación celular, el metabolismo energético y la regulación del crecimiento celular. Puede sonar un poco técnico, pero creo que es importante que te explique un poco cómo funcionan estas vías:

- *SIRT1* (sirtuinas): las sirtuinas son un grupo de proteínas con un importante papel en la longevidad y la reparación celular. *SIRT1,* en particular, se activa con la restricción calórica y se relaciona con una mejoría de la resistencia al estrés celular, reducción de la inflamación y mejora de la función de las mitocondrias (que son las fábricas de energía de las células). También activa la autofagia, el proceso de limpieza celular que ayuda a mantener las células sanas y jóvenes.

- *mTOR:* la vía mTOR regula el crecimiento y la división celular. Cuando reducimos la ingesta calórica, mTOR se inhibe, lo que disminuye la división celular innecesaria. Inhibir esta vía promueve la longevidad y la resistencia al daño celular, disminuyendo las tasas de cáncer y otras enfermedades degenerativas.

- *AMPK:* la vía AMPK (acrónimo de proteína quinasa activada por AMP) es el «sensor energético» del cuerpo. Cuando los niveles de energía son bajos, como ocurre durante la restricción calórica, AMPK se activa y facilita la producción de energía y la mejora del metabolismo. Esta vía también está implicada en el equilibrio de la glucémica y en la activación de la autofagia.

Imagínate que las vías *SIRT1, mTOR* y *AMPK* son como interruptores de luz en una casa. En condiciones normales (con una dieta abundante), algunos interruptores están «encendidos», promoviendo el crecimiento celular y el almacenamiento de energía. Pero cuando aplicamos la RC, apagamos ciertos interruptores (como *mTOR*), que favorecen el crecimiento excesivo, y encendemos otros (como *SIRT1* y *AMPK*), que promueven la reparación y el mantenimiento de las células. Este equilibrio es clave para mantener nuestras células jóvenes y saludables.

BENEFICIOS *PROAGING* Y PARA LA LONGEVIDAD DE LA RESTRICCIÓN CALÓRICA

A medida que envejecemos, nuestras células acumulan daño oxidativo causado por los radicales libres que se generan en el metabolismo normal. Este daño oxidativo contribuye al envejecimiento celular y a la aparición de enfermedades relacionadas con la edad, como el cáncer y las enfermedades cardiovasculares. La RC ha demostrado reducir la producción de estos radicales libres. Además, la RC promueve la actividad de genes y proteínas implicadas en la reparación del ADN y la regeneración celular, es decir, activa los mecanismos de reparación.

Activa, también, vías que promueven la autofagia, un proceso mediante el cual las células eliminan y reciclan, si es posible, componentes dañados. Esto permite que las células mantengan sus funciones durante más tiempo y previene la acumulación de células senescentes (células «viejas» que dejan de dividirse, pero no se eliminan, lo que contribuye a la inflamación crónica).

Imagina que tus células son como una casa. Si no haces un buen mantenimiento, comenzarán a acumular polvo y residuos (radicales libres y daño oxidativo). La RC sería como un servicio de limpieza que mantiene tu casa (células) limpia y funcional por más tiempo.

Uno de los beneficios más atractivos de la RC es la prevención y el retraso en la aparición de enfermedades crónicas relacionadas con el envejecimiento, como las enfermedades cardiovasculares, la diabetes tipo 2 y ciertos tipos de cáncer. Esto ocurre debido a varios factores interrelacionados, entre los que se incluyen la mejora de la sensibilidad a la insulina, la reducción del estrés oxidativo y la disminución de la inflamación crónica.

- Enfermedades cardiovasculares: la RC mejora la salud cardiovascular al reducir los niveles de colesterol LDL (el «malo»), aumentar el colesterol HDL (el «bueno») y disminuir la presión arterial. Además, al reducir la inflamación, la RC protege contra la formación de placas en las arterias, disminuyendo el riesgo de infartos y de accidentes cerebrovasculares.

- Diabetes tipo 2: la RC mejora la sensibilidad a la insulina y reduce los niveles de glucosa en sangre. Esto es crucial para prevenir la aparición de diabetes tipo 2, una de las enfermedades metabólicas más comunes relacionadas con el envejecimiento.
- Cáncer: la RC también ha demostrado efectos protectores contra el cáncer, probablemente debido a la inhibición de la vía *mTOR*, involucrada en el crecimiento celular. Reducir la proliferación celular y mejorar la reparación del ADN puede reducir el riesgo de desarrollo de tumores.

> La restricción calórica no solo prolonga la vida útil, sino que también mejora la calidad de vida al reducir el riesgo de enfermedades crónicas y mejorar la salud metabólica. A través de la regulación de genes clave y la reducción del daño oxidativo, la RC se ha convertido en una prometedora estrategia para el envejecimiento saludable. Sin embargo, es crucial implementar la RC de manera adecuada y bajo supervisión para maximizar sus beneficios sin comprometer la salud.

Restricción calórica e inflamación

La inflamación crónica es uno de los grandes enemigos de un envejecimiento saludable. A medida que envejecemos, nuestros cuerpos tienden a acumular procesos inflamatorios de bajo grado que deterioran nuestra salud general. La restricción calórica tiene un efecto directo en la reducción de la inflamación dentro del cuerpo. Al consumir menos calorías, el metabolismo produce menos radicales libres, lo que reduce el estrés oxidativo. Además, disminuye la producción de citoquinas proinflamatorias, que son las moléculas que ponen en marcha y mantienen la inflamación en nuestro organismo.

Una de las mayores fuentes de inflamación en el cuerpo es el tejido adiposo, especialmente la grasa que se acumula alrededor de los órganos —llamada grasa visceral—, que actúa como una fábrica de señales inflamatorias. Al reducir el tamaño de estos depósitos de grasa, el cuerpo produce menos adipocinas proinflamatorias (un tipo de citoquinas liberadas por la grasa, que provocan inflamación y aumentan el riesgo de enfermedades). Menos grasa visceral significa menos inflamación, lo que tiene un impacto directo en la salud a largo plazo.

Piensa en tu cuerpo como un motor: si continuamente lo sobrecargas con combustible (exceso de calorías), el motor se calienta más de lo necesario y se deteriora más rápido. Al reducir la cantidad de calorías que consumes, mantienes el motor funcionando de manera más eficiente y con menos sobrecalentamiento, es decir, con menos inflamación.

Relación entre la RC y el *inflamaging*

El *inflamaging,* o inflamación relacionada con el envejecimiento, es un proceso que va deteriorando nuestro cuerpo con el paso de los años. Aunque no lo notemos de inmediato, la inflamación de bajo grado se acumula y favorece el desarrollo de enfermedades crónicas y el desgaste celular. La RC actúa como una barrera natural contra este proceso, ya que reduce los niveles de inflamación en el cuerpo y mejora la capacidad del organismo para reparar el daño celular.

Además, la RC estimula la autofagia, un proceso que ayuda a eliminar células senescentes, esas células dañadas que ya no se dividen, pero siguen enviando señales inflamatorias al resto del cuerpo. Al deshacerse de estas células «viejas», tu organismo se rejuvenece y el ciclo de inflamación crónica se ralentiza.

Lo he repetido ya un montón de veces, la inflamación sistémica es uno de los principales impulsores de enfermedades como las cardiovasculares, la diabetes y el cáncer. Cuando el cuerpo permanece en un estado constante de alerta inflamatoria, todos los sistemas sufren. La restricción calórica reduce los marcadores inflamatorios, ayuda a restaurar el equilibrio y disminuye los riesgos asociados a estas enfermedades.

Cuando el organismo consume menos calorías, el sistema inmunitario adopta un estado de «mantenimiento» más eficiente. Esto se traduce en menos inflamación crónica, mejor capacidad de respuesta ante infecciones y mayor eficiencia en la reparación de daños celulares. Además, este efecto de la RC sobre la inflamación también se traduce en mejores marcadores de salud cardiovascular y una mayor sensibilidad a la insulina, lo que reduce los niveles de azúcar en sangre y previene la aparición de diabetes tipo 2.

Restricción calórica y glicación

Sobre la glicación y los AGE ya te he hablado mucho, pero no te había contado que la restricción calórica (RC) puede ayudar a reducir este proceso, ya que ofrece protección tanto a nivel interno como externo, especialmente en el colágeno y la elastina de la piel, los responsables de su firmeza y elasticidad.

La restricción calórica juega un papel crucial en la disminución de la formación de AGE. Al reducir la ingesta calórica y la cantidad de glucosa en sangre, la RC minimiza la probabilidad de que ocurra el proceso de glicación. Cuando los niveles de glucosa en sangre se mantienen más bajos y estables, hay menos oportunidades para que estas moléculas de azúcar «se peguen» a las proteínas, lo que evita la acumulación de AGE.

Imagina que los AGE son como un pegamento que ensucia una maquinaria delicada: nuestro cuerpo. Cuantas más moléculas de azúcar haya en circulación, más «pegamento» se genera, provocando que las piezas de la maquinaria (proteínas y tejidos) se vuelvan rígidas y funcionen peor. La restricción calórica actúa como un control de calidad, reduciendo la cantidad de azúcar disponible para causar problemas.

La restricción calórica no se limita a controlar la ingesta de calorías, sino que también optimiza la regulación de la glucosa en el cuerpo. Al reducir el consumo calórico, el cuerpo mejora su sensibilidad a la insulina, lo que consigue que las células se vuelvan más eficientes para absorber glucosa de la sangre. Esto tiene un efecto directo en la prevención de la glicación, ya que, con menos glucosa circulando, existe una menor probabilidad de que se adhiera a proteínas y cause daños.

La mejora en la sensibilidad a la insulina no solo beneficia a personas con problemas de azúcar en sangre, como las que padecen diabetes, sino que también favorece a las personas sanas frente al envejecimiento celular acelerado. Cuando los niveles de azúcar se mantienen más bajos y estables, el cuerpo experimenta menos fluctuaciones, lo que reduce tanto la inflamación como el daño oxidativo que acompaña a la glicación.

Piensa en la insulina como un repartidor que recoge paquetes de glucosa y los entrega a las células. Cuando hay demasiados paquetes (glucosa) y el repartidor está agotado (resistencia a la insulina), los paquetes se quedan sin entregar, van deambulando por el cuerpo y causando desastres (glicación). La restricción calórica es como darle un respiro al repartidor, mejorando su eficiencia y manteniendo los niveles de glucosa bajo control.

Impacto sobre el colágeno y la elastina en la piel

Uno de los efectos más visibles de la glicación está relacionado con el colágeno y la elastina de la piel. Cuando estas proteínas se exponen a la glicación, se vuelven rígidas y menos eficaces, lo que produce arrugas, flacidez y una piel menos luminosa.

La restricción calórica, al reducir los niveles de glucosa en sangre y minimizar la formación de AGE, evita el daño sobre el colágeno y la elastina. Además, al mejorar la salud metabólica general, la RC mejora la regeneración celular, haciendo que las células de la piel sean capaces de repararse y renovarse de manera más eficiente. Esto tiene un impacto directo en la apariencia externa: menos glicación significa una piel más firme, con menos arrugas y un aspecto más juvenil. Al reducir las calorías de manera adecuada, no solo cuidas tus órganos internos, sino también tu piel, que es el reflejo de tu salud general.

Restricción calórica y metabolismo

La restricción calórica (RC) tiene un impacto significativo en el metabolismo. Optimiza la gestión de la energía, promueve la quema de grasas y regula el peso corporal de manera sostenible. También tiene efectos positivos sobre la sensibilidad a la insulina y la función mitocondrial. Además, hay evidencia emergente que sugiere que la RC influye en la microbiota intestinal, lo que a su vez puede mejorar la salud metabólica en general.

Uno de los mitos más extendidos es que comer menos automáticamente «ralentiza» el metabolismo, pero esto no es exactamente así. Lo que la RC realmente hace es optimizarlo. El metabolismo basal —la cantidad de energía que el cuerpo necesita para funcionar en reposo— puede ajustarse ligeramente hacia abajo al reducir la ingesta calórica. Sin embargo, este ajuste no implica que el cuerpo funcione de manera menos eficiente. De hecho, ocurre lo contrario: el cuerpo se vuelve más eficiente en la utilización de energía.

El cuerpo ajusta el metabolismo basal para optimizar la energía disponible. Al reducir la cantidad de calorías, se

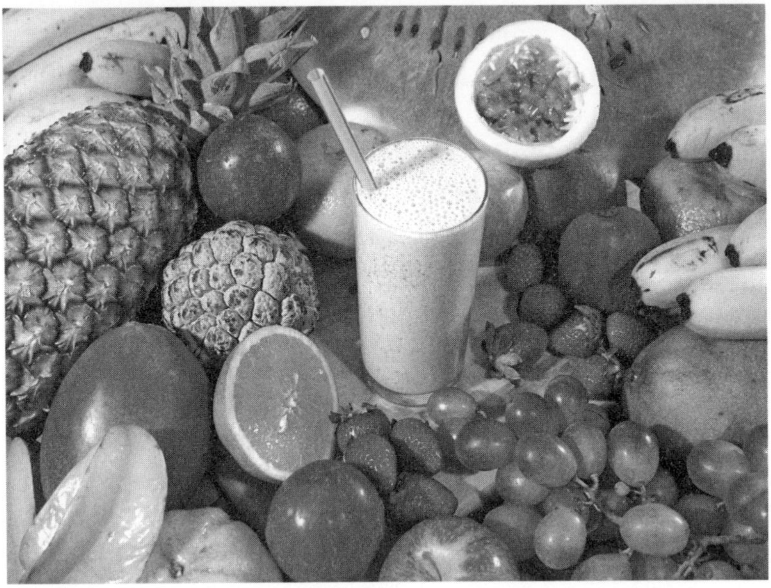

La restricción calórica (RC) ha demostrado mejorar la eficiencia metabólica y prolongar la esperanza de vida en diversos organismos. Al reducir la ingesta de calorías sin desnutrición, se activan vías celulares que optimizan la reparación y reducen el estrés oxidativo.

genera menos estrés oxidativo y menos producción de elementos dañinos durante la generación de energía. Este proceso está relacionado con una mayor longevidad, ya que el organismo se desgasta menos cuando la demanda de energía es moderada.

Imagina que tu cuerpo es un coche: si reduces la cantidad de combustible (calorías), un conductor eficiente aprenderá a recorrer más kilómetros con menos combustible. El objetivo de la RC no es agotar el depósito, sino hacer que el motor funcione de manera más eficiente, ahorrando recursos y evitando el desgaste innecesario.

La quema de grasas es otro de los mecanismos clave activados por la restricción calórica. Al reducir la ingesta de calorías, el cuerpo se ve obligado a utilizar sus reservas de grasa para obtener energía. Esto activa un proceso llamado lipólisis, en el que las grasas almacenadas se descomponen para ser usadas como combustible. Además, la RC mejora la flexibilidad metabólica, lo que permite al cuerpo alternar fácilmente entre quemar glucosa y grasas según sus necesidades energéticas.

Al consumir menos calorías, disminuyen los niveles de insulina, la hormona encargada de almacenar grasa. Con niveles más bajos de insulina, el cuerpo se vuelve más eficiente en la quema de grasas, especialmente de la grasa visceral, que es la más perjudicial para la salud.

Además, la RC promueve una pérdida de peso gradual y sostenible al evitar generar una adaptación metabólica extrema. En las dietas muy estrictas, el cuerpo entra en «modo de supervivencia», desacelerando el metabolismo de manera importante para conservar energía. Sin embargo, la RC, al ser moderada, permite que el cuerpo se ajuste sin entrar en ese modo de supervivencia. La regulación del peso corporal a largo plazo se beneficia de la RC porque, al mejorar la salud metabólica y la sensibilidad a la insulina, se reduce la tendencia a acumular grasa.

Imagina la RC como un plan de ahorro a largo plazo: el objetivo no es ahorrar todo de golpe, sino hacer pequeños ajustes diarios para acumular beneficios a lo largo del tiempo. En lugar de buscar una pérdida de peso rápida, la RC ayuda a mantener un peso equilibrado y sostenible, lo que evita el temido «efecto rebote».

La RC puede mejorar la función mitocondrial

La función mitocondrial se ve favorecida por la RC. Las mitocondrias, encargadas de producir energía en las células, se vuelven menos eficientes con la edad. La RC estimula su funcionamiento, permitiendo que las células produzcan más energía de manera más eficiente y con menos residuos tóxicos.

Esto tiene un efecto directo en la salud celular y en la prevención del envejecimiento. Si tus células fueran como pequeñas fábricas, la RC sería como implementar un plan de eficiencia energética en todas ellas. Menos combustible (calorías) no significa menos producción, sino una producción más limpia y eficiente, con menos desechos y mejor rendimiento.

Impacto en la salud mental y emocional

La RC también puede influir en el estado de ánimo, la energía diaria y la salud mental en general. Puede tener efectos emocionales, tanto positivos como negativos. La restricción calórica impacta de manera directa en el estado de ánimo y los niveles de energía. Al reducir la ingesta, el cuerpo pasa por un proceso de adaptación que puede generar cambios en el metabolismo, las hormonas y la química cerebral. La influencia de estos cambios en cómo una persona se siente, tanto física como emocionalmente, varía según cada individuo.

1. Mejor estado de ánimo y claridad mental: en muchos casos, las personas que practican RC hablan de una mejora en el estado de ánimo y de una mayor claridad mental. La RC mejora la sensibilidad a la insulina y estabiliza los niveles de glucosa en sangre, lo que ayuda a evitar los altibajos emocionales y las caídas de energía habituales en una dieta rica en carbohidratos.

2. Energía sostenida: muchas personas experimentan un aumento de energía a medida que sus cuerpos se adaptan a la RC. Esto se debe a la mejora en la función mitocondrial y a la mayor capacidad del cuerpo para utilizar la grasa como fuente de energía. El cuerpo se vuelve más eficiente en la quema de grasas, lo que consigue una energía más sostenida a lo largo del día.

3. Reducción del estrés oxidativo: la RC reduce el estrés oxidativo en el cerebro, lo que tiene efectos protectores contra el envejecimiento cerebral y las enfermedades neurodegenerativas. Al disminuir la inflamación y mejorar la salud general, la RC puede mejorar el bienestar mental a largo plazo.

Piensa en la RC como ajustar la cantidad de combustible que le das a un motor. Cuando el motor (tu cuerpo) se acostumbra a funcionar con menos combustible, empieza a quemarlo de manera más eficiente, evitando los «atascos» que pueden causar los cambios bruscos de energía y humor, lo que da como resultado un estado emocional más estable y niveles de energía más constantes.

A pesar de los beneficios, la RC también puede venir acompañada de efectos secundarios que deben tenerse en cuenta, especialmente si se implementa sin la supervisión adecuada o de manera muy restrictiva. Algunos de estos efectos incluyen:

1. Hambre: uno de los efectos más comunes de la RC es la sensación de hambre. Aunque el cuerpo se adapta a la reducción calórica con el tiempo, en las primeras etapas muchas personas experimentan hambre constante, lo que puede afectar su bienestar emocional y su capacidad de concentración.

2. Fatiga: es otro efecto secundario potencial. El cuerpo necesita tiempo para adaptarse a una menor ingesta calórica y, durante esta transición, los niveles de energía pueden fluctuar.

3. Irritabilidad y cambios de humor: los cambios hormonales que acompañan a la RC, como la reducción de los niveles de glucosa y la disminución de ciertas hormonas relacionadas con el apetito (como la grelina), pueden

hacer que algunas personas experimenten irritabilidad, mal humor o incluso ansiedad. Estos cambios son temporales y se estabilizan a medida que el cuerpo se ajusta.

Si alguna vez has intentado reducir drásticamente tu ingesta de alimentos o has seguido una dieta muy estricta, probablemente hayas experimentado una sensación de irritabilidad o fatiga. Es como cuando tienes un coche que solía consumir mucha gasolina y, de repente, tienes que adaptarlo a menos combustible: al principio, el motor «se queja», pero con el tiempo se ajusta y empieza a funcionar de manera más eficiente.

Para hacer que la RC sea sostenible y minimizar sus posibles efectos negativos, es importante implementar ciertas estrategias que ayuden a gestionar el hambre, la fatiga y la irritabilidad:

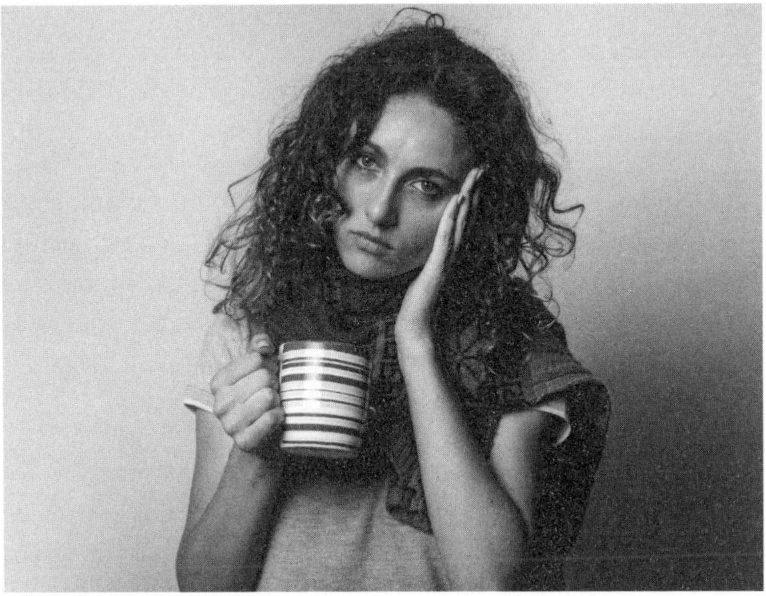

Si bien la restricción calórica (RC) puede aportar beneficios metabólicos, una reducción excesiva de calorías puede provocar fatiga, irritabilidad y déficits nutricionales, afectando el bienestar físico y mental.

1. Incrementar la densidad nutricional: al reducir calorías, es importante asegurarse de que las que se consumen sean ricas en nutrientes. Los alimentos densos en nutrientes, como verduras, proteínas magras, grasas saludables y alimentos ricos en fibra, no solo ayudan a mantener los niveles de energía, sino que también controlan el apetito al proporcionar una sensación de saciedad más duradera.

2. Hidratación adecuada: muchas veces, la sensación de hambre se confunde con la sed. Beber suficiente agua durante el día puede ayudar a reducir los antojos y a mantener el cuerpo bien hidratado.

3. Escuchar al cuerpo: es importante escuchar las señales del cuerpo. Si sientes que tus niveles de energía están demasiado bajos o estás demasiado irritable, puede ser necesario ajustar ligeramente la ingesta calórica o el ritmo de reducción. La RC no es una carrera de velocidad; se trata de encontrar el equilibrio adecuado para cada uno.

4. Técnicas de manejo del estrés: la RC puede aumentar los niveles de estrés por el cambio en la alimentación. Practicar la meditación, la respiración profunda o el yoga puede ser útil para reducir la ansiedad y mejorar el enfoque mental, lo que ayuda a gestionar mejor las emociones durante este periodo de adaptación.

Piensa en tu cuerpo como en una planta que necesita ser cuidada. Si le das demasiada o muy poca agua (calorías), puede comenzar a marchitarse o estresarse. Ajustar la cantidad correcta de agua, junto con la cantidad correcta de luz (nutrientes y estrategias para controlar el estrés), es la clave para que crezca fuerte y saludable.

El factor determinante para que la restricción calórica funcione a largo plazo es encontrar un equilibrio. No debe ser una carrera ni un desafío extremo. Una RC muy estricta o prolongada afecta al estado de ánimo, el metabolismo e incluso a la salud a largo plazo. Por eso, es importante que sea sostenible en el tiempo y que no comprometa la calidad de vida. Reducir la ingesta calórica de manera moderada, sin privaciones extremas, puede generar beneficios a nivel físico, mental y emocional, sin desencadenar los efectos secundarios negativos que mencionamos antes.

Considera la RC como un cambio de estilo de vida en lugar de una «dieta rápida». Aunque los resultados pueden no ser inmediatos, los beneficios a largo plazo, en cuanto a salud física y bienestar emocional, superarán con creces cualquier incomodidad inicial.

Por tanto, ¿cuánta restricción calórica es necesaria? La RC es una herramienta poderosa para mejorar la salud y prolongar la longevidad, pero es importante hacerlo de manera adecuada y segura. Ahora abordaremos cómo determinar la cantidad justa de restricción calórica, los diferentes grados de reducción calórica y cómo calcular las necesidades personales para obtener los mejores resultados sin comprometer la nutrición ni la salud mental.

La esencia de la RC es encontrar un equilibrio saludable: reducir la ingesta calórica sin privar al cuerpo de los nutrientes esenciales. No se trata de comer lo menos posible, sino de moderar las calorías mientras se sigue proporcionando una nutrición adecuada. Una RC bien planificada debe incluir todos los grupos de nutrientes: proteínas, grasas saludables, carbohidratos complejos, vitaminas y minerales.

La reducción calórica óptima para obtener beneficios sin comprometer la salud es de entre un 15 % y un 30 %. Esta reducción activa los mecanismos de reparación y mantenimiento del cuerpo, como la autofagia, la regulación de la glucosa y la mejora en la función mitocondrial, mientras que se sigue proporcionando suficiente energía para las actividades diarias.

Piensa en tu cuerpo como un coche de carreras: no se trata de retirar demasiada gasolina y quedarte sin combustible, sino de ajustar la cantidad justa para que el motor funcione con eficiencia, sin recalentarse ni desgastarse. Por eso, existen diferentes grados de restricción calórica, y no todos son adecuados para todas las personas.

1. Restricción calórica leve (reducción del 10-15 %): es la más fácil de implementar a largo plazo y puede mantenerse sin comprometer la salud ni los niveles de energía. Los efectos positivos sobre la salud son graduales, pero sostenibles.

2. Restricción calórica moderada (reducción del 20-30 %): con ella se ven los beneficios más claros en cuanto a longevidad y salud metabólica. Sin embargo, es más desafiante y requiere una planificación cuidadosa para asegurar que no falten nutrientes esenciales.

3. Restricción calórica extrema (reducción de más del 30 %): es una estrategia que puede ser peligrosa si se mantiene a largo plazo. Puede provocar deficiencias nutricionales, pérdida de masa muscular, fatiga extrema y problemas mentales, como irritabilidad y estrés.

En general, la restricción moderada es la que ha demostrado proporcionar mayores beneficios sin poner en riesgo la salud.

Cómo calcular tu necesidad calórica personal

Calcular cuántas calorías necesitas diariamente es fundamental para aplicar la RC de manera segura. A continuación, te cuento de manera sencilla cómo hacer los cálculos necesarios:

1.º Calcula tu tasa metabólica basal (TMB): la TMB es la cantidad de calorías que tu cuerpo necesita en reposo para realizar funciones básicas, como respirar y mantener la temperatura corporal. Una de las fórmulas más utilizadas para calcularla es la de Harris-Benedict:

- Mujeres:

  TMB = 655 + (9,6 x peso en kg) + (1,8 x altura en cm) - (4,7 x edad en años)

- Hombres:

  TMB = 66 + (13,7 x peso en kg) + (5 x altura en cm) - (6,8 x edad en años)

2.º Multiplica la TMB por tu nivel de actividad física:

- Sedentario: TMB x 1,2
- Actividad ligera: TMB x 1,375
- Actividad moderada: TMB x 1,55
- Actividad intensa: TMB x 1,725

3.º Aplica la reducción calórica: una vez que tengas tu TMB ajustada a tu nivel de actividad, calculas la reducción de un 15-30 %, dependiendo del grado de restricción que quieras aplicar.

Supongamos que tu TMB calculada es de 1800 calorías diarias y tienes un nivel de actividad moderado. Multiplicas 1800 x 1,55, lo que te da 2790 calorías necesarias para mantener tu peso actual. Si decides aplicar una reducción calórica del 20 %, consumirías alrededor de 2230 calorías diarias.

Es importante destacar que un exceso de restricción calórica excesivo puede conllevar riesgos para la salud. Cuando se reduce demasiado la ingesta, el cuerpo no solo empieza a perder masa muscular, sino que también puede afectar negativamente la salud mental: provocando irritabilidad, fatiga extrema, pérdida de concentración, ansiedad, entre otros.

Además, la deficiencia de nutrientes esenciales (como vitaminas y minerales) puede comprometer la salud a largo plazo, afectando la función inmunológica, la densidad ósea y el bienestar general. Por lo tanto, es crucial aplicar la RC de manera gradual y siempre asegurarse de que la dieta siga siendo rica en nutrientes para evitar estos problemas.

Restricción calórica y ayuno intermitente

El ayuno intermitente (AI) es otro enfoque nutricional que ha ganado popularidad en los últimos años y, a menudo, se confunde con la restricción calórica. Aunque ambos tienen puntos en común, no son lo mismo. Vamos a ver sus diferencias, cómo pueden complementarse y cuáles son sus efectos en la longevidad y el bienestar.

Tanto la RC como el ayuno intermitente tienen como objetivo la reducción de la ingesta calórica, pero con estrategias diferentes:

- Restricción calórica (RC): se refiere a una reducción constante en la cantidad de calorías que se consumen cada día. La clave está en consumir menos calorías de manera sostenida, asegurando que el cuerpo reciba suficientes nutrientes para funcionar correctamente.

- Ayuno intermitente (AI): en el AI, no se trata de reducir la cantidad de calorías, sino de restringir el tiempo en el que se consume la comida. Durante las horas de alimentación, una persona puede consumir la cantidad normal de calorías, pero el tiempo para hacerlo está limitado (por ejemplo, comer solo en una ventana de ocho horas y ayunar las otras dieciséis horas del día).

La diferencia principal está en que la RC implica comer menos calorías cada día, mientras que el ayuno intermitente se centra en cuándo se comen las calorías, pero no necesariamente en cuánto se come. Combinar la RC con el AI puede ser una estrategia efectiva para maximizar los beneficios para la salud. Sin embargo, es importante hacerlo de manera segura y progresiva:

- Empieza con una RC moderada: no reduzcas drásticamente la cantidad de calorías, empieza con una reducción del 10-20 %. Esto te permitirá adaptarte sin sentirte fatigado o hambriento.

- Añade el ayuno intermitente gradualmente: una vez que te hayas adaptado a la RC, puedes comenzar con el ayuno intermitente. Por ejemplo, puedes probar el método 16:8 (dieciséis horas de ayuno y ocho horas de alimentación), que es una de las formas más fáciles de combinar con la RC.

- Escúchate: si te sientes demasiado fatigado o hambriento, ajusta la ingesta calórica o el tiempo de ayuno. El punto es encontrar un equilibrio que funcione para tu estilo de vida y tu salud.

Tanto la RC como el AI han demostrado beneficios para la longevidad y la salud metabólica, pero de diferentes maneras:

- La restricción calórica reduce los niveles de glucosa en sangre y mejora la sensibilidad a la insulina, lo que a su vez reduce el riesgo de enfermedades metabólicas como la diabetes tipo 2. También activa la autofagia, que es el proceso de limpieza celular, lo que contribuye a la longevidad.

- El ayuno intermitente ha demostrado mejorar la flexibilidad metabólica, lo que significa que el cuerpo se vuelve más eficiente en el uso de diferentes fuentes de energía, como las grasas y la glucosa. También promueve la autofagia y la salud cerebral al reducir el estrés oxidativo y la inflamación.

Si la restricción calórica es como ajustar el termostato de tu hogar para que la temperatura sea siempre óptima, el ayuno intermitente sería como abrir y cerrar las ventanas en momentos clave para dejar entrar aire fresco. Ambas estrategias tienen sus méritos y, cuando se combinan adecuadamente, pueden ayudarte a optimizar la salud metabólica y a mejorar la longevidad.

La RC ofrece numerosos beneficios, pero no es una solución universal que funcione para todos. Es necesario considerar poblaciones específicas y contextos individuales para determinar quiénes pueden beneficiarse más de la RC y quiénes deben ser más cautelosos o incluso evitarla. De este modo, la RC puede ser beneficiosa para una amplia gama de personas, pero hay grupos que pueden obtener un beneficio especial, mientras que otros deberían evitarla o aplicarla con precaución.

1. Beneficiados por la RC
   - Personas con un índice de masa corporal (IMC) elevado: aquellos con sobrepeso u obesidad no solo perderán peso de manera saludable, sino que también mejorarán la salud metabólica, reduciendo el riesgo de enfermedades cardiovasculares y diabetes.
   - Personas sanas que buscan prolongar la longevidad: la RC ha demostrado tener beneficios *proaging,* por lo que personas que tienen buena salud y un peso saludable pueden usarla para optimizar su salud a largo plazo y reducir el riesgo de enfermedades crónicas.
2. Poblaciones para quienes la RC puede ser inadecuada
   - Trastornos alimentarios: las personas que han experimentado anorexia o bulimia deben evitarla por el

riesgo de volver a desencadenar comportamientos alimentarios no saludables.

- Condiciones de salud específicas: aquellas personas con desnutrición, deficiencias nutricionales, problemas cardíacos, insuficiencia renal o problemas gastrointestinales crónicos deben evitar la RC, ya que podría poner en peligro su salud.

Hemos visto los fundamentos de la RC y ahora vamos a traducir esa información en varias acciones prácticas que puedes implementar en tu vida cotidiana. La RC no tiene por qué ser complicada si se aborda con una planificación adecuada y con estrategias nutricionales que mantengan un balance correcto de nutrientes.

Consejos para implementar la RC sin comprometer la nutrición

1. Aumenta la densidad nutricional: en lugar de reducir la cantidad de comida que consumes, aumenta la cantidad de alimentos ricos en nutrientes. Llena tu plato con verduras, frutas, proteínas magras y grasas saludables. Esto te permitirá reducir calorías sin que te falten los nutrientes esenciales.

2. Controla las porciones: no necesitas eliminar por completo tus comidas favoritas, sino simplemente reducir la cantidad. Por ejemplo, en lugar de comerte un cuenco grande de pasta, reduce el tamaño de la porción y acompáñalo de más verduras.

3. Elimina las calorías vacías: reduce o elimina alimentos que no aportan nutrientes, como refrescos azucarados, *snacks* procesados o dulces. Así podrás disminuir

las calorías sin perder los nutrientes esenciales que tu cuerpo necesita.

4. Come más fibra: los alimentos ricos en fibra no solo te llenan más rápido, sino que también ayudan a mejorar la digestión y a regular el azúcar en sangre, reduciendo la sensación de hambre.

5. Aumenta las proteínas magras en tus comidas, te ayudarán a sentirte más saciado con menos calorías.

6. Incorpora grasas saludables como las del aguacate o el aceite de oliva, que no solo proporcionan energía, sino que también contribuyen a la saciedad.

7. Asegúrate de incluir fuentes de fibra en cada comida, como las frutas, verduras o legumbres, para ayudar a controlar el hambre.

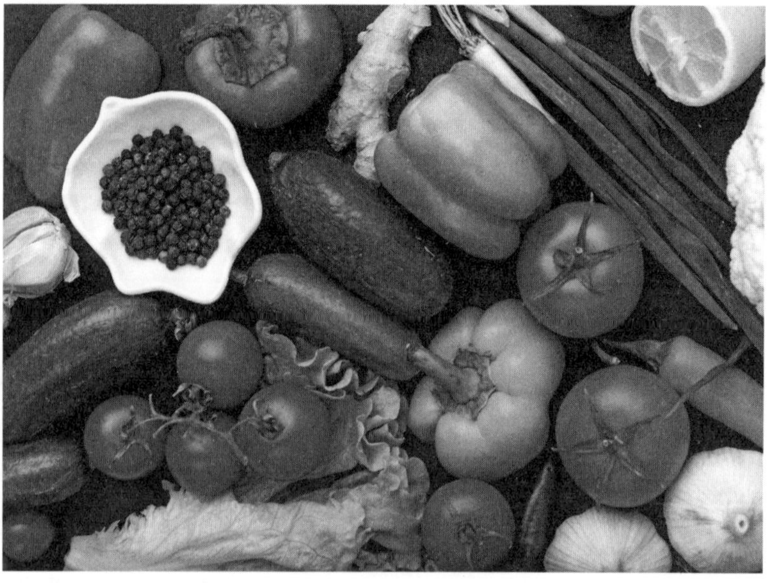

Algunas fuentes altas en fibra son las frutas, las verduras y las legumbres.

Cuando hablamos de RC, uno de los errores más comunes es confundirla con restricción nutricional o desnutrición. Lo importante para que la RC funcione a nuestro favor sin poner en riesgo la salud es asegurar que, aunque estemos reduciendo calorías, consumimos la cantidad adecuada de nutrientes esenciales.

También es importante dejar claro que RC no equivale a desnutrición. Esta última ocurre cuando al cuerpo le faltan nutrientes esenciales como proteínas, grasas, vitaminas y minerales. La RC, en cambio, busca reducir la cantidad total de energía (calorías) que consumes, pero sin comprometer la ingesta de estos nutrientes vitales. Con una buena planificación alimentaria, puedes reducir las calorías sin dejar de proporcionar al cuerpo todos los macronutrientes y micronutrientes que necesita.

El secreto está en elegir alimentos que sean densos en nutrientes, lo que significa que proporcionan una gran cantidad de nutrientes en relación con su contenido calórico. Por ejemplo, una ensalada de hojas verdes, aguacate y nueces es mucho más nutritiva que un refresco azucarado, aunque ambas opciones puedan tener el mismo número de calorías. La diferencia es que los nutrientes en la ensalada te proporcionan vitaminas, minerales y grasas saludables, mientras que el refresco solo aporta calorías vacías.

No debemos olvidar que, a pesar de la restricción calórica, debemos adoptar una dieta rica en nutrientes, pues esto no solo asegura que tu cuerpo siga funcionando de manera óptima, sino que también maximiza los beneficios de la propia restricción. Una dieta rica en vitaminas, minerales y antioxidantes no solo te protegerá de deficiencias, sino que también te ayudará a reparar daños celulares, mantener una piel saludable y mejorar tu salud mental.

Si estás consumiendo alimentos ricos en fibra y proteínas, te sentirás más saciado durante el día, lo que mejora la adherencia a la RC sin pasar hambre. En cambio, si consumes alimentos con calorías vacías, sentirás hambre más rápidamente y podrías tener más dificultades para mantener la RC de manera sostenible.

Si reduces las calorías, pero llenas tu dieta con alimentos ricos en nutrientes como brócoli, espinacas, quinoa, salmón y aguacate, estarás proporcionando a tu cuerpo los nutrientes que necesita para funcionar de manera óptima. En cambio, si reduces calorías con alimentos pobres en nutrientes, como dulces o *snacks* procesados, tu cuerpo se verá privado de los nutrientes esenciales que necesita para mantenerse saludable.

Micronutrientes clave

Al reducir la ingesta calórica, es fundamental asegurarse de obtener suficientes micronutrientes para evitar deficiencias nutricionales. Aquí tienes una lista de algunos de los micronutrientes clave que debes cuidar durante la RC:

- Vitaminas del grupo B: son esenciales para el metabolismo de la energía y la función cerebral. Alimentos como los cereales integrales, las legumbres y los vegetales de hoja verde son buenas fuentes.

- Vitamina D: es crucial para la salud ósea y el sistema inmunitario. Puedes obtenerla de alimentos como los pescados grasos o a través de la exposición moderada al sol.

- Calcio: fundamental para la salud ósea, sobre todo en adultos mayores. Lo encuentras en productos lácteos, sardinas, tofu y algunas verduras de hoja verde.

- Hierro: clave para la formación de glóbulos rojos y el transporte de oxígeno. Las carnes magras, las lentejas y las espinacas son buenas fuentes de hierro.

- Antioxidantes: ayudan a combatir el daño oxidativo y apoyan la salud celular. Alimentos como los arándanos, el cacao y el té verde son ricos en antioxidantes.

Si haces RC, debes asegurarte de consumir una amplia variedad de frutas y verduras que proporcionen micronutrientes clave. De este modo, obtendrás suficientes vitaminas, minerales y antioxidantes para mantener tu cuerpo funcionando de manera óptima, incluso con menos calorías.

Resumen de los beneficios de la RC

La RC ha demostrado tener múltiples beneficios que pueden ayudarte a vivir más y con mejor calidad de vida:

1. Mejora la salud metabólica: aumenta la sensibilidad a la insulina, lo que ayuda a prevenir enfermedades metabólicas como la diabetes tipo 2.

2. Reduce la inflamación: al reducir los marcadores inflamatorios, combate el *inflamaging*, uno de los principales responsables del envejecimiento acelerado.

3. Protege contra la glicación: ayuda a reducir los productos finales de glicación avanzada (AGE), protegiendo el colágeno y la elastina, lo que conduce a una piel más joven y saludable.

4. Mejora la función mitocondrial: ayuda a que las mitocondrias sean más eficientes, generando menos estrés oxidativo y mejorando la energía celular.

En conclusión, la RC puede formar parte de una estrategia global de envejecimiento más saludable, pero no es el único factor en la ecuación. Para maximizar sus beneficios, debe complementarse con otros pilares fundamentales:

1. Dieta equilibrada: la RC debe estar acompañada de una dieta rica en nutrientes para evitar carencias y mejorar la salud general.

2. Ejercicio regular: el ejercicio físico no es opcional; es esencial para mantener la masa muscular, mejorar la resistencia cardiovascular y fortalecer los huesos, factores cruciales para un envejecimiento saludable.

3. Salud mental: la RC también debe aplicarse con cuidado para no generar estrés psicológico. Incorpora prácticas de manejo del estrés, como la meditación o el yoga, que te ayuden a mantener un enfoque equilibrado.

Imagina el envejecimiento saludable como cuidar de un jardín. La RC es como asegurarse de que el jardín no esté sobrealimentado, pero eso no es suficiente: también necesitas sol (ejercicio), agua (nutrientes) y un poco de amor (salud mental) para que todo florezca.

Para terminar, recuerda que la RC no es una dieta rápida ni una solución mágica. Es una estrategia a largo plazo que debe practicarse con moderación y atención a las señales de tu cuerpo. Además, la RC debe ser flexible y ajustarse a las necesidades y etapas de la vida de cada persona.

La restricción calórica, cuando se implementa de manera adecuada y equilibrada, puede ser una herramienta efectiva para mejorar la calidad de vida, prevenir enfermedades relacionadas con el envejecimiento y fomentar un envejecimiento saludable. Sin embargo, no es adecuada para todos y debe ser parte de una estrategia más amplia que incluya una dieta rica en nutrientes, ejercicio físico regular y atención a la salud mental.

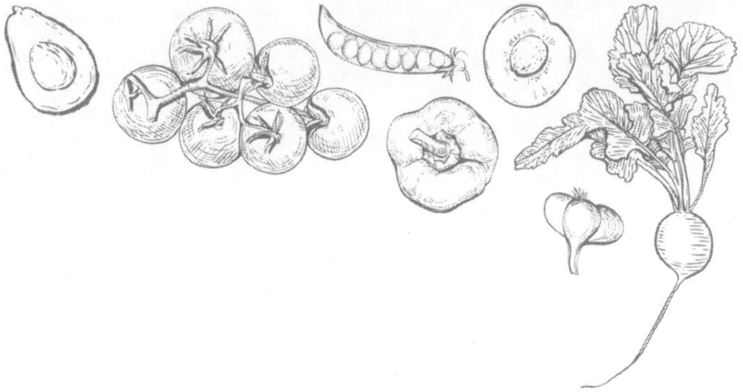

Capítulo 5

ALIMENTACIÓN ANTIINFLAMATORIA

A lo largo de los capítulos anteriores hemos visto cómo la inflamación crónica puede ser un enemigo silencioso que acelera el envejecimiento y afecta tanto nuestra piel como nuestra salud interna. Sabemos que la inflamación es mucho más que una simple respuesta a una lesión o infección: es una especie de «fuego lento» que, si no lo controlamos, puede causar estragos en nuestro cuerpo. Así que, si queremos apagar ese fuego, necesitamos darle a nuestro organismo las herramientas correctas. Y aquí es donde entra la dieta antiinflamatoria.

EL ROL DE LA INFLAMACIÓN EN EL ENVEJECIMIENTO: *INFLAMAGING*

En capítulos anteriores, hemos descubierto cómo la inflamación crónica puede volverse un enemigo silencioso que trabaja en segundo plano, dañando nuestras células y acelerando el envejecimiento. Si recuerdas el término «*inflamaging*», vimos cómo este fenómeno describe precisamente el papel que juega la inflamación en el envejecimiento. Pero ¿cómo se relaciona todo esto con lo que comemos y cómo podemos combatirlo?

Vamos a desmenuzar el concepto de *inflamaging* y cómo una alimentación adecuada puede ser tu mejor arma para frenarlo. Ya vimos que la inflamación no siempre es mala. De hecho, en situaciones puntuales, es la respuesta natural de tu cuerpo para protegerse de lesiones o infecciones. Sin embargo, cuando esta respuesta persiste en el tiempo, puede volverse crónica. Aquí es donde entra en juego el *inflamaging,* esa inflamación de bajo grado pero constante que afecta a nuestras células, tejidos y órganos, acelerando el proceso de envejecimiento.

¿Te acuerdas de ese «fuego lento» del que hablamos? Imagina que está constantemente encendido en tu cuerpo, afectando no solo a tu piel (¡las arrugas y la flacidez son solo una parte!), sino también a tus órganos y sistemas. El *inflamaging* está relacionado con una lista de problemas que todos queremos evitar, desde enfermedades cardiovasculares hasta diabetes tipo 2, e incluso enfermedades neurodegenerativas como el Alzheimer.

Piensa en una cuerda elástica: si la estiras una o dos veces, sigue funcionando bien. Pero, si la estiras constantemente y nunca la dejas volver a su forma original, perderá elasticidad. Eso es lo que el *inflamaging* hace con las estructuras de tu cuerpo. Esa «tensión constante» no permite que tu cuerpo se recupere, lo que, a largo plazo, causa un desgaste tanto visible como interno.

¿Cómo se conecta el inflamaging *con la dieta?*

Ahora, la gran pregunta: ¿cómo influye lo que comemos en este proceso de *inflamaging*? Bueno, ya sabes que algunos alimentos pueden actuar como gasolina para ese fuego inflamatorio. Los alimentos procesados, ricos en azúcares y grasas trans, son los principales culpables. En cambio, otros alimentos pueden funcionar como «extintores» que ayudan a calmar la inflamación.

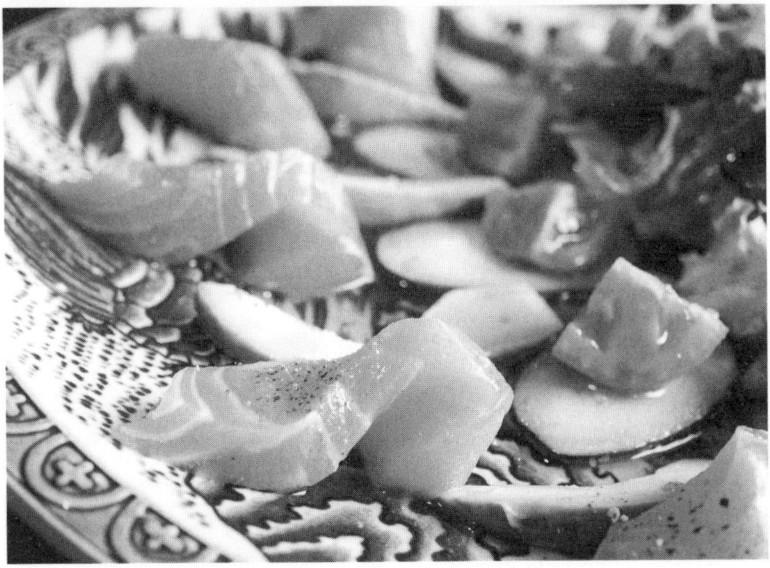

Opta por alimentos con alto contenido en ácidos grasos omega-3 y antioxidantes, como una ensalada de salmón y tomate.

En los capítulos anteriores, hemos visto cómo los azúcares refinados pueden provocar picos de glucosa en sangre, lo que dispara la inflamación. También aprendimos que ciertos nutrientes, como los ácidos grasos omega-3 o los antioxidantes, pueden ayudar a reducirla. Aquí es donde una dieta antiinflamatoria juega un papel clave en detener el *inflamaging.*

Si tu dieta diaria incluye alimentos como el pan blanco, dulces o frituras, estás alimentando ese fuego interno del que hablamos. Pero si, en su lugar, eliges alimentos como el salmón, las nueces y los vegetales de colores vivos (¡recuerda el ejemplo de los platos llenos de colores!), estarás proporcionando a tu cuerpo las herramientas necesarias para combatir la inflamación crónica.

¿Cómo una dieta antiinflamatoria combate el inflamaging?

Una dieta antiinflamatoria no solo es clave para mantener la piel más joven y firme, sino también para proteger tus órganos y prevenir enfermedades relacionadas con el envejecimiento.

La combinación de alimentos ricos en antioxidantes, grasas saludables y nutrientes que reducen la inflamación puede frenar el envejecimiento prematuro que provoca el *inflamaging.*

Recuerda, la idea no es seguir una dieta restrictiva o imposible, sino incorporar pequeños cambios que puedan marcar una gran diferencia. Por ejemplo, ya hemos visto cómo elegir grasas saludables y optar por métodos de cocción suaves puede reducir los niveles de inflamación. Este tipo de alimentación no solo combate la inflamación crónica, sino que también mejora tu salud a largo plazo.

Piensa en tu cuerpo como en un coche de lujo: si no lo cuidas y lo mantienes adecuadamente, con el tiempo, los pequeños desgastes se convierten en grandes problemas. Pero si sigues el plan de mantenimiento adecuado (en este caso, una dieta antiinflamatoria), puedes mantener ese coche funcionando sin problemas durante mucho más tiempo.

> El *inflamaging* es uno de los principales factores que acelera el envejecimiento prematuro, tanto por dentro como por fuera. Sin embargo, como hemos ido viendo a lo largo del libro, no estamos indefensos ante él. Lo que ponemos en nuestro plato puede marcar la diferencia. Al seguir una dieta rica en alimentos frescos, naturales y antioxidantes, no solo estamos combatiendo la inflamación crónica, sino que también ralentizamos el proceso de envejecimiento y mejoramos nuestra calidad de vida a largo plazo.

Este es solo el principio. A lo largo del capítulo, profundizaremos en los alimentos específicos y las estrategias que puedes aplicar para frenar el *inflamaging* de forma efectiva. Así que, ¡sigue leyendo para aprender cómo combatir a este enemigo silencioso desde la cocina!

La glicación es el proceso mediante el cual el azúcar se adhiere a las proteínas y las daña. ¿Recuerdas cuando hablamos de esa «caramelización» interna que ocurre en nuestro cuerpo?

Pues bien, cuando consumimos azúcar en exceso, este se une a las proteínas, como el colágeno, y forma esos temidos productos finales de glicación avanzada, conocidos como AGE. Los AGE dañan las fibras que mantienen nuestra piel firme y elástica, lo que se traduce en arrugas prematuras, flacidez y pérdida de luminosidad. Pero el problema no se limita a la estética: la glicación también está involucrada en enfermedades crónicas como la diabetes, enfermedades cardiovasculares y neurodegenerativas.

La glicación y la inflamación están estrechamente conectadas. Los AGE no solo dañan las proteínas, sino que también activan receptores celulares (RAGE), que desencadenan procesos inflamatorios y estrés oxidativo, perpetuando un ciclo dañino que acelera el envejecimiento del cuerpo. La acumulación de AGE contribuye a la rigidez de los vasos sanguíneos, deterioro de la función celular y aumento del riesgo de enfermedades crónicas.

Cómo reducir la glicación en el día a día

Para combatir la glicación, es clave reducir el consumo de azúcares refinados y carbohidratos simples, principales responsables de los picos de glucosa en sangre. Además, la forma de cocinar los alimentos influye considerablemente: optar por métodos como el vapor o el hervido en lugar de freír o asar a altas temperaturas puede ayudar a minimizar la formación de AGE.

Incorporar alimentos ricos en antioxidantes, como frutos rojos, cúrcuma o té verde, puede neutralizar los efectos de la glicación. También es recomendable incluir grasas saludables como el aceite de oliva virgen extra y frutos secos, que protegen las membranas celulares y ayudan a reducir la inflamación.

Evitar la glicación es esencial no solo para mantener una piel saludable y joven, sino también para prevenir enfermedades graves. Con pequeños cambios en la dieta y el estilo de vida, se puede frenar este proceso y mejorar la calidad de vida a largo plazo.

Alimentos clave en una dieta antiinflamatoria

Si has llegado hasta aquí, ya sabes que la dieta antiinflamatoria es una de tus mejores defensas contra la inflamación crónica y la glicación. ¡Y lo mejor es que puedes disfrutar de una alimentación deliciosa y saludable al mismo tiempo!

Vamos a repasar cuáles son los alimentos clave que puedes incorporar en tu día a día para mantener tu cuerpo y tu piel radiantes y saludables.

Frutas y verduras antioxidantes: tus aliados más coloridos

Ya hemos visto el poder de los antioxidantes para combatir inflamación y glicación. Las frutas y verduras son fuentes increíbles de antioxidantes que puedes encontrar en una amplia gama de colores, y eso implica una gran variedad de nutrientes.

¿Qué tienen de especial? Los antioxidantes neutralizan los radicales libres, esas moléculas inestables que, si no se controlan, causan daño celular y aceleran el envejecimiento. Muchas frutas y verduras son ricas en vitamina C, vitamina E y betacarotenos, compuestos que no solo te ayudan a mantener la piel firme y luminosa, sino que también combaten la inflamación en todo el cuerpo. Imagina tu plato como un arcoíris: una ensalada con espinacas, pimientos rojos, zanahorias y arándanos no solo se ve espectacular, sino que está llena de antioxidantes que ayudan a tu piel y a tu cuerpo a mantenerse fuertes y jóvenes. ¡Cada color que añades a tu plato es un nutriente más que está trabajando para ti!

Grasas saludables: el escudo de tu cuerpo

No todas las grasas son iguales. Las grasas saludables, como las que encontramos en el aceite de oliva, los aguacates, los pescados azules y los frutos secos, son fundamentales para reducir la inflamación y proteger nuestras células del daño. Además, son fuentes de ácidos grasos omega-3, que ayudan a regular los procesos inflamatorios en nuestro cuerpo. Los ácidos grasos omega-3, que encontramos en alimentos como el salmón, las semillas de chía y las nueces, son verdaderos guerreros contra la inflamación. Actúan como un «escudo» que protege tus células de los efectos dañinos de la inflamación crónica, además de mejorar la función del sistema cardiovascular y del cerebro. Si sueles disfrutar de ensaladas, una forma fácil de añadir grasas saludables es agregar aguacate en rodajas y un buen chorrito de aceite de oliva virgen extra (sin pasarse si no quieres aumentar mucho el consumo calórico). Para un almuerzo rápido y antiinflamatorio, un plato de salmón al horno con una guarnición de verduras es una excelente opción.

Proteínas magras y de origen vegetal: energía sin inflamación

Las proteínas son esenciales para el mantenimiento y la reparación de los tejidos de nuestro cuerpo. Sin embargo, no todas las proteínas tienen el mismo impacto sobre la inflamación. Las proteínas magras y las de origen vegetal son las mejores opciones para una dieta antiinflamatoria. ¿Qué proteínas deberías incluir? Opta por pescado, pollo sin piel y proteínas de origen vegetal como el tofu, los garbanzos, las alubias y las lentejas. Estas opciones no solo resultan fáciles de digerir, sino que también aportan los aminoácidos necesarios para mantener tu piel, músculos y órganos en perfectas condiciones.

Un plato de lentejas con un poco de arroz o quinoa te aportará proteínas de alta calidad, además de fibra y antioxidantes que calman la inflamación. Si prefieres proteína animal, un buen filete de pescado blanco con una ensalada de garbanzos es una fantástica combinación para un almuerzo saludable y antiinflamatorio.

Fibra: el limpiador interno

La fibra es excelente para la digestión y ayuda a mantener bajos los niveles de inflamación. Alimentos ricos en fibra, como los granos enteros, las legumbres y muchas frutas y verduras, ayudan a estabilizar el nivel de azúcar en sangre y a reducir los picos de glucosa que promueven la inflamación y la glicación. Es importante porque, cuando consumes alimentos ricos en fibra, tu cuerpo digiere los carbohidratos de manera más lenta, evitando los picos de azúcar en sangre. Esto no solo reduce la inflamación, sino que también te ayuda a mantener la glicación bajo control.

Cambiar el pan blanco por pan integral o el arroz blanco por arroz integral son pequeños ajustes que pueden mejorar muchísimo tu salud a largo plazo. Otra opción es empezar el día con un bol de avena, que te proporcionará una dosis de fibra que mantiene la inflamación a raya.

Hierbas y especias: el toque antiinflamatorio

Aunque les voy a dedicar su propio apartado un poco más adelante, no puedo dejar de mencionar aquí su increíble potencial. Incorporar, por ejemplo, cúrcuma, jengibre y canela en tus comidas puede ser una forma fácil y deliciosa de potenciar el poder antiinflamatorio de tu dieta. Todos estos alimentos clave son los pilares de una dieta antiinflamatoria efectiva. No se trata de eliminar todo lo que te gusta, sino de hacer elecciones inteligentes que apoyen tu salud a largo plazo. Al aumentar la cantidad de frutas y verduras frescas, grasas saludables, proteínas magras y fibra en tu dieta, no solo estarás calmando la inflamación, sino también protegiendo tu piel y órganos de los efectos del envejecimiento acelerado.

Alimentos ricos en antioxidantes y su impacto en la glicación

A estas alturas, ya conocemos el efecto de la glicación sobre nuestras proteínas. Sabemos que este proceso no solo afecta la elasticidad y firmeza de la piel, sino que también acelera el envejecimiento interno. Entonces, ¿cómo podemos combatirlo? Aquí es donde entran en juego los antioxidantes: esos héroes silenciosos que neutralizan los radicales libres y nos ayudan a mantener bajo control los productos finales de glicación avanzada (AGE). Los antioxidantes son una parte esencial de cualquier dieta antiinflamatoria y tienen un papel crucial en la reducción de la glicación. Son como los «bomberos» que apagan el fuego antes de que el daño se vuelva irreversible. Unos héroes que puedes encontrar en alimentos cotidianos que ya conoces, pero que a partir de ahora vas a ver desde una perspectiva diferente.

Entonces, ¿cómo actúan los antioxidantes contra la glicación? Sabemos que la glicación produce AGE, y que estos, a su vez, generan estrés oxidativo y desencadenan inflamación. Los antioxidantes trabajan neutralizando los radicales libres que se generan en este proceso, minimizando los efectos dañinos de los AGE. Es decir, los antioxidantes no solo protegen tu piel y tus órganos del envejecimiento, sino que también actúan como un escudo contra estos compuestos dañinos. Ya hemos hablado de fuentes de antioxidantes, como las frutas y verduras frescas. Profundizaremos ahora en los más potentes, que puedes incorporar en tu día a día para combatir la glicación.

Frutas y verduras ricas en vitamina C

Las frutas y verduras de colores brillantes son ricas en antioxidantes, y uno de los más potentes es la vitamina C, que no solo es fundamental para la producción de colágeno, sino que también actúa como un potente agente antiglicación. Al neutralizar los radicales libres, la vitamina C ayuda a prevenir la formación de AGE y a reducir el daño a las fibras de colágeno.

Unas rodajas de naranja o un kiwi en el desayuno son opciones sencillas para empezar el día con una dosis de vitamina C. Si te gustan las ensaladas, puedes añadir pimientos rojos, que contienen incluso más vitamina C que los cítricos. Estos pequeños cambios te ayudan a proteger tu piel y el resto de los órganos del envejecimiento prematuro.

Polifenoles y flavonoides: los guardianes del colágeno

Los polifenoles y los flavonoides son compuestos vegetales presentes en alimentos como las uvas, el té verde o los frutos rojos. Además de sus propiedades antiinflamatorias, se ha demostrado que ayudan a inhibir la formación de AGE, lo que los convierte en unos eficaces superhéroes antioxidantes en la lucha contra la glicación. Si cambias tu café de la tarde por una taza de té verde, estarás incorporando polifenoles en tu rutina diaria. ¿Te apetece un *snack*? Opta por un puñado de arándanos o frambuesas, que, además de ser deliciosos, están llenos de antioxidantes que actúan directamente sobre los AGE.

Vitamina E: el protector celular

La vitamina E es otro antioxidante clave que actúa como una barrera frente al daño celular causado por los radicales libres. Se encuentra en alimentos ricos en grasas saludables, como las nueces, las almendras y los aguacates. Además de sus propiedades antioxidantes, la vitamina E ayuda a proteger las membranas celulares y evita que los AGE dañen las proteínas en nuestra piel y órganos. ¿Te gustan las ensaladas? Añade un puñado de almendras y un toque de aguacate para mejorar su sabor y aportar una buena dosis de vitamina E, protegiendo tu piel desde el interior. Si prefieres un *snack* rápido, un puñado de nueces también puede servir.

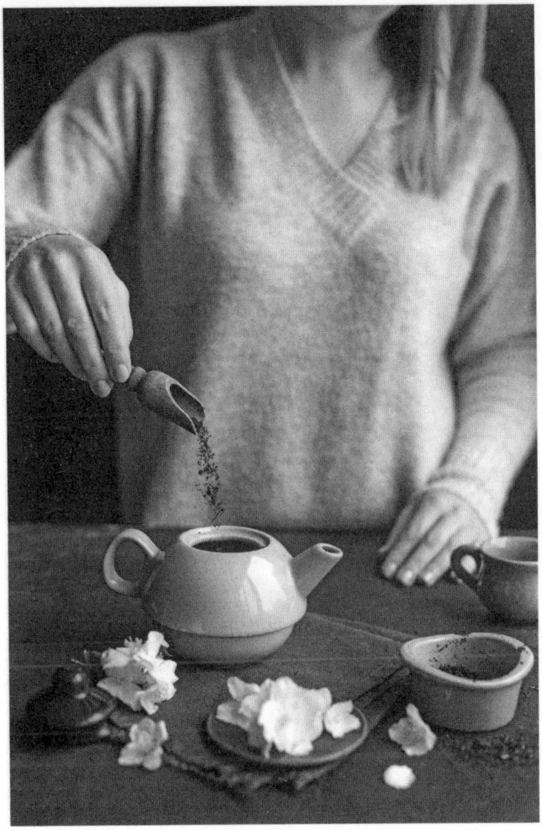

El té verde regula la cantidad de azúcar en sangre, además de ser un potente antiinflamatorio.

Cúrcuma y canela: ejemplo de especias que combaten la glicación

Ya hemos comentado que especias como la cúrcuma y la canela tienen propiedades antiinflamatorias, pero quizá no he puesto el suficiente énfasis en su papel en la reducción de los AGE. La curcumina, que es el principal compuesto activo de la cúrcuma, combate la inflamación y ha demostrado eficacia previniendo la formación de productos de glicación avanzada. La canela, por su parte, ayuda a regular los niveles de azúcar en sangre, lo que también reduce la glicación. Unas pizcas de cúrcuma en tus guisos o sopas, o un toque de canela en tu café o batido, no solo añaden un toque de sabor, sino que son formas sencillas de reducir la formación de AGE en tu cuerpo. Pequeños cambios con un gran impacto.

Alimentos ricos en selenio: un mineral esencial en la lucha contra los AGE

El selenio es un mineral clave que trabaja junto a los antioxidantes para proteger las células del daño oxidativo y la formación de AGE. Lo encontramos en alimentos como los pescados grasos, los huevos y las nueces de Brasil. Si estás buscando una forma fácil de incorporar más selenio a tu dieta, añade un par de nueces de Brasil a tu comida diaria. Estas nueces son una de las mejores fuentes de selenio y aportan una gran protección a tu piel y órganos frente al envejecimiento.

Incorporar alimentos ricos en antioxidantes es una de las estrategias más efectivas para combatir la glicación y, por lo tanto, el envejecimiento prematuro de la piel y los órganos. No se trata de hacer cambios drásticos, sino de integrar pequeños ajustes en tu dieta diaria que pueden tener un gran impacto. Desde añadir una taza de té verde o un puñado de arándanos, hasta usar cúrcuma y canela en tus recetas, tienes múltiples opciones a tu alcance para reducir la formación de AGE y proteger tu salud.

Hierbas y especias antiinflamatorias

Si pensabas que para combatir la inflamación y la glicación solo necesitabas frutas, verduras y grasas saludables, ¡te falta conocer a unos auténticos guerreros en la lucha contra el envejecimiento! Las hierbas y especias, además de aportar un extra de sabor a tus platos, contienen compuestos bioactivos que pueden ayudarte a mantener tu cuerpo libre de inflamación crónica y reducir la formación de AGE.

Hablemos con más profundidad de estas potentes especias y hierbas que puedes añadir a tus comidas diarias para convertirlas en un verdadero arsenal contra el envejecimiento.

Cúrcuma: la reina de las especias antiinflamatorias

La cúrcuma es una de las estrellas cuando hablamos de especias con propiedades antiinflamatorias y antiglicación. Su compuesto activo, la curcumina, es un poderoso antiinflamatorio natural que ha demostrado su eficacia en reducir los mediadores de inflamación crónica, como las citocinas proinflamatorias. Además, la curcumina es capaz de bloquear la formación de AGE, que endurecen las proteínas y aceleran el envejecimiento de la piel.

Puedes utilizar cúrcuma para dar sabor o color a tus comidas, pero si no estás acostumbrado a usarla, ¡no te preocupes! Puedes empezar añadiendo una cucharadita a tus sopas, guisos o batidos. También es fantástica en un té dorado o cúrcuma *latte* con leche vegetal. Recuerda que la curcumina se absorbe bastante mal, y por eso su mejor amigo es la pimienta negra, ya que mejora su absorción, haciéndola más efectiva.

Jengibre: el aliado para reducir la inflamación

El jengibre es una especia que ha sido venerada durante siglos por sus propiedades medicinales. Sus compuestos activos, como el gingerol, tienen efectos antiinflamatorios y antioxidantes, y ayudan a reducir la inflamación crónica, que es precursora del envejecimiento y diversas enfermedades. Además, el jengibre contribuye a reducir el daño oxidativo en las células, limitando la formación de AGE y protegiendo el colágeno de tu piel.

Si nunca has usado jengibre en tu cocina, prueba añadiendo unas rodajas frescas a tus tés o infusiones. También puedes rallarlo y mezclarlo en salteados o ensaladas, y para los paladares más aventureros, en batidos de frutas. Además de darle un toque picante, ¡es un impulso saludable para tu cuerpo!

Canela: dulce y poderosa contra la glicación

Aparte de su delicioso sabor, la canela es una campeona a la hora de ayudar a regular los niveles de azúcar en sangre. Sabemos que los picos de glucosa promueven la glicación, y la canela ayuda a controlar esos picos tras las comidas, por lo que resulta una gran aliada para prevenir la formación de AGE. Además, es rica en antioxidantes que combaten la inflamación.

Puedes añadir una pizca de canela en polvo a tu café o té, o espolvorearla sobre tus cereales o yogures. Si te gusta hornear, intenta usar canela en tus recetas de postres con menos azúcar: ¡obtendrás dulzura y salud en un solo bocado!

Romero: antiinflamatorio y protector celular

El romero es una hierba aromática que aporta un sabor especial a tus platos. Contiene compuestos, como el ácido rosmarínico, que poseen propiedades antiinflamatorias y antioxidantes. Además, ayuda a proteger las células del estrés oxidativo, lo que significa que puede ayudar a frenar tanto la inflamación como la formación de AGE.

Usa romero fresco o seco para sazonar carnes, patatas asadas o verduras al horno. También puedes preparar una infusión de romero para aprovechar sus beneficios antioxidantes de forma simple y natural.

Ajo: un básico antiinflamatorio

El ajo es otro clásico en la cocina que aporta muchísimo más que sabor. Su compuesto activo, la alicina, tiene potentes efectos antiinflamatorios y antioxidantes que ayudan a reducir la inflamación crónica en el cuerpo. Además, se ha demostrado que mejora la circulación y protege el corazón, que también se ven afectados por la glicación y la inflamación crónica.

Asegúrate de usar ajo fresco en tus guisos, salsas y ensaladas. Si lo aplastas o lo cortas antes de usarlo, activas la alicina y obtienes aún más beneficios antiinflamatorios.

Pimienta negra: potenciador de otros antioxidantes

La pimienta negra es un conocido básico de cocina que, además, juega un papel especial en la dieta antiinflamatoria. Contiene piperina, que tiene propiedades antiinflamatorias y antioxidantes. La piperina mejora la absorción de otros compuestos como la curcumina, lo que convierte a la pimienta en un potenciador de las otras especias y hierbas que consumimos.

Espolvorea pimienta negra recién molida sobre prácticamente cualquier plato, desde ensaladas hasta guisos. No solo mejorará el sabor, sino que también potenciará los beneficios de las otras especias que utilices.

> Las hierbas y especias son mucho más que simples condimentos en la cocina: son verdaderos aliados en la lucha contra la inflamación y la glicación. Incorporarlas en tu día a día es una manera sencilla y deliciosa de mejorar tu salud sin apenas darte cuenta. Como digo continuamente, no es necesario hacer cambios radicales, basta con añadir pequeños toques a tus platos que, con el tiempo, marcan una importante diferencia.

Desde la cúrcuma y el jengibre, que combaten directamente la inflamación, hasta la canela y el ajo, que ayudan a regular los niveles de azúcar y proteger las células, tienes a tu disposición un abanico de opciones que puedes integrar en tus comidas diarias. Así que, la próxima vez que prepares la cena, no olvides añadir una pizca de estas poderosas especias. ¡Tu piel y tu cuerpo te lo agradecerán!

Métodos de cocinado para minimizar la formación de AGE

Hemos hablado mucho sobre comida, pero hay un aspecto que aún no hemos explorado a fondo: cómo cocinar esos alimentos. Aunque elegir ingredientes saludables es crucial, el método de cocción que uses influye en gran medida en cómo esos alimentos afectan a tu salud. Ciertos métodos de cocina pueden generar AGE, esos compuestos que aceleran el envejecimiento y la inflamación.

Sí, lo que pasa en la cocina no se queda solo en el sabor. Dependiendo de cómo prepares tus alimentos, puedes estar fomentando o frenando la formación de AGE. ¡No te preocupes! No necesitas ser un chef para aplicar métodos de cocción saludables que protejan tu piel y tu cuerpo. Vamos a descubrir cómo hacerlo de manera fácil y efectiva.

Cuando cocinamos a temperaturas muy altas o utilizamos métodos como freír, asar o tostar, estamos favoreciendo la formación de AGE en los alimentos. Estos métodos hacen que las proteínas y los azúcares reaccionen más fácilmente entre sí. Cuanto mayor sea el calor y más seco el entorno de cocción, más AGE se formarán. Piensa en una rebanada de pan que

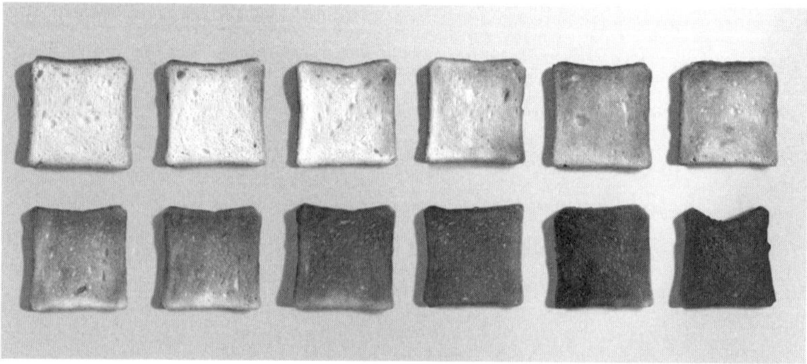

Cuando los alimentos se exponen a temperaturas elevadas, ocurre un complejo cambio químico conocido como la reacción de Maillard.

se convierte en una tostada crujiente. Ese dorado que vemos (y que tanto nos gusta) es el resultado de un proceso llamado reacción de Maillard, que produce muchos AGE. Aunque ese sabor tostado sea tentador, lo que ocurre a nivel molecular no es nada positivo para tu piel ni para tus arterias.

Afortunadamente, hay muchas formas de cocinar que reducen la formación de AGE y te permiten disfrutar de tus alimentos favoritos sin comprometer tu salud. Aquí te explico algunos de los mejores métodos de cocción que puedes utilizar en tu alimentación diaria:

Cocción al vapor

Es una de las mejores formas de cocinar si tu objetivo es mantener bajos los niveles de AGE en tus comidas. Utiliza calor húmedo a una temperatura relativamente baja, lo que evita que los alimentos se doren o se quemen. Además, cocinar al vapor conserva muchos de los nutrientes esenciales de los alimentos, como las vitaminas y los antioxidantes, que se pierden con otros métodos de cocción.

Prepara una cena ligera al vapor con verduras como brócoli, zanahorias o espárragos, junto con un filete de pescado o de pollo. Tendrás una comida sabrosa, saludable y baja en AGE.

Hervir o guisar

Cocinar los alimentos en agua, ya sea hirviendo o guisando, es otro método que genera pocos AGE. Puedes pensar que hervir es aburrido, pero te aseguro que hay formas deliciosas de hacer tus platos más interesantes sin comprometer la salud.

Una sopa de lentejas o un guiso de verduras no solo son reconfortantes e ideales cuando llega el frío, sino que, al cocinar a baja temperatura en un medio húmedo, se minimiza la formación de AGE. Si te gusta el pollo, pruébalo hervido en un caldo con especias como la cúrcuma, que añade sabor y propiedades antiinflamatorias.

Cocción a baja temperatura

Cuando hablamos de baja temperatura, nos referimos a métodos como la cocción lenta o el *sous-vide,* donde los alimentos se cocinan durante más tiempo, pero a temperaturas más suaves. Este tipo de cocción evita los picos de calor que fomentan la creación de AGE.

Si tienes una olla de cocción lenta, puedes preparar un delicioso guiso de carne magra con verduras, cocinándolo durante varias horas a baja temperatura. El resultado es una carne tierna, jugosa y sin la formación excesiva de AGE.

Marinar los alimentos

Otra técnica que puede reducir la formación de AGE es marinar los alimentos antes de cocinarlos. Marinados a base de ácidos, como jugo de limón o vinagre, pueden ayudar a disminuir los AGE que se forman durante la cocción. Además, si agregas hierbas y especias como romero, ajo o cúrcuma, no solo mejora el sabor, sino que también añade compuestos antioxidantes que te ayudan a combatir el envejecimiento.

Prueba a marinar un trozo de pollo o pescado en una mezcla de limón y ajo antes de cocinarlo. Añadirás un sabor fresco y delicioso al tiempo que reducirás la formación de AGE en la parrilla o la sartén.

MÉTODOS QUE SE DEBEN EVITAR O USAR CON MODERACIÓN

También es útil recordar qué métodos deberíamos usar con moderación:

Freír

Freír es uno de los métodos que más fomenta la formación de AGE, debido a la alta temperatura y a la cantidad de grasa utilizada. Consumir de vez en cuando un alimento frito no es un problema, pero si es el método de cocción habitual de tu dieta, estarás contribuyendo a aumentar los niveles de glicación en tu cuerpo.

Si te encantan las patatas fritas, en lugar de freírlas, prueba a cocinarlas al horno, cortadas en rodajas y con un toque de aceite de oliva.

Asar a la parrilla o a la brasa

El asado aporta un sabor delicioso y único a los alimentos, pero es un método que genera una gran cantidad de AGE, debido al calor seco y elevado. Esa capa dorada o crujiente que obtenemos al asar o cocinar a la parrilla es el resultado directo de la glicación. Si te gusta hacer parrilladas, considera asar los alimentos a temperaturas más bajas y durante menos tiempo, o bien utiliza un marinado previo para reducir los efectos nocivos.

Tu cocina puede ser tu mejor aliada o tu peor enemiga cuando se trata de combatir la glicación y la inflamación. Se trata de encontrar un equilibrio saludable entre rico y sano. Da prioridad a métodos como el vapor, hervir o cocinar a baja temperatura, y reserva las frituras y los asados a altas temperaturas para momentos puntuales. Así, controlarás la cantidad de AGE que introduces en tu cuerpo. Recuerda que introducir cambios, como marinar los alimentos antes de cocinarlos, puede ser clave para reducir la formación de estos compuestos dañinos. Con un poco de planificación, puedes disfrutar de comidas deliciosas mientras mantienes tu piel y tu cuerpo protegidos del envejecimiento acelerado.

Alimentos que provocan inflamación y glicación

Ha llegado el momento de enfocarnos en los «villanos» de la historia: esos alimentos que pueden hacer que tu piel y todo tu cuerpo envejezcan más rápido de lo que te gustaría. Sí, me refiero a los alimentos que promueven tanto la inflamación crónica como la formación de AGE.

No hablo de eliminar todo lo que te gusta de tu vida para siempre, sino de conocer los efectos de ciertos alimentos y entender que moderar su consumo y buscar alternativas más saludables va a aportarte muchos beneficios.

A continuación, vamos a repasar qué alimentos deberías limitar para mantener tu cuerpo en su mejor forma durante más tiempo.

Azúcares refinados y carbohidratos simples

Ya hablamos en capítulos anteriores del papel crucial que desempeña el azúcar refinado en la glicación. Recordemos: cuando consumes azúcar en exceso, este se adhiere a las proteínas en tu cuerpo, formando los famosos productos finales de glicación avanzada (AGE) que tanto daño hacen a la piel y a los órganos. Además, los picos de azúcar en sangre desencadenan una cascada de inflamación crónica, lo que acelera el proceso de envejecimiento. Los carbohidratos simples que encontramos en panes blancos, pasteles y otros productos ultraprocesados también tienen un efecto similar. Se descomponen rápidamente en glucosa en tu cuerpo, lo que aumenta los niveles de azúcar y genera AGE.

Cambiar el pan blanco por pan integral y los refrescos azucarados por agua con rodajas de limón u otras frutas son pequeños pasos con un impacto enorme en tu salud a largo plazo. Si te encanta el dulce, opta por frutas frescas como las bayas, que están llenas de antioxidantes y no desencadenan el mismo nivel de glicación que el azúcar refinado.

Grasas trans y alimentos ultraprocesados

Las grasas trans son otro de los villanos en el fomento de la inflamación. Estas grasas, habituales en alimentos ultraprocesados, productos de pastelería industrial y comidas rápidas, no solo aumentan los niveles de colesterol malo (LDL), sino que también generan inflamación crónica. Inflamación que, como ya sabemos, facilita la formación de AGE, lo que crea un círculo vicioso. Además, estos alimentos ultraprocesados suelen contener una combinación letal para tu salud: azúcar, sal y grasas saturadas.

Si te gusta comer *snacks,* en lugar de elegir unas patatas fritas o galletas industriales, prueba con opciones como nueces o semillas. Además de ser deliciosas, contienen grasas saludables que ayudan a combatir la inflamación en lugar de fomentarla.

Carnes procesadas

Las carnes procesadas, como salchichas, beicon y embutidos, no son los mejores amigos de la salud. Suelen estar repletas de conservantes y otros aditivos que promueven la inflamación. Si además las cocinamos a altas temperaturas (como cuando las freímos o las asamos), se forman grandes cantidades de AGE que van a dañar tanto la piel como los órganos internos.

Las carnes rojas también pueden generar AGE en niveles elevados cuando se cocinan al *grill* o se fríen. No es necesario eliminar completamente las carnes rojas o procesadas de tu dieta, lo importante es cómo las cocinas y con qué frecuencia las consumes.

En lugar de comer beicon o salchichas en el desayuno, prueba alternativas como un huevo cocido o un bol de avena con frutas. Si quieres incluir carne, intenta elegir opciones más magras y cocinarlas lentamente al horno o al vapor.

Alimentos fritos y alimentos cocinados a altas temperaturas

Ya hemos hablado de cómo métodos de cocción como freír o asar a la parrilla aumentan la formación de AGE. Cuando cocinamos alimentos a temperaturas muy altas, sobre todo si es con poca o ninguna agua, los azúcares y grasas reaccionan más y forman rápidamente esos compuestos que tanto queremos evitar.

Las frituras también suelen estar cargadas de aceites poco saludables, lo que no solo promueve la glicación, sino también la inflamación. Al freír alimentos en aceites que contienen grasas trans, como el aceite vegetal hidrogenado, estamos alimentando la inflamación crónica y dañando nuestras células. En lugar de freír las patatas o las verduras, intenta hornearlas o cocinarlas al vapor. Si te gusta el pollo frito, prueba a hacerlo al horno con un toque de especias. Obtendrás el mismo sabor crujiente, pero sin los efectos nocivos de la fritura.

Bebidas azucaradas y alcohol

Las bebidas azucaradas son uno de los mayores responsables del aumento de la glicación y la inflamación en el cuerpo. Los refrescos, los jugos industriales y las bebidas deportivas contienen grandes cantidades de azúcar añadido, lo que dispara los niveles de glucosa y acelera la formación de AGE.

El alcohol también tiene su papel en el fomento de la inflamación, sobre todo cuando se consume en exceso. Su consumo deshidrata y aumenta el estrés oxidativo en el cuerpo, daña las células y contribuye a la inflamación crónica. Además, muchas bebidas alcohólicas contienen también azúcar añadido, lo que agrava aún más el problema. Cambia los refrescos y zumos azucarados por agua con gas o infusiones. Si te gusta el vino o la cerveza, intenta limitar el consumo a pequeñas cantidades y elige opciones con menos contenido de azúcar.

> Evitar o reducir ciertos alimentos que promueven la inflamación y la glicación es clave para mantener una piel radiante y un cuerpo saludable. Es fundamental ser consciente de lo que comes y de cómo lo cocinas para mejorar tu bienestar a largo plazo. Pequeños cambios, como optar por versiones integrales de carbohidratos, evitar las frituras y reducir el consumo de azúcar refinado, son decisiones que puedes implementar sin grandes sacrificios y mejoran tu salud desde dentro hacia fuera, ayudando a mantener a raya tanto la inflamación como la glicación.

Micronutrición: suplementos *proaging* para complementar la alimentación

En algunas ocasiones, incluso con la mejor alimentación, podemos necesitar una pequeña ayuda extra. Es aquí donde entran en juego los suplementos nutricionales o complementos alimenticios. Bien elegidos y utilizados, son un aliado perfecto para complementar tu dieta y ayudarte a mantener tu piel y tu cuerpo en el mejor estado posible. Antes de que te lances a comprar cualquier suplemento, quiero dejar claro que no son sustitutos mágicos de una buena alimentación. De hecho, la mejor manera de obtener nutrientes siempre será a través de los alimentos frescos. Sin embargo, en algunos casos, los suplementos pueden ser útiles para asegurarte de que estás recibiendo todos los micronutrientes que tu piel y tu cuerpo necesitan para envejecer de manera saludable.

Este es un tema que creo que merece su propio espacio para tratar con la profundidad adecuada qué suplementos pueden ayudarte a mantener un envejecimiento saludable y cómo incorporarlos de manera efectiva en tu rutina. Si te interesa conocer más sobre cómo potenciar tu alimentación con suplementos y cuáles son los más recomendados para combatir la inflamación y la glicación, lee con atención el capítulo dedicado a la micronutrición *proaging*. En él, profundizaremos en todo lo que necesitas saber para aportar ese empujón extra a tu salud y a tu piel.

La dieta mediterránea: ¿antiinflamatoria y *proaging*?

La dieta mediterránea lleva años siendo considerada una de las dietas más saludables del mundo. Y no solo porque sea deliciosa o porque se disfrute al aire libre bajo el sol mediterráneo, sino por los enormes beneficios que tiene para la

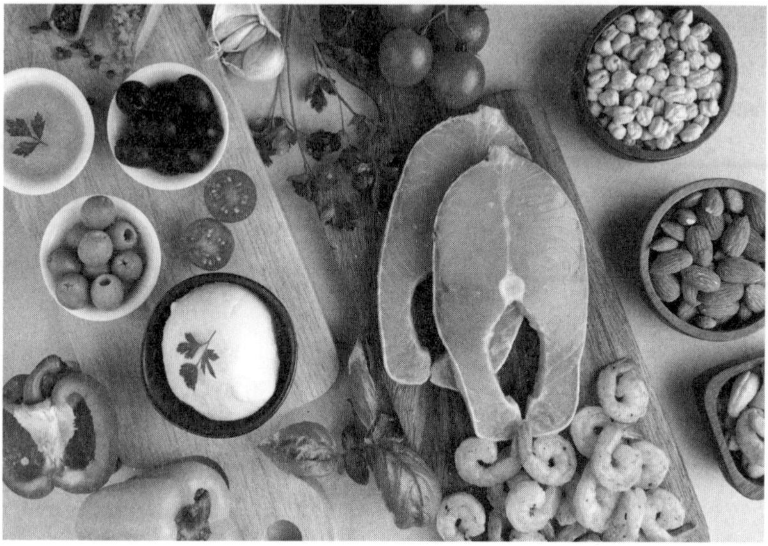

La dieta mediterránea, basada en frutas, verduras, legumbres, pescado, aceite de oliva y frutos secos, promueve la salud cardiovascular, reduce la inflamación y mejora la longevidad. Su equilibrio de nutrientes y antioxidantes la convierte en una de las opciones más saludables para el bienestar general.

salud. Desde la reducción del riesgo de enfermedades cardíacas hasta la longevidad, muchos estudios científicos la respaldan. Pero ¿es también una dieta adecuada para combatir la inflamación crónica y la glicación? ¿Podemos llamarla una dieta *proaging*?

La dieta mediterránea, originaria de países como Grecia, Italia o España, no solo es un patrón alimenticio, sino que es una forma de vida. Su esencia está en su base de alimentos frescos, naturales y mínimamente procesados. No hay lugar para las comidas ultraprocesadas, y eso es ya un gran punto a favor en la batalla contra la inflamación y el envejecimiento.

Los pilares básicos de esta dieta incluyen:

- Aceite de oliva virgen extra (AOVE): la estrella indiscutible. Rico en grasas saludables y antioxidantes, como los polifenoles, el aceite de oliva no solo aporta sabor, sino que también es un antiinflamatorio natural.

- Frutas y verduras frescas: cargadas de antioxidantes, vitaminas y fibra, estos alimentos son la base de la dieta mediterránea. Ayudan a neutralizar los radicales libres que provocan el envejecimiento.
- Pescados y mariscos: en lugar de depender de las carnes rojas, la dieta mediterránea pone énfasis en el consumo de pescado, especialmente los pescados grasos, ricos en omega-3.
- Cereales integrales: se favorecen los cereales no refinados, como el pan y la pasta integrales, que ayudan a evitar los picos de azúcar en sangre y, con ello, la glicación.
- Legumbres, frutos secos y semillas: son fuentes de proteínas vegetales, fibra y grasas saludables.

El poder antiinflamatorio de la dieta mediterránea está bien documentado en la literatura científica. Los ácidos grasos monoinsaturados presentes en el aceite de oliva virgen extra y los omega-3 de los pescados grasos tienen un efecto directo sobre los procesos inflamatorios en el cuerpo. ¿Qué hace tan especial al aceite de oliva? Los polifenoles del AOVE actúan como antioxidantes que ayudan a reducir la inflamación y el daño oxidativo. Ya hemos hablado antes de cómo la inflamación crónica (el famoso *inflamaging*) acelera el envejecimiento, y este aceite ayuda a frenar ese proceso. Además, los omega-3, presentes en pescados como el salmón o las sardinas, son potentes antiinflamatorios que bloquean las citoquinas inflamatorias.

Espero que habitualmente cocines con AOVE. Si no es así, empieza a hacerlo. Añadir un chorrito de este aceite a tus ensaladas o verduras al vapor no solo las hará más sabrosas, sino que también reducirás la inflamación en tu cuerpo, lo que beneficiará a tu piel y tus órganos. Y lo mejor: la dieta mediterránea se adapta a la cocina tradicional, la de nuestras abuelas. No hace falta buscar alimentos o platos exóticos —aunque puedes hacerlo si te gusta—. Seguro que, en tu casa, sobre todo en Semana Santa, habéis comido alguna vez un buen potaje de garbanzos con bacalao y espinacas, ¿verdad? Pues este plato delicioso y sencillo es una magnífica opción antiinflamatoria y *proaging,* siempre que lo preparemos sin abusar de la sal y evitando los procesados.

A continuación, te dejo la receta del potaje de garbanzos con bacalao y espinacas para cuatro personas.

Ingredientes

- 300 g de garbanzos secos (o dos botes de garbanzos cocidos)
- 250 g de bacalao desalado (puede ser en migas o trozos)
- 200 g de espinacas frescas (o 150 g de espinacas congeladas)
- Cuatro dientes de ajo
- Una cebolla
- Un pimiento verde (opcional)
- Una hoja de laurel
- Una cucharadita de pimienta negra molida
- Una cucharadita de pimentón dulce
- Tres cucharadas de AOVE
- Sal al gusto (ajusta según el punto de sal del bacalao)

Instrucciones

1. Si usas garbanzos secos, déjalos en remojo la noche anterior (mínimo ocho horas). Si utilizas garbanzos cocidos de bote, escúrrelos y enjuágalos bien.

2. Si los garbanzos son secos, ponlos a cocer en agua con una hoja de laurel durante 1-1,5 horas en una olla normal o 20-25 minutos en una olla a presión. Si son de bote, resérvalos para más adelante.

3. En una sartén grande o cazuela, añade el aceite de oliva y sofríe los ajos picados junto con la cebolla finamente picada. Cuando la cebolla esté transparente, agrega el pimiento verde, si lo estás usando, y sofríe unos minutos más.

4. Incorpora el pimentón dulce y la pimienta negra, y remueve rápidamente para que no se queme. Si se seca demasiado el sofrito, agrega un poco de caldo de cocción de los garbanzos o agua.

5. Añade los garbanzos cocidos al sofrito y mezcla bien. Deja que se cocinen a fuego lento durante unos 5-10 minutos para que absorban el sabor del sofrito.

6. Añade el bacalao desalado (en trozos o migas) a la cazuela con los garbanzos. Deja que se cocine durante unos 5-10 minutos a fuego lento.

7. Incorpora las espinacas frescas o descongeladas, removiendo bien para que se integren con los garbanzos y el bacalao. Cocina todo junto hasta que las espinacas estén bien reducidas (unos cinco minutos).

8. Prueba y ajusta el punto de sal, si es necesario, recordando que el bacalao puede añadir salinidad al plato.

9. Sirve el potaje caliente y espolvorea un poco más de pimienta negra al gusto.

Propiedades

1. Garbanzos: son ricos en fibra y proteínas vegetales, lo que los hace un gran aliado para mantener la salud intestinal, un aspecto clave en la reducción de la inflamación. Además, contienen minerales como el zinc y antioxidantes que apoyan el sistema inmunitario.

2. Bacalao: al ser un pescado blanco, es una excelente fuente de proteínas magras y también aporta ácidos grasos omega-3, aunque en menor cantidad que los pescados azules. El consumo de pescado se asocia con la reducción de la inflamación, especialmente cuando se opta por opciones como el bacalao.

3. Espinacas: son una verdura de hoja verde rica en antioxidantes como la vitamina C, la vitamina E y los betacarotenos, compuestos que ayudan a combatir el estrés oxidativo y la inflamación en el cuerpo.

4. Hierbas aromáticas: si utilizas para el sofrito, como hacemos en mi casa, unos dientes de ajo, laurel, pimentón y pimienta negra, aportaremos aún más beneficios a la combinación de ingredientes.

5. Los minerales presentes en este plato, como el magnesio y el potasio, contribuyen a la regulación de los procesos inflamatorios.

6. AOVE: nuestro «oro líquido» no solo es un excelente aliado para realzar el sabor del potaje, sino que, gracias a su contenido en ácido oleico, vitamina E y polifenoles como el oleocantal y el hidroxitirosol, también ayuda a combatir la inflamación, proteger las células del envejecimiento prematuro y mejorar la salud cardiovascular y cerebral.

La dieta mediterránea como dieta *proaging*

El envejecimiento saludable no es solo vivir más años, sino vivirlos con calidad. Según estudios poblacionales, las personas que siguen una dieta mediterránea no solo viven más tiempo, sino que también presentan una menor incidencia de enfermedades crónicas relacionadas con la edad, como enfermedades cardíacas, diabetes tipo 2 y Alzheimer.

Pero ¿qué hay de su impacto en el envejecimiento de la piel? La dieta mediterránea es rica en antioxidantes como la vitamina C, los polifenoles y el resveratrol, que combaten los radicales libres. Estos antioxidantes ayudan a proteger el colágeno y la elastina, manteniendo la firmeza y elasticidad de la piel. Además, su bajo contenido en azúcares refinados contribuye a reducir la glicación.

Incorpora una ensalada mediterránea en tu día a día, llena de tomates frescos, pepino, pimientos y una buena porción de aceitunas. Acompáñala con queso feta y un chorrito de aceite de oliva. Esta combinación no solo es deliciosa, sino que también te aporta antioxidantes y grasas saludables que protegen tu piel desde el interior.

Aunque la dieta mediterránea tradicional es ideal, la versión moderna que muchos practican hoy en día no es tan saludable. El aumento del consumo de alimentos ultraprocesados, junto con el exceso de carbohidratos refinados, ha desvirtuado los principios básicos de esta dieta. Para que la dieta mediterránea funcione como una herramienta antiinflamatoria y *proaging,* es importante mantenernos fieles a sus raíces auténticas. Alerta ultraprocesados: el AOVE no es lo mismo que los aceites refinados ni que las margarinas con las que muchos cocinan hoy en día. El exceso de pan blanco y pasta refinada, que se asocian erróneamente con la dieta mediterránea, promueve picos de glucosa y, por lo tanto, aumenta la glicación.

Si te gusta la pasta, opta por la versión integral y acompáñala con una salsa casera a base de tomates frescos y hierbas. Disfrutarás de una comida deliciosa y, además, estarás protegiendo tu piel y tu salud al evitar el azúcar y los carbohidratos refinados.

Cómo potenciar los efectos *proaging* de la dieta mediterránea

Para obtener el máximo beneficio *proaging* de la dieta mediterránea, es fundamental centrarse en los alimentos naturales y minimizar aquellos que promueven la inflamación y la glicación.

- Prioriza los alimentos frescos y locales: elige frutas y verduras de temporada, y prepara tus propias comidas siempre que sea posible. Evita los alimentos envasados y ultraprocesados.
- Opta por pescados grasos al menos dos veces por semana: los ácidos grasos omega-3 del salmón, las sardinas y el atún ayudan a reducir la inflamación crónica.
- Limita los azúcares y carbohidratos refinados: opta por cereales integrales y utiliza la miel o el sirope de arce con moderación en lugar de azúcares refinados.
- Incorpora legumbres: las legumbres, como las lentejas y los garbanzos, son una excelente fuente de proteínas vegetales y fibra, perfectas para mantener tu piel y tu cuerpo en equilibrio.

> La dieta mediterránea es una opción deliciosa y una herramienta poderosa en la lucha contra la inflamación crónica y la glicación. Sus grasas saludables, antioxidantes y alimentos frescos la convierten en una de las dietas más adecuadas para envejecer de manera saludable, tanto por dentro como por fuera. Al adherirte a los principios tradicionales de esta dieta, puedes ayudar a frenar el envejecimiento, proteger tu piel y mejorar tu salud a largo plazo.

Adaptar la dieta antiinflamatoria a tus necesidades

Cada persona es única, y para maximizar los beneficios de cualquier dieta, es fundamental adaptarla a las necesidades individuales. Factores como el estado de salud, la genética y el estilo de vida pueden influir en cómo tu cuerpo responde a ciertos alimentos. No todas las personas responden igual a los alimentos, y tu estado de salud puede requerir ciertas modificaciones. La dieta antiinflamatoria puede ser la base, pero ajustarla según las necesidades específicas de tu cuerpo hará que sea aún más efectiva.

Diabetes: control de la glicación y la inflamación

Si tienes diabetes, la dieta mediterránea y antiinflamatoria en general es una excelente opción, ya que se basa en alimentos de bajo índice glucémico que ayudan a estabilizar los niveles de azúcar en sangre. En este caso, los carbohidratos refinados deben ser reemplazados por cereales integrales y legumbres para evitar los picos de glucosa que agravan tanto la glicación como la inflamación.

Para una persona con diabetes, un desayuno podría consistir en avena integral con nueces y un toque de canela: un plato bajo en azúcar que aporta grasas saludables y fibra, lo que ayuda a controlar el azúcar en sangre.

Enfermedades autoinmunes: apoyando al sistema inmunitario

Las personas con enfermedades autoinmunes, como la artritis reumatoide o el lupus, deben prestar aún más atención a los alimentos que promueven o reducen la inflamación. La dieta antiinflamatoria puede incluir más alimentos ricos en omega-3 (pescados grasos, nueces, semillas de lino), que son especialmente útiles para reducir la inflamación crónica asociada con estas enfermedades.

Para alguien con artritis reumatoide, una cena rica en salmón a la parrilla, acompañada de una ensalada de aguacate y aceite de oliva, no solo ayudará a reducir la inflamación en las articulaciones, sino que también aportará antioxidantes y grasas saludables.

Estilo de vida y necesidades individuales

Tu estilo de vida debe guiar cómo adaptas la dieta antiinflamatoria. Si eres una persona activa, tus necesidades energéticas serán mayores, por lo que podrías necesitar más proteínas y grasas saludables para sostener tu nivel de actividad. En cambio, si llevas una vida más sedentaria, ajustar las porciones y centrarte en alimentos más ricos en fibra puede ser más adecuado. Para quienes trabajan muchas horas o tienen un estilo de vida muy agitado, la planificación de las comidas es esencial para evitar caer en la trampa de los ultraprocesados. Optar por comidas sencillas y preparadas con antelación puede ser la solución para mantener una dieta antiinflamatoria sin complicaciones.

Si tienes una agenda apretada, preparar una gran ensalada de garbanzos con vegetales frescos y guardarla en la nevera te permitirá tener un almuerzo rápido y saludable listo en cinco minutos. Solo necesitas añadir un chorrito de aceite de oliva y un poco de limón antes de comer.

La alimentación personalizada se basa en escuchar a tu cuerpo y ajustarte a lo que necesita. Aunque los principios generales de la dieta antiinflamatoria son sólidos, cada persona tiene necesidades diferentes que deben tenerse en cuenta.

El impacto a largo plazo de una dieta antiinflamatoria

A lo largo de este capítulo, hemos visto cómo una dieta antiinflamatoria puede ayudarte a combatir la inflamación crónica, la glicación y, en general, a mantenerte joven por más tiempo. Pero ¿qué significa realmente seguir este tipo de alimentación a largo plazo? El punto crucial es que no solo estarás mejorando tu piel o tu apariencia física, sino también tu salud en general y tu calidad de vida.

Beneficios duraderos: más allá de la piel

Seguir una dieta antiinflamatoria durante años no solo te ayudará a prevenir enfermedades crónicas relacionadas con la inflamación, como la diabetes tipo 2 o enfermedades cardíacas, sino que también puede mejorar tu bienestar diario. La inflamación crónica está relacionada con problemas digestivos, bajos niveles de energía y deterioro cognitivo, por lo que, al controlarla, estarás invirtiendo en tu salud física y mental a largo plazo. La dieta mediterránea es un ejemplo perfecto de cómo una alimentación equilibrada, basada en alimentos frescos y saludables, puede ofrecer beneficios duraderos. No es solo una dieta de «moda», es un estilo de vida que ha demostrado mejorar la longevidad y la calidad de vida, según numerosas investigaciones científicas.

Imagina que, en lugar de sufrir dolores articulares o problemas digestivos, puedes tener más energía, sentirte mejor y mantener una piel luminosa durante más tiempo. Eso es lo que una dieta antiinflamatoria puede hacer por ti a largo plazo.

Mantener la motivación: cómo no perder el rumbo

Mantener una alimentación saludable no siempre es fácil, especialmente cuando la vida se complica. Por eso, es importante encontrar herramientas que te ayuden a mantener el rumbo y seguir disfrutando de los beneficios de una dieta antiinflamatoria. Aquí te doy algunas sugerencias:

- Lleva un diario de alimentos: anotar lo que comes y cómo te sientes te ayudará a identificar los alimentos que te benefician y aquellos que no. También te dará una visión clara de tu progreso a lo largo del tiempo.

- Comparte tu experiencia: hablar del tema con quienes también estén adoptando una alimentación antiinflamatoria puede ser una fuente de motivación constante y ayudarte a mantener el enfoque.

- Prueba nuevas recetas: no caigas en la rutina; experimenta con nuevas recetas saludables para no aburrirte y disfrutar más de tu alimentación. Explora nuevas formas de cocinar con hierbas, especias y alimentos frescos.

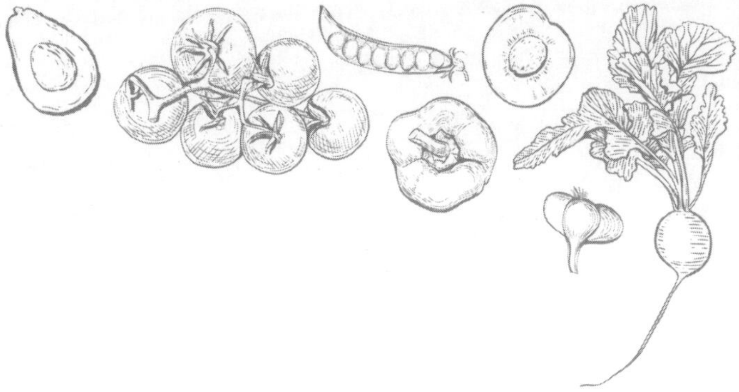

Capítulo 6

ALIMENTACIÓN ANTIINFLAMATORIA EN PATOLOGÍAS DE LA PIEL: ACNÉ, ROSÁCEA Y DERMATITIS

A estas alturas, seguro que ya tienes claro que la piel, ese órgano tan visible y protagonista de nuestra apariencia, es más que una simple barrera entre el interior y el exterior. Es una especie de escudo multifuncional, siempre trabajando para protegernos de bacterias, toxinas y agresiones externas. Pero ¿qué pasa cuando la piel está bajo ataque desde dentro? La inflamación crónica entra en juego y puede transformar la piel en un campo de batalla.

¿Qué es la inflamación crónica y cómo afecta a la piel?

Recuerda que tu sistema inmunitario es como un equipo de bomberos: cuando surge un pequeño incendio (una infección o una herida), acuden rápidamente, apagan el fuego y luego se retiran. Esa es la inflamación aguda, un proceso temporal y útil para curarnos. Pero, si los bomberos se quedan encendiendo mangueras todo el tiempo sin necesidad, estaríamos en problemas. Eso es, básicamente, lo que ocurre con la inflamación crónica: el cuerpo se mantiene en un estado de alarma constante, aunque no haya una amenaza real. Cuando esta inflamación persistente afecta a la piel, se convierte en una de las principales causas de problemas como el acné, la rosácea y las dermatitis. En lugar de actuar como una barrera protectora y saludable, la piel se inflama, enrojece, se llena de granitos o sufre brotes que parecen no tener fin. En estos casos, el problema no radica en la piel en sí, esta solo refleja o hace visible lo que está ocurriendo por dentro.

Te lo explico con un ejemplo sencillo: imagina que tu piel es como una casa. Si la estructura interna de la casa está debilitada (inflamación), es más probable que las ventanas se rompan, que las paredes se agrieten y que todo se deteriore más rápido. La inflamación interna afecta el sistema inmunitario de la piel y la deja más vulnerable a las agresiones externas, como las bacterias, los cambios hormonales o incluso los alimentos. Lo que comemos puede encender o apagar el «fuego»

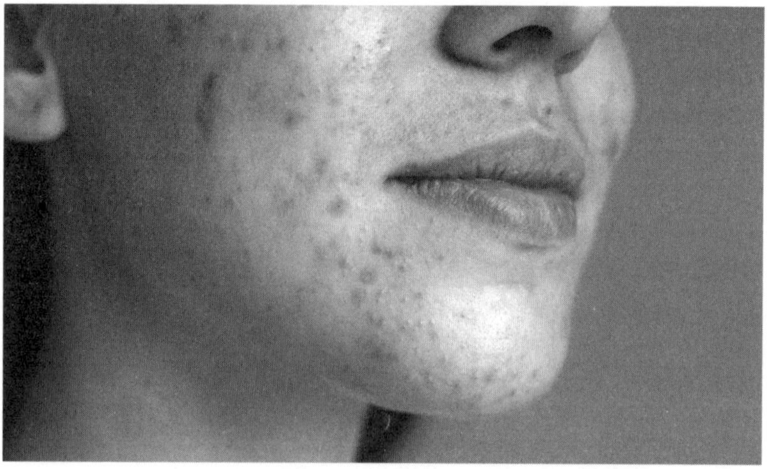

Primer plano de piel con brotes de acné, ocasionados por la obstrucción de los folículos pilosos por exceso de grasas o células muertas.

de la inflamación en nuestra piel. Y cuando hablo de «comida inflamatoria», me refiero a esos alimentos que ya hemos visto que hacen que nuestro sistema inmunitario se ponga en alerta roja, como los azúcares refinados, las grasas saturadas y los productos ultraprocesados. Son como gasolina para el fuego inflamatorio en el cuerpo.

¿Cómo se manifiesta la inflamación crónica en la piel? Hay tres casos fundamentales:

1. Acné: una tormenta perfecta que combina exceso de sebo (grasa en la piel), bacterias y poros obstruidos, todo alimentado por la inflamación. El acné es como una pequeña explosión en cada poro y cuanta más inflamación hay en tu cuerpo, peor será la reacción.

2. Rosácea: ¿alguna vez has notado cómo tu piel se enrojece después de comer algo picante o beber una copa de vino? En las personas con rosácea, esos gatillos alimentarios pueden empeorar la inflamación, lo que provoca enrojecimiento facial, venitas dilatadas y brotes que parecen espinillas. En este caso, la inflamación afecta a los vasos sanguíneos de la piel.

3. Dermatitis: es un poco más compleja porque abarca varios tipos, como la dermatitis atópica o la dermatitis de contacto. Sin embargo, en esencia, también se trata de una respuesta inflamatoria descontrolada. La piel se irrita y se inflama como reacción a desencadenantes internos (como la alimentación o el estrés) o externos (como los alérgenos).

Acné

El acné es un compañero de viaje no deseado para muchos, y no solo se presenta en la adolescencia. Aunque los factores hormonales juegan un papel crucial, lo que comemos puede ser un gran desencadenante o un gran aliado en la lucha contra los granitos. Así que, si alguna vez te has preguntado por qué, después de un atracón de dulces, aparecen esos molestos brotes, te explicaré cómo la dieta puede estar detrás del problema (y también de la solución).

Relación entre el acné e inflamación

El acné no va solo de poros obstruidos y exceso de grasa en la piel. De hecho, la inflamación es una pieza clave en este rompecabezas. Imagina que los granitos son como pequeñas erupciones volcánicas, y la inflamación es el magma subterráneo. Cuando los niveles de inflamación en tu cuerpo aumentan debido a ciertos alimentos, el acné empeora. Es como si estuvieras alimentando al volcán.

Estudios recientes sugieren que ciertos alimentos proinflamatorios, como los productos ultraprocesados y el exceso de azúcares refinados, pueden agravar la inflamación en la piel y promover la aparición de brotes. Si la inflamación es persistente, el cuerpo reacciona mal, y esto se refleja en la piel.

El papel del azúcar y los carbohidratos refinados

Si alguna vez te has preguntado por qué, después de un fin de semana de excesos azucarados, tu cara parece un campo de batalla, te tengo noticias: el azúcar y los carbohidratos refinados no son amigos de tu piel, no le hacen nada bien. Cuando consumes estos alimentos (pasteles, refrescos, pan blanco, zumos azucarados…), el cuerpo produce más insulina para reducir los picos de glucosa en sangre.

El problema es que ese aumento de insulina puede estimular la producción de sebo en las glándulas sebáceas. El exceso de grasa, junto con poros obstruidos, es la fórmula perfecta para la proliferación de las bacterias responsables del acné. Además, ya sabes que el azúcar también favorece la glicación, lo que daña el colágeno y la elastina, causa envejecimiento prematuro y genera aún más inflamación, lo que empeora los brotes de acné.

Lácteos y su impacto en el acné

La relación entre lácteos y acné ha generado un intenso debate científico. La leche desnatada, en particular, parece ser menos favorable para una piel limpia. Los investigadores proponen que las hormonas presentes en los lácteos, como el factor de crecimiento similar a la insulina (IGF-1), podrían estimular una mayor producción de sebo, lo que intensifica la aparición de granos y acné.

Quiero aclarar que no todo el mundo debe evitar los lácteos. No, ni mucho menos. Pero, si te das cuenta de que, en tu

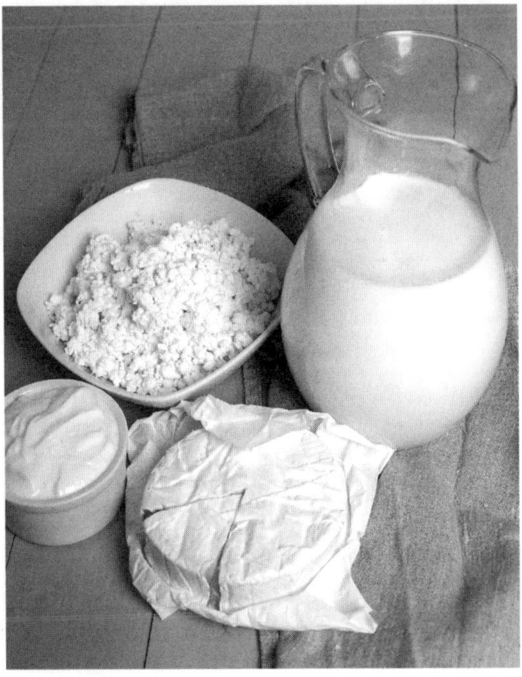

Los lácteos pueden empeorar las pieles acneicas.

caso concreto, tras consumir ciertos productos como la leche o los quesos, tienes más brotes, te aconsejo que pruebes a reducir su ingesta y observes si tu piel mejora.

Nutrientes antiacné: los verdaderos héroes

Ya sabemos que el azúcar y los lácteos pueden empeorar tu acné, pero ¿qué deberías comer para reducir los brotes? ¡Buenas noticias! Existen alimentos y nutrientes que son verdaderos héroes cuando se trata de combatir la inflamación y mejorar la salud de tu piel.

- Ácidos grasos omega-3: estos maravillosos ácidos grasos tienen propiedades antiinflamatorias que pueden reducir los brotes de acné. Incorporar más omega-3 en tu dieta es como darle un respiro a tu piel.

- Zinc: un mineral con un efecto protector en la piel, clave para la cicatrización de heridas. También tiene propiedades antiinflamatorias que pueden ser útiles para reducir los brotes. Lo encuentras en alimentos como las semillas de calabaza, los garbanzos y las ostras.

- Antioxidantes: nuestros queridos antioxidantes, como la vitamina C y la vitamina E, ayudan a combatir el estrés oxidativo en la piel, que empeora el acné. Las frutas cítricas, los frutos rojos y los vegetales de hojas verdes son ricos en antioxidantes y deben formar parte de tu dieta si buscas una piel más saludable.

La relación entre el acné y la dieta es clara: los alimentos proinflamatorios pueden empeorar los brotes, pero una dieta antiinflamatoria, rica en nutrientes como los omega-3, el zinc y los antioxidantes, puede suponer una gran mejoría. Cambiar lo que comes puede no ser una solución mágica, pero sí es un paso importante hacia una piel más sana y feliz.

Rosácea

La rosácea es una condición crónica que afecta principalmente al rostro, causando enrojecimiento, inflamación y, en algunos casos, lesiones que se confunden con el acné. Esta condición está profundamente ligada a la inflamación, y en personas con rosácea, ciertos factores dietéticos pueden actuar como desencadenantes que empeoran los síntomas.

Factores desencadenantes dietéticos en la rosácea

En personas con rosácea, ciertos alimentos y bebidas pueden desencadenar un aumento de los síntomas. Las bebidas alcohólicas, los alimentos picantes, las bebidas calientes y ciertos productos lácteos están entre los principales culpables. Pero ¿por qué? Estos alimentos y bebidas provocan un fenómeno llamado vasodilatación, es decir, ensanchan los vasos sanguíneos de la piel, lo que aumenta el enrojecimiento. Si tienes rosácea, habrás notado que después de un café caliente o un vaso de vino, tu cara se pone más roja de lo habitual. Esto ocurre porque los vasos sanguíneos en el rostro se dilatan, llevando más sangre a la superficie de la piel.

Imagina que tu piel es como un semáforo. Cuando tomas una bebida caliente o picante, se enciende la luz roja, indicando que los vasos sanguíneos se han dilatado. Si logras reducir la ingesta de estos alimentos «activadores», puedes mantener la luz en amarillo o incluso en verde.

Relación entre la microbiota y la rosácea

La microbiota intestinal tiene un impacto directo sobre la piel, y este vínculo es particularmente fuerte en personas con rosácea. De hecho, se ha observado que muchas personas con rosácea también presentan problemas digestivos e intestinales. Un desequilibrio en las bacterias intestinales, conocido como disbiosis, puede empeorar la inflamación tanto en el intestino como en la piel.

Una alimentación rica en probióticos (bacterias «buenas») y prebióticos (fibras que alimentan a esas bacterias) puede ayudar a mejorar la microbiota y, como resultado, a reducir la inflamación de la piel. Incluir en tu dieta alimentos como el yogur natural, el kéfir o el chucrut puede mejorar la salud intestinal y tener un impacto positivo en la rosácea. Al equilibrar las bacterias en el intestino, también estás ayudando a calmar la inflamación de tu piel.

Alimentos proinflamatorios que empeoran la rosácea

Además de los alimentos y bebidas vasodilatadoras, existen otros alimentos que pueden aumentar la inflamación en todo el cuerpo y empeorar los síntomas de la rosácea. Ya sabes cuáles son: alimentos ultraprocesados, grasas trans y azúcares refinados.

Estos alimentos proinflamatorios estimulan al cuerpo a producir más citoquinas, las moléculas que desencadenan la respuesta inflamatoria. Así que, si te has preguntado por qué, después de una comida rápida, sientes que tu piel está más enrojecida, es porque tu cuerpo está respondiendo con más inflamación de la necesaria. Evitar alimentos procesados y optar por opciones más naturales como frutas y verduras frescas, ayudará a que tu piel no se inflame tanto.

Nutrientes antiinflamatorios para la rosácea

Además de evitar alimentos problemáticos, también puedes incluir en tu dieta diaria algunos superhéroes antiinflamatorios para ayudar a calmar tu piel. Aquí te dejo algunos nutrientes clave que deberías incorporar si tienes rosácea:

- Ácidos grasos omega-3: ya sabes que son potentes antiinflamatorios y, por ello, pueden reducir los síntomas de la rosácea.

- Vitamina C: por sus propiedades antioxidantes, ayuda a fortalecer los vasos sanguíneos, lo que puede ayudar a reducir el enrojecimiento en las personas con rosácea.

- Quercetina: este flavonoide, presente en alimentos como las manzanas, las cebollas y el té verde, tiene propiedades antiinflamatorias y puede ayudar a calmar la piel afectada por la rosácea.

Recomendaciones para controlar la rosácea mediante la dieta

Aquí tienes algunas recomendaciones prácticas que te pueden ayudar:

- Reduce o elimina los desencadenantes: limita el consumo de alcohol, alimentos picantes y bebidas calientes. Si notas que tu piel reacciona mal a un determinado alimento, prueba a eliminarlo de tu dieta durante un tiempo y observa si los síntomas mejoran.

- Come más antiinflamatorios: incorpora alimentos ricos en omega-3, vitamina C y quercetina en tu dieta diaria. Esto no solo ayudará a tu piel, sino que también mejorará tu salud en general.

- Cuida tu intestino: introduce alimentos ricos en probióticos, como el yogur y el kéfir, y prebióticos, como el ajo y los espárragos, para mantener tu microbiota equilibrada y reducir la inflamación.

Controlar la rosácea a través de la alimentación no solo es posible, sino que puede ser un cambio transformador. Aprender a evitar los desencadenantes y, al mismo tiempo, agregar alimentos antiinflamatorios es una de las mejores maneras de manejar esta condición de forma natural.

Dermatitis

La dermatitis abarca varias condiciones que afectan la piel y la vuelven extremadamente sensible, propensa a la inflamación, el enrojecimiento y la picazón. En sus diversas formas —dermatitis atópica, dermatitis seborreica y dermatitis de contacto—, la inflamación es el denominador común. Aunque las causas pueden variar desde alergias hasta factores ambientales, lo que comemos también puede influir en la aparición y la gravedad de los síntomas.

Tipos de dermatitis y su relación con la inflamación

La dermatitis, en cualquiera de sus formas, es un claro ejemplo de cómo la piel reacciona ante la inflamación interna o externa. Cada tipo tiene sus particularidades, pero en todos los casos, la piel se ve comprometida, mostrando signos visibles de inflamación:

- Dermatitis atópica: suele aparecer en la infancia y está relacionada con una respuesta inmune hiperactiva que provoca inflamación crónica de la piel. Esta inflamación puede verse exacerbada por ciertos alimentos que actúan como alérgenos o que promueven la inflamación en el cuerpo.

- Dermatitis de contacto: una reacción inflamatoria a ciertos productos o sustancias que entran en contacto con la piel, como cosméticos o metales. Aunque la dieta no es la causa principal, un estado inflamatorio general puede empeorar la reacción cutánea que se produce.

- Dermatitis seborreica: suele afectar zonas de la piel con más glándulas sebáceas, como el cuero cabelludo y el rostro. Esta forma de dermatitis está ligada a un desequilibrio en la microbiota de la piel que genera una reacción inflamatoria. La dieta antiinflamatoria puede ayudar a reducir la respuesta inflamatoria y mantener la piel equilibrada.

Dieta y alergias alimentarias

Si sufres de dermatitis, es probable que ya te hayas encontrado buscando el culpable en lo que comes. Las alergias o sensibilidades alimentarias pueden desempeñar un papel importante en la aparición de brotes o en el empeoramiento de los síntomas. En personas con dermatitis atópica, las reacciones alérgicas a alimentos como el gluten, la soja, los lácteos o los frutos secos pueden actuar como desencadenantes de la inflamación.

Si después de comer ciertos alimentos notas que tu piel se enrojece o que comienza a picarte mucho, podrías estar experimentando una reacción alérgica leve. En estos casos, las dietas de exclusión —en las que eliminas un alimento sospechoso

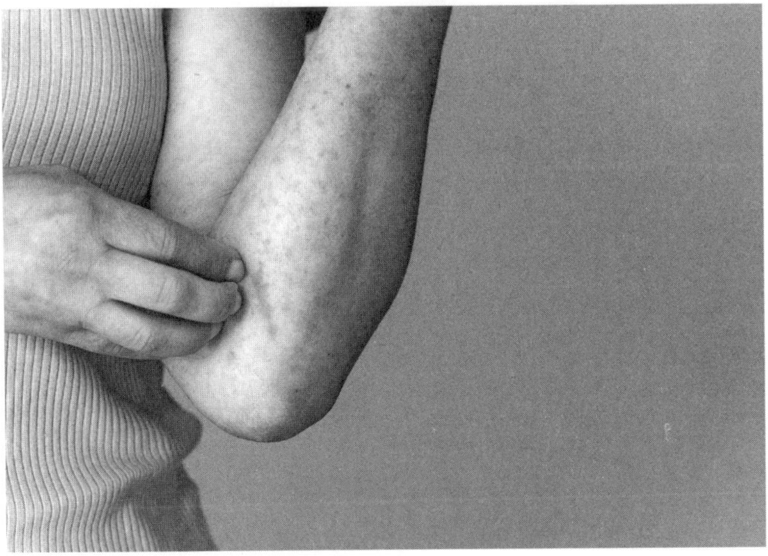

En la piel se manifiestan la mayoría de las reacciones alérgicas.

durante un tiempo para ver si mejora tu piel— pueden ser útiles para identificar qué te está produciendo la alergia. Si sospechas que los lácteos están empeorando tu dermatitis, prueba a eliminarlos durante unas semanas y observa si tu piel mejora. Puedes optar por alternativas vegetales, como bebidas de almendra o avena.

El rol de la microbiota intestinal en la dermatitis

La conexión entre el intestino y la piel es un tema que no podemos ignorar (y no lo haremos, pues vamos a dedicar un capítulo entero a hablar de esa comunidad de «bichitos» buenos que vive en y con nosotros). Un desequilibrio en la microbiota intestinal puede contribuir a la inflamación sistémica y empeorar las condiciones de la piel, incluidas las diferentes formas de dermatitis.

Una dieta rica en probióticos y prebióticos puede ayudar a restaurar el equilibrio intestinal, lo que, a su vez, reduce la inflamación en la piel. Esto es especialmente importante en personas con dermatitis atópica, ya que varios estudios han demostrado que la mejora en la salud intestinal puede disminuir los síntomas de esta condición.

Alimentos que promueven la barrera cutánea

Una de las principales funciones de la piel es actuar como barrera protectora contra el mundo exterior. En las personas que padecen dermatitis, esta barrera suele estar comprometida. Alimentos ricos en ácidos grasos esenciales y antioxidantes, como la vitamina E, pueden ayudar a fortalecer esta barrera, haciéndola más resistente a la inflamación y mejorando su capacidad de retener la humedad.

Si tienes dermatitis, una buena opción para el desayuno podría ser un batido de espinacas con aguacate y un puñado de nueces. Estarás incorporando grasas saludables y antioxidantes que ayudarán a tu piel desde dentro.

Consejos dietéticos para reducir la dermatitis

Algunas recomendaciones dietéticas prácticas para manejar la dermatitis a través de la alimentación son:

- Opta por alimentos antiinflamatorios: las frutas y las verduras frescas, los cereales integrales y los aceites saludables, como el de oliva virgen extra, deben ser la base de tu dieta para reducir la inflamación en la piel.

- Evita los ultraprocesados: los alimentos ricos en grasas trans, azúcares refinados y conservantes pueden aumentar la inflamación y empeorar los síntomas de la dermatitis.

- Hidratación desde dentro: beber suficiente agua es esencial para mantener la piel hidratada, pero también puedes consumir alimentos ricos en agua, como el pepino o la sandía, para ayudar a mantener la barrera cutánea en óptimas condiciones.

La dermatitis es una afección compleja, y la alimentación puede ser una gran aliada para controlarla. ¡Dales una oportunidad a los alimentos antiinflamatorios y observa cómo tu piel comienza a mejorar desde dentro!

Plan de alimentación antiinflamatoria general para la piel

La alimentación puede ser tanto el problema como la solución cuando se trata de nuestra piel. Aquí está la clave: puedes hacer ajustes en tu dieta diaria que reduzcan la inflamación general del cuerpo y, por tanto, mejoren la salud de tu piel.

Voy a dejarte un plan alimentario antiinflamatorio que te ayude a mantener la piel calmada y saludable, sea cual sea la condición que estés enfrentando. Se trata de un menú semanal antiinflamatorio con ideas para el desayuno, la comida y la cena que te ayudarán a mantener una piel más saludable y reducir los brotes de inflamación. Recuerda que estos ejemplos son generales y deben ser adaptados a las necesidades individuales de cada persona.

Lunes:

- Desayuno: avena cocida con leche de almendras, frutos rojos (fresas, arándanos) y semillas de chía (antioxidantes y omega-3).
- Comida: ensalada de espinacas frescas con salmón a la plancha, aguacate, nueces y aderezo de aceite de oliva virgen extra (grasas saludables y antioxidantes).
- Cena: pollo asado con brócoli y boniato al horno (proteínas magras y antioxidantes).

Martes:

- Desayuno: batido verde con espinacas, pepino, manzana verde y semillas de lino (fibra y antioxidantes).
- Comida: *wrap* de hummus, pavo, zanahoria rallada y rúcula en tortilla integral (proteínas y fibra).
- Cena: pescado azul (caballa o sardinas) con espárragos al vapor y quinoa (omega-3 y proteínas vegetales).

Miércoles:

- Desayuno: yogur natural con nueces, semillas de calabaza y un poco de miel (probióticos y grasas saludables).
- Comida: sopa de lentejas con zanahoria, cebolla y espinacas, acompañada de pan integral tostado (proteínas vegetales y fibra).

- Cena: pollo a la parrilla con verduras al vapor (calabacín, zanahoria, col rizada) y arroz integral (proteínas magras y fibra).

Jueves:

- Desayuno: tostada de pan integral con aguacate y tomate, espolvoreada con semillas de sésamo (grasas saludables y antioxidantes).
- Comida: quinoa con garbanzos, espinacas salteadas y una cucharada de aceite de oliva (proteínas y antioxidantes).
- Cena: pechuga de pavo a la plancha con zanahorias asadas y una ensalada de rúcula y pepino (proteínas magras y fibra).

Viernes:

- Desayuno: *smoothie* de plátano, espinacas, leche de almendras y una cucharada de semillas de chía (fibra y omega-3).
- Comida: ensalada de garbanzos con tomate, pepino, cebolla y perejil, aderezada con limón y aceite de oliva (proteínas vegetales y fibra).
- Cena: salmón al horno con espárragos y arroz integral (omega-3 y fibra).

Sábado:

- Desayuno: *porridge* de avena con rodajas de plátano, nueces y una pizca de canela (fibra y antioxidantes).
- Comida: atún en lata (al natural o en aceite de oliva) con ensalada de lechuga, pepino, tomate y una cucharada de aceite de oliva (proteínas magras y antioxidantes).
- Cena: lubina a la parrilla con ensalada de espinacas, pepino y aguacate (omega-3 y antioxidantes).

Domingo:

- Desayuno: tostada de pan integral con crema de almendras y rodajas de manzana (grasas saludables y fibra).
- Comida: pasta integral con salsa de tomate natural, albahaca fresca y espárragos (fibra y antioxidantes).
- Cena: filete de pavo al horno con calabacín y zanahorias al vapor (proteínas magras y antioxidantes).

Insisto, estos menús son solo ejemplos generales, y cada persona tiene necesidades diferentes. Factores como la edad, el nivel de actividad física, las posibles intolerancias o alergias e incluso ciertas patologías, deben ser considerados para personalizar una dieta. Por ejemplo, una persona con dermatitis podría descubrir que ciertos alérgenos alimentarios, como el gluten o los frutos secos, empeoran sus brotes. Otros pueden no tener ninguna intolerancia conocida, pero notan que su piel responde mejor al incorporar alimentos ricos en omega-3 o antioxidantes. La exploración individual y el apoyo de un nutricionista son esenciales para identificar qué alimentos benefician y cuáles perjudican.

En definitiva, lo fundamental es que cada persona encuentre su equilibrio alimentario, uno que le permita controlar la inflamación, mejorar la salud de su piel y, en última instancia, vivir con más bienestar. Tu piel es el reflejo de tu interior, y ajustar tu dieta es un paso poderoso hacia una piel más saludable y feliz.

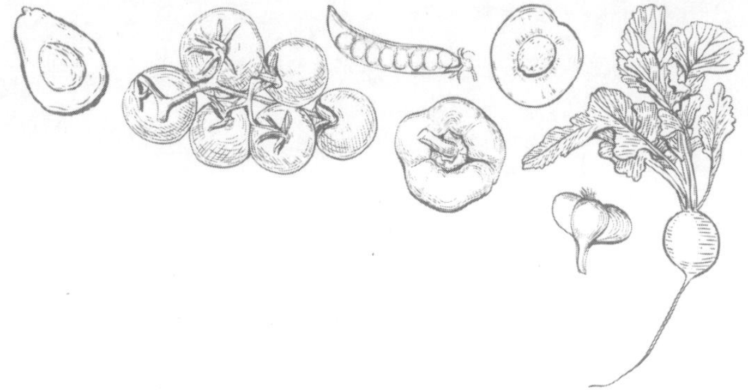

Capítulo 7

VITAMINAS Y MINERALES PARA UNA PIEL RADIANTE

La piel, como cualquier otro órgano de tu cuerpo, depende de una nutrición adecuada para mantenerse en óptimas condiciones. Aunque a menudo pensamos que su cuidado depende únicamente de cremas y productos tópicos, lo cierto es que la verdadera base de una piel saludable comienza desde el interior. Y aquí es donde los micronutrientes juegan un papel clave. Los micronutrientes son sustancias que el cuerpo necesita en pequeñas cantidades, pero cuyo impacto en la salud es enorme. En lo que respecta a la piel, estos nutrientes no solo la protegen, sino que también contribuyen a su regeneración, a combatir los efectos del envejecimiento y a mantenerla radiante y luminosa.

Cuando no obtenemos suficientes micronutrientes a través de la dieta, la piel suele ser uno de los primeros lugares donde se manifiestan los problemas. Si alguna vez has notado que tu piel está más seca de lo normal o te has preguntado por qué aparecen arrugas o manchas antes de tiempo, es posible que una deficiencia de vitaminas o minerales esté detrás de estos signos.

Por ejemplo:

- La falta de vitamina C puede provocar una piel más seca, menos firme y propensa a arrugas, ya que esta vitamina es fundamental para la producción de colágeno.

- El déficit de zinc se ha relacionado con problemas de cicatrización y brotes de acné.

Una baja ingesta de vitamina A puede dificultar la regeneración celular, causando que la piel luzca opaca y sea más propensa a la sequedad o irritación.

La piel necesita un suministro constante de nutrientes para mantenerse saludable. Los antioxidantes presentes en frutas y verduras ayudan a protegerla del daño causado por los radicales libres, responsables de acelerar el envejecimiento. Por otro lado, las grasas saludables de alimentos como el aguacate o el aceite de oliva mejoran la elasticidad de la piel y su capacidad para retener la hidratación.

Vitaminas clave para la salud de la piel

El equilibrio y la cantidad adecuada de vitaminas en nuestra dieta juegan un papel esencial para la piel, ya que muchas de ellas actúan como potentes antioxidantes y ayudan en la regeneración celular. Cada vitamina tiene una función única y complementaria para mantener la piel saludable, joven y resistente a las agresiones externas. A continuación, repasaremos las principales vitaminas que no deben faltar en tu dieta si quieres mantener una piel radiante.

Vitamina C: el antioxidante por excelencia

La vitamina C es uno de los antioxidantes más potentes y conocidos. No solo neutraliza los radicales libres que aceleran el envejecimiento de la piel, sino que también es fundamental para la producción de colágeno, la proteína responsable de mantener la piel firme y elástica. El colágeno actúa como el «andamio» de la piel, proporcionándole estructura y sostén.

Ayuda a mejorar la luminosidad, combatir la hiperpigmentación (las manchas oscuras) y reducir los signos de envejecimiento prematuro. Además, favorece la reparación de la piel tras la exposición al sol. Las frutas cítricas como las naranjas, los limones y los kiwis son excelentes fuentes de vitamina C. También se encuentra en los pimientos rojos, las fresas y las espinacas.

Vitamina E: protección contra el daño oxidativo

La vitamina E es otro de los antioxidantes estrella. Su principal función es proteger las membranas celulares del daño oxidativo causado por la exposición a factores externos como los rayos UV y la contaminación, que pueden acelerar el envejecimiento de la piel.

Además, la vitamina E contribuye a mantener la piel bien hidratada y a fortalecer la barrera cutánea, lo que ayuda a evitar la pérdida de humedad. También puede calmar la inflamación y el enrojecimiento de la piel. Puedes encontrarla en alimentos como las nueces, las almendras, las semillas de girasol y el aceite de oliva virgen extra.

Vitamina A: el retinol natural

La vitamina A, conocida por su derivado más popular, el retinol, es clave para la renovación celular. También ayuda a mejorar la textura de la piel, combate las arrugas, promueve la regeneración celular y es especialmente útil para tratar problemas como el acné y la piel seca. Es uno de los nutrientes más utilizados en el tratamiento del acné y la hiperpigmentación, gracias a que los retinoides (sus derivados) estimulan la producción de colágeno y mejoran la elasticidad de la piel.

Existen dos tipos de vitamina A: la de origen animal (retinol) y la de origen vegetal (betacarotenos). El retinol se encuentra en el hígado, los huevos y los productos lácteos, mientras que los betacarotenos están presentes en verduras como las zanahorias, las espinacas y la calabaza.

Vitamina D: la vitamina del sol

La vitamina D es conocida como la «vitamina del sol» porque el cuerpo la produce cuando la piel se expone a los rayos solares. Es famosa por su importancia para los huesos, pero también desempeña un papel crucial en el equilibrio del sistema inmunitario, lo que la convierte en una aliada importante para reducir la inflamación de la piel. La vitamina D es clave en el tratamiento de enfermedades inflamatorias como la psoriasis y la dermatitis atópica, ya que regula la respuesta inmunitaria de la piel y contribuye a la regeneración celular. Además de

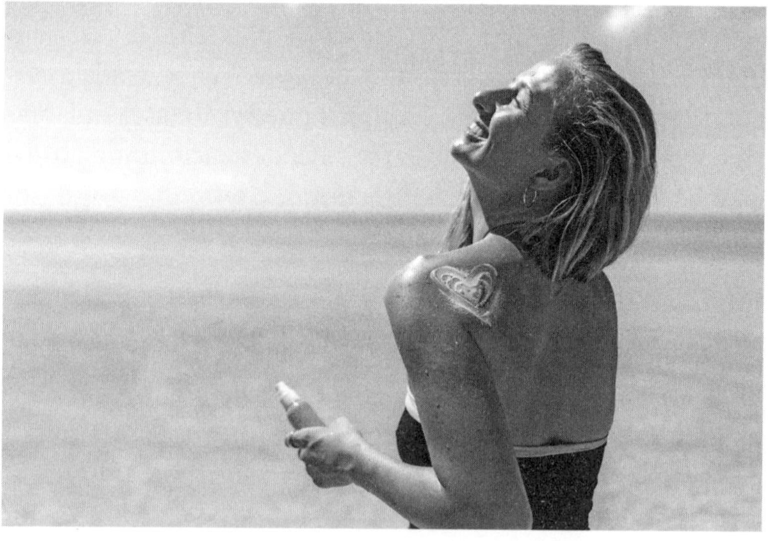

Nuestro cuerpo sintetiza la vitamina D suficiente del sol aunque nos apliquemos crema solar, pues ni siquiera la protección más alta es capaz de filtrar el 100 % de los rayos UV.

la exposición al sol, puedes obtener esta vitamina en alimentos como los pescados grasos (salmón, atún), los huevos y los productos lácteos fortificados.

Complejo de vitaminas B: el escudo protector para la piel

Las vitaminas del grupo B, concretamente B3, B5 y B7, son fundamentales para la hidratación y cicatrización de la piel, además de para mantener la barrera cutánea en buen estado.

- Vitamina B3 (niacina): ayuda a reducir la inflamación, mejora la función de la barrera cutánea y disminuye la hiperpigmentación. Es ideal para personas con piel sensible o con tendencia al enrojecimiento.

- Vitamina B5 (ácido pantoténico): excelente para mantener la piel hidratada, ya que mejora su capacidad para retener agua. También favorece la cicatrización de pequeñas heridas y previene la irritación.

- Vitamina B7 (biotina): es famosa por su papel en el crecimiento del cabello, las uñas y la piel sana. La deficiencia de biotina puede manifestarse en problemas como dermatitis y descamación de la piel.

Estas vitaminas se encuentran en alimentos como huevos, avena, legumbres, plátanos y aguacate.

Minerales esenciales para una piel saludable

Además de las vitaminas, los minerales son micronutrientes clave para mantener la piel en óptimas condiciones. No solo ayudan a cicatrizar heridas, sino que también juegan un papel importante en la regeneración celular, la protección frente a los radicales libres y la hidratación de la piel.

Zinc: el guardián de la reparación cutánea

El zinc es un mineral esencial para la salud cutánea; destaca por su potente acción antiinflamatoria y su extraordinaria capacidad para impulsar la cicatrización y renovación celular. Este oligoelemento regula además la producción de sebo, convirtiéndose en un valioso aliado contra el acné y sus manifestaciones inflamatorias.

Es vital para la cicatrización de heridas, reduce el enrojecimiento y las lesiones causadas por el acné, y mejora la capacidad de la piel para protegerse de infecciones. También desempeña un papel crucial en la síntesis de colágeno, contribuyendo a la firmeza y la elasticidad de la piel. Los alimentos ricos en zinc incluyen carnes magras, pescados, frutos secos, semillas de calabaza y legumbres.

Selenio: el aliado antioxidante

El selenio es un mineral esencial con potentes propiedades antioxidantes. Trabaja en conjunto con la vitamina E para neutralizar los radicales libres y proteger la piel del daño oxidativo. Además, actúa como un protector natural frente a los rayos UV, lo que ayuda a reducir el riesgo de envejecimiento prematuro y cáncer de piel.

Este mineral ayuda a proteger la piel del daño causado por el sol, previene la formación de arrugas y manchas, y mejora la elasticidad de la piel, así como su capacidad para retener la humedad. Los alimentos ricos en selenio incluyen las nueces de Brasil, los pescados grasos como el salmón, las carnes de ave y los huevos.

Magnesio: relajación celular y bienestar

Es conocido por su capacidad para aliviar el estrés muscular y mejorar la salud general, pero también desempeña un papel importante en la regulación del estrés oxidativo en la piel. Este mineral ayuda a mejorar la elasticidad cutánea, relaja las células y reduce la inflamación.

Actúa como calmante para la piel, especialmente en aquellas personas con piel sensible o que sufren de irritación frecuente. También promueve una piel más suave y flexible, lo que mejora la hidratación y reduce el envejecimiento prematuro. Entre los alimentos ricos en magnesio se encuentran los vegetales de hoja verde (espinacas, acelgas), las nueces, las almendras y los cereales integrales.

Hierro: energía para la regeneración celular

El hierro es esencial para la oxigenación celular. A través de su papel en la producción de glóbulos rojos, el hierro asegura que todas las células de la piel reciban el oxígeno necesario para regenerarse y mantenerse saludables. La deficiencia de hierro, conocida como anemia, puede reflejarse en una piel pálida y opaca.

Favorece la regeneración celular y mejora el brillo natural de la piel. También ayuda a mantener una buena circulación sanguínea, lo que permite una mejor distribución de nutrientes y oxígeno a las células cutáneas. Puedes encontrar hierro en alimentos como la carne roja, el hígado, las legumbres y las espinacas. Cada uno de estos minerales juega un papel fundamental en el mantenimiento de una piel sana, regenerada y protegida. Incorporar alimentos ricos en zinc, selenio, magnesio y hierro a tu dieta no solo te ayudará a mejorar la salud de tu piel, sino que también contribuirá a mantenerla joven y resistente a las agresiones externas.

Un plan a medida

Tu tipo de piel, tus hábitos alimentarios y tu estilo de vida influyen enormemente en cómo tu piel se beneficia de los micronutrientes que consumes. Mientras que una persona puede ver una mejora significativa en su piel al aumentar su ingesta de zinc, otra podría notar que necesita más vitamina E o biotina para mejorar la hidratación y elasticidad de la piel. Es importante conocer las necesidades específicas de tu piel para adaptar tu dieta de manera eficiente.

Es importante escuchar a tu piel. Si sufres de sequedad, tal vez tu dieta necesite un impulso de ácidos grasos esenciales o vitamina E. Si notas brotes de acné, podrías beneficiarte de reducir alimentos con un alto índice glucémico y aumentar los ricos en zinc. Si te preocupa el envejecimiento prematuro, los antioxidantes como la vitamina C y los polifenoles serán tus mejores aliados.

Consejos para asegurar una dieta rica en micronutrientes

- Asegúrate de incluir una amplia variedad de frutas y verduras en tu dieta. Cuanto más colorido sea tu plato, mayor será la variedad de nutrientes que obtendrás.

- Introduce frutos secos y semillas para obtener grasas saludables y minerales como el zinc y el magnesio.

- Si tienes restricciones alimentarias, considera la posibilidad de consultar a un profesional para asegurarte de que no estás perdiendo nutrientes importantes.

- La hidratación también juega un papel esencial en la salud de la piel, así que no olvides beber suficiente agua a lo largo del día para mantener tu piel hidratada.

En resumen, una dieta rica en micronutrientes es crucial para la salud de la piel, pero resulta clave personalizarla según las necesidades individuales. Escuchar a tu cuerpo y, cuando sea necesario, ajustar tu alimentación o añadir suplementos puede ser la mejor manera de conseguir una piel radiante y saludable a largo plazo.

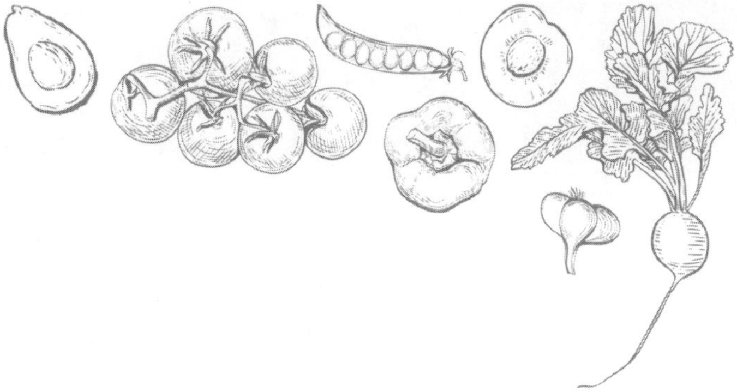

Capítulo 8

ANTIOXIDANTES Y SU IMPACTO EN LA PIEL

Para mantener una piel saludable y juvenil, resulta fundamental comprender el papel que juegan los antioxidantes. Estas pequeñas pero poderosas moléculas son las encargadas de proteger nuestras células del daño provocado por los radicales libres. ¿Y qué son exactamente los radicales libres? Se trata de moléculas inestables (porque tienen un electrón sin pareja) que actúan como ladrones, intentando robar la estabilidad de otras moléculas. Al entrar en contacto con tus células, provocan lo que conocemos como estrés oxidativo. Esta situación puede causar daños en el ADN, las proteínas y los lípidos de la piel, acelerando el proceso de envejecimiento cutáneo.

Los radicales libres son generados por múltiples factores externos, como la exposición al sol, la contaminación, el estrés, una dieta poco saludable y el tabaco. También se forman de manera natural durante todos los procesos metabólicos del cuerpo. A lo largo del día, la piel está en constante contacto con estos factores, lo que provoca que el daño oxidativo se acumule y provoque pérdida de colágeno, flacidez, aparición de arrugas, manchas y opacidad de la piel.

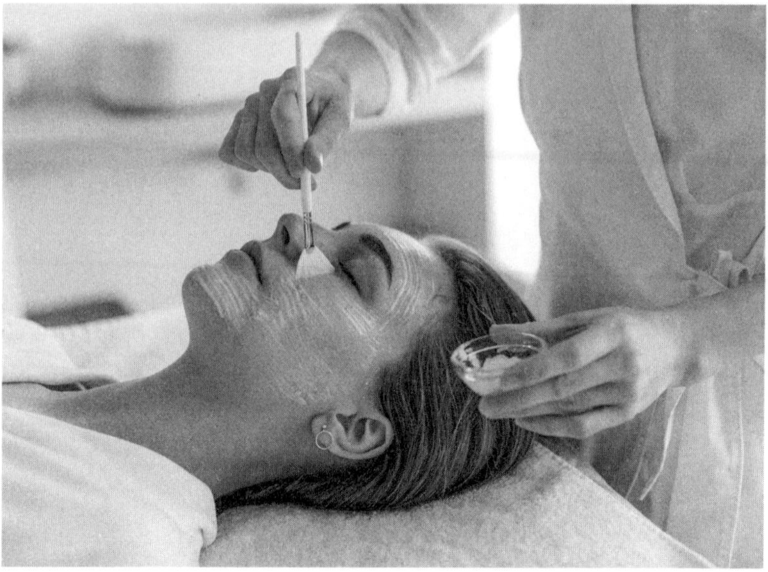

Además de cuidar la alimentación, podemos utilizar productos específicos como cremas, sérums y tratamientos faciales para mejorar la elasticidad e hidratación de nuestra piel y favorecer su barrera protectora contra las agresiones externas.

Los antioxidantes son capaces de neutralizar los radicales libres al «donar» uno de sus electrones, estabilizando estas moléculas inestables y deteniendo la cadena de daño celular que provoca el estrés oxidativo. En resumen, los antioxidantes son como superhéroes que protegen las células cutáneas del envejecimiento y del daño provocado por el entorno.

La piel y los antioxidantes: una barrera protectora

Tu piel es la primera línea de defensa del cuerpo frente a agresores externos como la luz ultravioleta, la contaminación y otros factores ambientales. Por eso, la piel está en constante estado de lucha contra los radicales libres. El cuerpo tiene sus propios mecanismos de defensa para combatir estos radicales, pero su capacidad de producción natural de antioxidantes disminuye con el tiempo, especialmente debido al envejecimiento, lo que deja a la piel más vulnerable al daño.

Por eso, es esencial mantener una dieta rica en antioxidantes y utilizar productos tópicos con estos compuestos, como veremos en apartados posteriores. Con una alimentación equilibrada y rica en frutas, verduras y otros alimentos antioxidantes, podemos potenciar las defensas naturales de la piel, contribuyendo a la reducción de arrugas, manchas y otros signos de envejecimiento. Su rol más importante es neutralizar el daño causado por el estrés oxidativo. Al reducir la actividad de los radicales libres, los antioxidantes ayudan a proteger las estructuras fundamentales de la piel. Pero eso no es todo: también promueven la regeneración celular y ayudan a reparar el daño existente. Mejoran la textura y el tono de la piel, y contribuyen a una piel más luminosa y con un aspecto más joven.

El papel de los antioxidantes no se limita a mejorar la apariencia de la piel. Al ser fundamentales para combatir el estrés oxidativo, también ayudan a prevenir enfermedades como el cáncer de piel. El estrés oxidativo no solo acelera el envejecimiento, sino que puede dañar el ADN celular, lo que aumenta el riesgo de mutaciones y la formación de células cancerígenas. Por tanto, una dieta rica en antioxidantes también es crucial para mantener una piel sana a largo plazo y prevenir problemas graves.

Factores que incrementan la necesidad de antioxidantes

Aunque nuestro cuerpo tiene la capacidad de generar antioxidantes de manera endógena (es decir, internamente), la exposición a ciertos factores externos hace que sea necesario obtener antioxidantes adicionales a través de la dieta o productos tópicos.

Entre estos factores destacan:

1. Exposición solar: la radiación ultravioleta es una de las principales fuentes de radicales libres. Sin una adecuada protección solar y una dieta rica en antioxidantes, los rayos UV aceleran el envejecimiento de la piel.
2. Contaminación ambiental: los contaminantes presentes en el aire, especialmente en entornos urbanos, generan un aumento en la producción de radicales libres en la piel, lo que puede conducir a irritación, deshidratación y envejecimiento prematuro.
3. Estrés: el estrés crónico no solo afecta nuestro bienestar mental, sino que también incrementa la producción de radicales libres en el cuerpo, perjudicando la salud de nuestra piel. Y hoy en día, ¿quién no tiene estrés?
4. Alimentación inadecuada: una dieta alta en azúcares y ultraprocesados puede favorecer la producción de radicales libres en el cuerpo, mientras que una dieta rica en frutas, verduras y granos enteros ofrece una dosis natural de antioxidantes.

En resumen, los antioxidantes son fundamentales para proteger nuestra piel del daño causado por los radicales libres. A través de su acción, no solo podemos prevenir los signos visibles del envejecimiento, sino también proteger la piel de problemas más graves como el cáncer.

Antioxidantes endógenos *vs.* antioxidantes exógenos

Cuando hablamos de antioxidantes, es importante distinguir entre aquellos que nuestro cuerpo produce de forma natural y los que obtenemos a través de la alimentación y otros productos externos. Ambos son esenciales para la protección de la piel, ya que actúan de maneras diferentes y se complementan entre sí.

Antioxidantes endógenos: los defensores internos

Los antioxidantes endógenos son aquellos que nuestro cuerpo genera de manera natural para defenderse del estrés oxidativo. Actúan como una primera línea de defensa contra los radicales libres producidos por el metabolismo celular y otros procesos fisiológicos.

Algunos de los antioxidantes endógenos más importantes incluyen:

- Glutatión: considerado uno de los antioxidantes más potentes del cuerpo, el glutatión ayuda a desintoxicar las células y a neutralizar los radicales libres. También desempeña un papel importante en la reparación de los daños celulares y en la regeneración de otros antioxidantes, como la vitamina C y la vitamina E.

- Superóxido dismutasa (SOD): esta enzima antioxidante es esencial para la descomposición de los radicales superóxido, uno de los tipos más dañinos de radicales libres. La SOD convierte estos radicales en moléculas menos peligrosas, como el peróxido de hidrógeno, que luego puede ser eliminado del cuerpo.

- Catalasa: esta enzima actúa en conjunto con la SOD para descomponer el peróxido de hidrógeno en agua y oxígeno, lo que evita que este compuesto tóxico cause daño a las células.

- Coenzima Q10: aunque también se puede obtener de fuentes externas, el cuerpo produce naturalmente coenzima Q10, que es crucial para la producción de energía celular y para proteger las células de los daños oxidativos.

A pesar de la capacidad natural del cuerpo para producir antioxidantes, esta producción disminuye a medida que envejecemos y ante la sobreexposición a determinados factores. Por eso, los antioxidantes endógenos no siempre son suficientes para neutralizar todo el daño oxidativo, especialmente cuando estamos expuestos a altos niveles de estrés ambiental, contaminación o malos hábitos alimenticios. Es en estos casos cuando necesitamos recurrir a una fuente externa de antioxidantes que complemente este sistema natural de defensa. Es aquí donde entran en juego los antioxidantes exógenos.

Antioxidantes exógenos: reforzando las defensas con la dieta

Los antioxidantes exógenos son aquellos que obtenemos de los alimentos, suplementos o productos tópicos. Estos ayudan a reforzar las defensas naturales del cuerpo y a combatir el estrés oxidativo desde otra perspectiva. Consumir una dieta rica en alimentos antioxidantes puede marcar una gran diferencia en la salud y la apariencia de la piel, ya que muchos de estos antioxidantes se concentran en las capas de la piel y ayudan a neutralizar los radicales libres generados por factores externos, como la exposición solar.

Algunos ejemplos de antioxidantes exógenos importantes incluyen:

- Vitamina C: protege la piel del daño solar y estimula la producción de colágeno, como ya vimos en apartados anteriores. Es una de las defensas más eficaces frente a los radicales libres generados por la exposición a los rayos UV.

- Vitamina E: este antioxidante, presente en aceites vegetales y frutos secos, no solo protege la piel de los daños externos, sino que también ayuda a retener la humedad y a mejorar la barrera cutánea.

- Polifenoles: son un grupo de antioxidantes presentes en frutas, verduras y especias como el té verde, los arándanos y la cúrcuma. Los polifenoles tienen efectos antiinflamatorios y ayudan a proteger la piel contra el daño ambiental y el envejecimiento prematuro.

- Betacaroteno: este antioxidante, que se encuentra en alimentos como las zanahorias, se convierte en vitamina A en el cuerpo y ayuda a proteger la piel del daño causado por los radicales libres, además de promover la regeneración celular.

Cómo interactúan los antioxidantes endógenos y exógenos

Aunque nuestro cuerpo genera antioxidantes por sí mismo, obtener antioxidantes exógenos a través de la dieta potencia la protección global de la piel. Los antioxidantes endógenos y exógenos no trabajan de forma independiente, sino que se complementan.

Por ejemplo: el glutatión, un antioxidante endógeno, se regenera en presencia de vitamina C y vitamina E exógenas. Esto significa que una dieta rica en antioxidantes externos también puede mejorar la eficacia de los antioxidantes internos. Los polifenoles que consumimos a través de frutas y verduras ayudan a prevenir la degradación del colágeno y a estimular la regeneración de antioxidantes naturales, mejorando la elasticidad y firmeza de la piel.

Para mantener una piel saludable y joven, es esencial que haya un equilibrio entre los antioxidantes que nuestro cuerpo produce y los que consumimos a través de la dieta. Aunque no podemos controlar completamente la disminución de antioxidantes endógenos con el paso del tiempo, podemos reforzar nuestras defensas añadiendo alimentos ricos en antioxidantes a nuestra dieta diaria. Además, factores como la exposición excesiva al sol, la polución y los malos hábitos alimentarios pueden aumentar la producción de radicales libres en el cuerpo, lo que incrementa la necesidad de consumir antioxidantes exógenos para mantener la piel protegida.

Principales antioxidantes para la piel

A continuación, analizaremos en profundidad los antioxidantes más importantes para la piel, cómo actúan y dónde encontrarlos, tanto en la dieta como en productos tópicos.

Vitamina C: el antioxidante por excelencia

La vitamina C es, quizá, uno de los antioxidantes más conocidos y utilizados para el cuidado de la piel. También llamada ácido ascórbico, es un antioxidante soluble en agua que cumple múltiples funciones:

- Protección frente a los radicales libres: la vitamina C neutraliza los radicales libres que dañan el colágeno y la elastina, dos proteínas esenciales para mantener la piel firme y flexible. Al reducir el estrés oxidativo, la vitamina C previene la aparición de arrugas y líneas de expresión.

- Estimulación del colágeno: esta vitamina es esencial para la síntesis de colágeno, que es la estructura que mantiene la piel joven y firme. A medida que envejecemos, nuestra producción de colágeno disminuye, lo que provoca flacidez y arrugas. La vitamina C ayuda a compensar esta pérdida al estimular la creación de nuevo colágeno.

- Reducción de manchas: la vitamina C es especialmente efectiva en el tratamiento de la hiperpigmentación o manchas oscuras en la piel. Inhibe la producción de melanina, lo que ayuda a aclarar las manchas y a mejorar el tono general de la piel, dándole un aspecto más uniforme y luminoso.

Los alimentos ricos en vitamina C incluyen las frutas cítricas (naranjas, limones), los pimientos rojos, las fresas y el kiwi. También existen muchos suplementos y sérums tópicos formulados con vitamina C, que son altamente efectivos cuando se aplican directamente sobre la piel.

Vitamina E: protección frente al daño ambiental

La vitamina E, también conocida como tocoferol, es un antioxidante liposoluble que actúa en las membranas celulares para protegerlas del daño oxidativo. Tiene varias funciones importantes para la piel:

- Protección contra los rayos UV: la vitamina E es una defensa natural frente a los daños causados por la exposición a los rayos ultravioleta. Aunque no reemplaza el uso de protector solar, complementa la protección contra los daños que estos rayos pueden causar a nivel celular.

- Mejora de la barrera cutánea: ayuda a mantener la humedad en la piel al fortalecer su barrera natural, lo que previene la deshidratación y mantiene la piel más suave y elástica.

- Reducción de la inflamación: tiene propiedades antiinflamatorias, por lo que es ideal para calmar la piel irritada o enrojecida. Su acción antioxidante también previene los signos del envejecimiento al reducir el daño celular.

Puedes encontrar vitamina E en alimentos como las nueces, las almendras, las semillas de girasol y los aceites vegetales (especialmente el aceite de oliva virgen extra). También está presente en cremas y sérums, donde actúa como un protector adicional contra los daños ambientales.

Betacaroteno y vitamina A: renovación celular

El betacaroteno es un antioxidante que el cuerpo convierte en vitamina A, un nutriente crucial para la regeneración celular. Dentro del mundo de la cosmética y el cuidado de la piel, la vitamina A se presenta en forma de retinol, uno de los ingredientes más efectivos para combatir los signos visibles del envejecimiento.

- Renovación celular: el retinol, derivado de la vitamina A, es clave para acelerar la exfoliación de las células muertas de la piel y estimular la producción de nuevas células. Este proceso ayuda a mantener la piel más joven y suave.

- Reducción de arrugas: la vitamina A también mejora la elasticidad de la piel, minimizando la aparición de arrugas y líneas finas. Además, es eficaz para reducir la hiperpigmentación y mejorar la textura de la piel.

- Tratamiento del acné: el retinol es ampliamente utilizado en el tratamiento del acné, ya que regula la producción de sebo y previene la obstrucción de los poros.

Los betacarotenos se encuentran en alimentos de color naranja y verde oscuro, como las zanahorias, las espinacas y las batatas. En productos tópicos, el retinol se presenta en cremas y sérums que deben usarse bajo supervisión debido a su alta potencia.

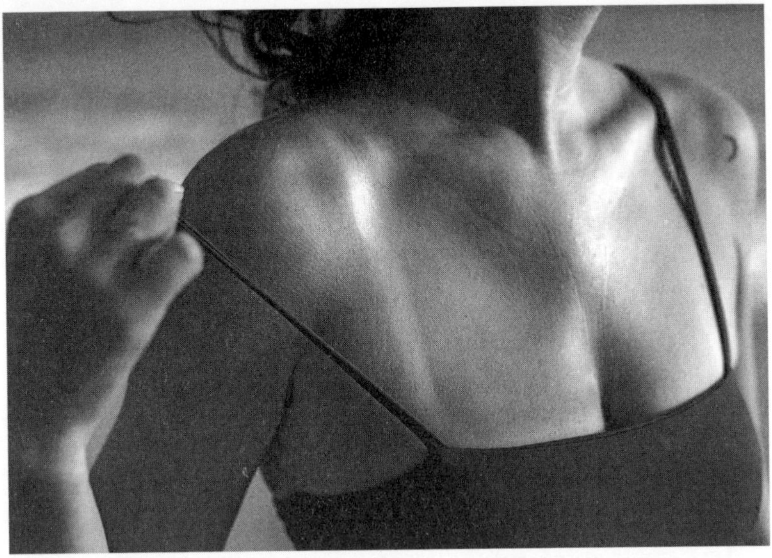

Las quemaduras solares por la exposición solar prolongada tienen efectos devastadores: envejecimiento prematuro, manchas y riesgo elevado de cáncer cutáneo.

Selenio: protección solar interna

El selenio es un mineral antioxidante menos conocido, pero igualmente importante. Juega un papel clave en la protección celular frente al daño causado por los rayos UV y los radicales libres.

- Prevención del envejecimiento: al actuar como un escudo frente al daño solar, el selenio protege a las células cutáneas del daño y previene la aparición de arrugas y manchas solares.
- Apoyo al sistema inmunitario: el selenio también refuerza el sistema inmunitario, lo que ayuda a mantener la piel sana y resistente a las infecciones y otros problemas cutáneos.

Los frutos secos, como las nueces de Brasil, son una de las mejores fuentes naturales de selenio. También se encuentra en pescados, mariscos y huevos.

Polifenoles: los antioxidantes vegetales

Los polifenoles son un grupo de antioxidantes presentes en muchas frutas, verduras y especias, conocidos por sus propiedades antiinflamatorias y antioxidantes.

Los polifenoles más conocidos incluyen:

- Flavonoides: ayudan a proteger la piel del daño ambiental y a reducir la inflamación, favoreciendo una piel más suave y luminosa.
- Resveratrol: este polifenol ha demostrado tener propiedades antienvejecimiento y puede mejorar la elasticidad de la piel al estimular la producción de colágeno.

Los polifenoles se encuentran en una gran variedad de alimentos, incluidos el té verde, las frutas del bosque (como arándanos y moras), el cacao y especias como la cúrcuma.

Coenzima Q10: energía y juventud

La coenzima Q10 (CoQ10) es un antioxidante natural que se encuentra en todas las células del cuerpo y es fundamental para la producción de energía celular. A medida que envejecemos, estos niveles disminuyen, lo que afecta la capacidad de las células para regenerarse y mantenerse jóvenes.

- Regeneración celular: mejora la capacidad de las células cutáneas para repararse y producir energía, lo que ayuda a mantener la piel firme y elástica.
- Reducción de arrugas: contribuye a minimizar la aparición de arrugas y mejora la textura de la piel.

Se encuentra en alimentos como el pescado azul, las carnes y los cereales integrales, pero también es común encontrarla en productos tópicos que estimulan la regeneración de la piel.

Antioxidantes y envejecimiento: cómo combaten las arrugas y la flacidez

El envejecimiento es un proceso natural que afecta a la estructura de nuestra piel, provocando la aparición de arrugas, líneas de expresión y flacidez.

No podemos detener el paso del tiempo, pero sí podemos ralentizar los signos visibles del envejecimiento y mejorar la calidad de la piel gracias a los antioxidantes. Estos compuestos no solo combaten el daño oxidativo que acelera el envejecimiento, sino que también promueven la regeneración celular y la síntesis de colágeno, manteniendo la piel más firme, elástica y juvenil.

A medida que envejecemos, nuestra piel comienza a perder colágeno y elastina, dos proteínas clave que mantienen su estructura firme y flexible. Al mismo tiempo, la piel se vuelve más delgada y pierde parte de su capacidad para retener agua, lo que conduce a una mayor sequedad y formación de arrugas.

Este proceso de envejecimiento natural se ve acelerado por factores externos, como:

- La exposición solar (rayos UV)
- La contaminación ambiental
- El estrés
- El tabaquismo
- Una dieta pobre en nutrientes

Estos factores incrementan la producción de radicales libres, moléculas que atacan las células de la piel, dañan el colágeno y la elastina, y aumentan el riesgo de arrugas y flacidez.

Cómo actúan los antioxidantes contra el envejecimiento

Los antioxidantes son la primera línea de defensa contra el daño provocado por los radicales libres. Al neutralizarlos, ayudan a proteger las estructuras de la piel y a ralentizar el proceso de envejecimiento.

¿Cómo combaten las arrugas y la flacidez los antioxidantes más importantes?

- Vitamina C: además de ser un potente antioxidante, la vitamina C estimula la producción de colágeno, lo que contribuye a mantener la piel más firme y con menos líneas de expresión. Es especialmente efectiva en la prevención de arrugas finas y mejora la textura de la piel, haciéndola más suave y luminosa.
- Vitamina E: este antioxidante no solo protege la piel del daño ambiental (como la radiación UV), sino que también mejora la elasticidad de la piel. Además, sus propiedades hidratantes permiten que la piel retenga mejor la humedad, lo que evita la sequedad, otro de los factores que acentúan la aparición de arrugas.
- Coenzima Q10: a medida que envejecemos, la cantidad de coenzima Q10 en nuestras células disminuye, lo que afecta a la energía celular y a la capacidad de regeneración. La CoQ10 ayuda a restaurar esta energía, promueve la reparación celular y reduce las arrugas al estimular la producción de colágeno y elastina.
- Polifenoles (resveratrol, flavonoides): estos antioxidantes, presentes en alimentos como el té verde, el vino tinto y las frutas del bosque, tienen una fuerte acción antiinflamatoria y antioxidante. No solo protegen las células cutáneas, sino que también promueven la circulación sanguínea, lo que facilita la oxigenación de la piel y mejora su aspecto, previniendo la flacidez.

Colágeno y elastina: los pilares de una piel joven

El colágeno proporciona firmeza, mientras que la elastina da flexibilidad, permitiendo que la piel se estire y se contraiga sin

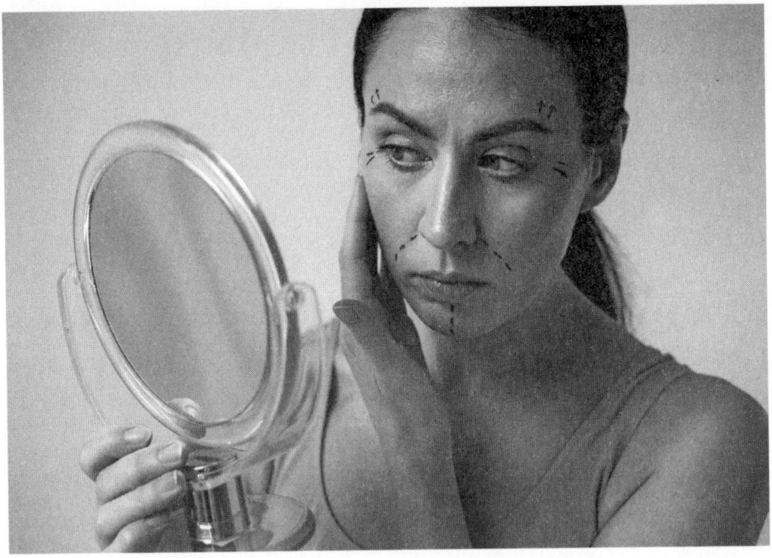

Las mujeres pierden colágeno y elastina más rápido que los hombres después de la menopausia, debido a la disminución de estrógenos y que nuestra piel es más fina.

perder su forma. A medida que envejecemos, la producción de colágeno y elastina disminuye, lo que provoca la pérdida de firmeza y la flacidez de la piel.

Los antioxidantes juegan un papel clave en este proceso, ya que:

- Previenen la degradación de estas proteínas causada por los radicales libres.
- Estimulan la síntesis de nuevas fibras de colágeno y elastina.
- Reparan el daño acumulado, mejorando la textura y la elasticidad de la piel.

Antioxidantes tópicos vs. *dietéticos*

Es importante destacar que los antioxidantes pueden actuar tanto desde el interior como desde el exterior. Mientras que consumir alimentos ricos en antioxidantes es esencial para proteger la piel desde dentro, los productos tópicos que contienen antioxidantes son una excelente herramienta para proporcionar una protección adicional y mejorar el aspecto de la piel.

La aplicación directa de productos que contienen vitamina C, vitamina E o coenzima Q10 ayuda a proteger las capas superiores de la piel del daño oxidativo y fomenta la regeneración celular.

Los antioxidantes no solo previenen el daño causado por los radicales libres, sino que también actúan activamente para reparar la piel y ralentizar el envejecimiento. Incorporar antioxidantes en tu dieta y en tu rutina de cuidado facial es una de las estrategias más efectivas para combatir las arrugas, la flacidez y otros signos de envejecimiento, ayudando a mantener una piel firme, radiante y saludable a lo largo del tiempo.

Antioxidantes y protección solar

Cuando pensamos en proteger nuestra piel de los efectos dañinos del sol, lo primero que nos viene a la mente es el protector solar. Y sí, el protector solar es una herramienta esencial, pero no es la única forma de protegernos contra los daños causados por los rayos ultravioleta (UV). Los antioxidantes juegan un papel crucial en complementar esta defensa, tanto de manera interna como externa.

El impacto de los rayos UV en la piel

La exposición a los rayos UV provoca la formación de radicales libres en la piel. Estos son moléculas altamente inestables que causan daños en el ADN celular, las proteínas y las membranas celulares. Este daño acelera el proceso de fotoenvejecimiento, que incluye la aparición de arrugas, manchas y flacidez. Además, los daños acumulados por la exposición al sol pueden aumentar el riesgo de desarrollar cáncer de piel. Aquí es donde los antioxidantes, combinados con un uso adecuado de protector solar, se convierten en una poderosa defensa contra estos efectos nocivos.

La combinación ideal: protector solar + antioxidantes

El secreto de una protección solar completa es combinar el uso de antioxidantes con un protector solar adecuado. Aquí tienes algunos consejos para maximizar esta protección:

1. Aplica protector solar diariamente: no solo cuando vayas a la playa, sino todos los días, incluso si no vas a estar al aire libre por mucho tiempo. Los rayos UV atraviesan las ventanas y pueden afectarte en el interior.

2. Añade un sérum o crema con antioxidantes a tu rutina facial matutina: utiliza productos que contengan antioxidantes como la vitamina C, la vitamina E o el té verde. Estos productos pueden aplicarse antes del protector solar para potenciar la protección.

3. Mantén una dieta rica en antioxidantes: los alimentos ricos en antioxidantes refuerzan la protección desde el interior. Incorpora alimentos como frutas del bosque, nueces, espinacas y té verde para potenciar la defensa natural de tu piel frente a los radicales libres.

El papel de los antioxidantes en la reparación del daño solar

Además de prevenir los daños, los antioxidantes también son efectivos para reparar la piel después de la exposición al sol. Si ya has sufrido quemaduras o daño solar, los antioxidantes pueden ayudar a acelerar el proceso de recuperación. La vitamina C, por ejemplo, promueve la regeneración celular y reduce la hiperpigmentación causada por el sol. La vitamina E ayuda a calmar la piel y a restaurar su función barrera, evitando la pérdida de hidratación y mejorando su apariencia general.

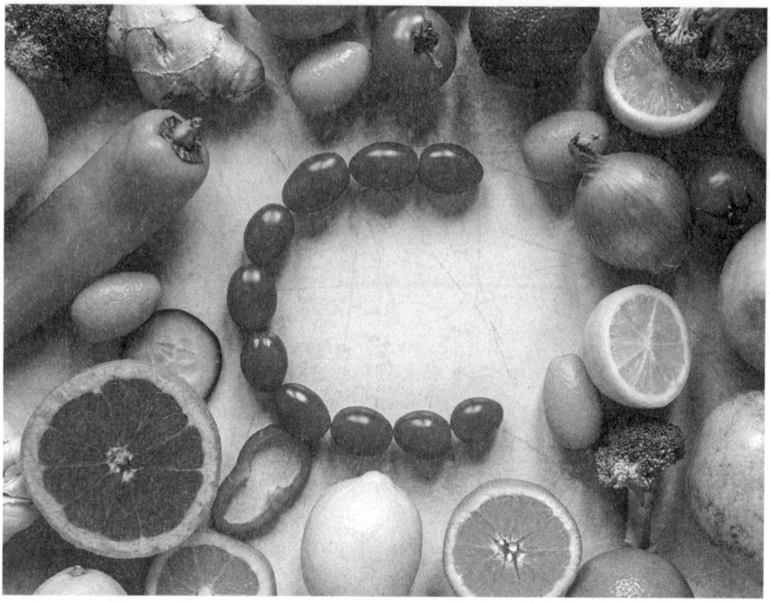

Los alimentos ricos en vitamina C, como naranjas, tomates, fresas, kiwi y pimientos, fortalecen el sistema inmunitario, favorecen la producción de colágeno y actúan como poderosos antioxidantes. Además, ayudan a prevenir infecciones.

Los antioxidantes son una herramienta poderosa en la protección solar, ya que trabajan en conjunto con los protectores solares para combatir el daño causado por los rayos UV. Incorporar antioxidantes tanto en tu dieta como en tu rutina de cuidado de la piel no solo reducirá el riesgo de envejecimiento prematuro, sino que también ayudará a reparar y mantener una piel saludable y protegida.

Recuerda que la mejor defensa contra los efectos dañinos del sol es un enfoque integral que combine antioxidantes y protección solar tópica.

Alimentos ricos en antioxidantes

Incorporar antioxidantes en nuestra dieta no solo ayuda a mejorar la apariencia de la piel, sino que también aporta beneficios generales para la salud, desde fortalecer el sistema inmunitario hasta reducir el riesgo de enfermedades crónicas.

Algunos alimentos son auténticas «bombas» antioxidantes, y afortunadamente son fáciles de encontrar y deliciosos de incluir en nuestras comidas cotidianas. Entre los más potentes y recomendados, encontramos:

- Frutos rojos: arándanos, fresas, frambuesas y moras están repletos de antocianinas y polifenoles, que combaten el estrés oxidativo y promueven una piel más joven y luminosa. Además, son bajos en calorías y ricos en fibra, lo que los hace perfectos para un tentempié o para añadir a tus batidos.

- Cítricos: naranjas, limones, pomelos y limas son ricos en vitamina C, uno de los antioxidantes más poderosos, que mejora la producción de colágeno y protege la piel del daño ambiental. Además de sus beneficios para la piel, estos alimentos también refuerzan el sistema inmunitario y favorecen la absorción de hierro.

- Nueces y semillas: las nueces de Brasil son una excelente fuente de selenio, mientras que las almendras y las semillas de girasol contienen altas cantidades de vitamina E, que protege la piel y mejora su hidratación. Incorporar un puñado de nueces en tu dieta es una forma rápida de añadir antioxidantes saludables y grasas buenas.

- Té verde: rico en catequinas y polifenoles, el té verde es conocido por sus propiedades antiinflamatorias y antioxidantes. Consumido regularmente, puede mejorar la elasticidad de la piel, reducir el daño causado por los rayos UV y promover una piel más firme y radiante. ¡Una taza de té verde al día es un gran hábito *proaging*!

- Chocolate negro: el chocolate con alto contenido en cacao (70 % o más) es una excelente fuente de antioxidantes como los flavonoides. Estos compuestos no solo ayudan a mejorar la textura de la piel, sino que también pueden mejorar el flujo sanguíneo y reducir la presión arterial. Solo recuerda disfrutarlo con moderación.

- Espinacas y verduras de hoja verde: ricas en vitamina C, vitamina E y betacarotenos, las verduras de hoja verde, como las espinacas y la col rizada, no solo ayudan a combatir el envejecimiento, sino que también son ricas en fibra y bajas en calorías, lo que contribuye a una dieta saludable.

Estrategias para incluir más antioxidantes en tu dieta diaria

- Desayuno antioxidante: comienza el día con un tazón de avena con arándanos frescos y unas almendras laminadas. Puedes añadir una cucharadita de miel o un toque de cacao en polvo para potenciar aún más los antioxidantes.

- Té verde en lugar de café: si eres amante del café, trata de alternarlo con una taza de té verde a media mañana o por la tarde. No solo obtendrás una dosis de antioxidantes, sino que también es más bajo en cafeína, lo que lo convierte en una opción más suave para el sistema nervioso.

- *Snacks* saludables: cambia los *snacks* ultraprocesados por una combinación de frutos secos y frutas frescas. Unas moras con nueces de Brasil te darán una mezcla perfecta de antioxidantes y grasas saludables.

- Añade verduras en cada comida: incorpora siempre una porción de espinacas, brócoli o col rizada a tus comidas principales, ya sea en ensaladas, guarniciones o como parte de tus platos principales.

- *Smoothies* antioxidantes: los *smoothies* son una forma rápida y deliciosa de obtener una gran cantidad de antioxidantes. Al final de este capítulo, te dejo tres recetas que estoy segura de que te van a encantar.

Beneficios adicionales para la salud general

Además de mantener tu piel radiante, los alimentos ricos en antioxidantes tienen múltiples beneficios para la salud general:

1. Prevención de enfermedades crónicas: los antioxidantes protegen el cuerpo del daño oxidativo que contribuye al desarrollo de enfermedades como el cáncer, enfermedades cardiovasculares y diabetes. Mantener una dieta rica en antioxidantes puede reducir significativamente el riesgo de estas condiciones.

2. Mejora del sistema inmunitario: la vitamina C y otros antioxidantes ayudan a fortalecer el sistema inmunitario, mejorando la capacidad del cuerpo para luchar contra infecciones y enfermedades.

3. Salud cerebral: los polifenoles del té verde y el cacao no solo benefician la piel, sino que también favorecen la salud cerebral. Ayudan a mejorar la circulación sanguínea y tienen un impacto positivo en la memoria y la función cognitiva.

4. Propiedades antiinflamatorias: muchos antioxidantes, como los polifenoles y los ácidos grasos omega-3, tienen propiedades antiinflamatorias que pueden ayudar a reducir el riesgo de enfermedades relacionadas con la inflamación crónica, como la artritis y las enfermedades del corazón.

Incorporar alimentos ricos en antioxidantes en tu dieta no solo mejorará la apariencia de tu piel, sino que también aportará múltiples beneficios para tu salud general. A través de pequeños cambios en tu rutina diaria, puedes asegurarte de estar obteniendo una cantidad suficiente de estos poderosos compuestos que protegen tu cuerpo y tu piel desde dentro.

Aliados esenciales en el envejecimiento saludable

Los antioxidantes son la primera línea de defensa contra el daño causado por los radicales libres, que aceleran el envejecimiento y pueden provocar daños graves en nuestra piel. A lo largo de nuestra vida, estamos constantemente expuestos a factores externos que aumentan la producción de estos radicales libres, como:

- La exposición solar
- La contaminación ambiental
- El estrés
- La mala alimentación

Sin una adecuada protección, los radicales libres atacan las células de la piel, provocando un proceso de envejecimiento más rápido y visible. La incorporación de antioxidantes en la dieta y en el cuidado de la piel es una estrategia clave para frenar estos efectos y prevenir los signos prematuros del envejecimiento, como arrugas, manchas y flacidez.

Una dieta equilibrada que incorpore una variedad de alimentos ricos en antioxidantes no solo beneficia la piel, sino que también tiene un impacto positivo en la salud general. Como vimos en apartados anteriores, incluir alimentos como los frutos rojos, nueces, verduras de hoja verde y chocolate negro puede mejorar significativamente la protección celular y aumentar la elasticidad de la piel.

Además, una alimentación rica en antioxidantes ayuda a:

- Reducir la inflamación en todo el cuerpo, lo que se traduce en una piel más calmada y menos propensa a brotes o irritaciones.

- Mejorar la circulación sanguínea, lo que aporta más oxígeno y nutrientes a la piel, favoreciendo su regeneración y luminosidad.
- Fortalecer el sistema inmunitario, ayudando a la piel a repararse y defenderse de agresores externos.

Los antioxidantes no son una moda pasajera, sino una parte esencial de cualquier enfoque *proaging*. Son aliados poderosos no solo en la prevención del envejecimiento cutáneo, sino también en la promoción de un envejecimiento saludable en general. Al proteger nuestras células del estrés oxidativo y promover la regeneración celular, los antioxidantes no solo nos ayudan a mantener una piel radiante y juvenil, sino que también mejoran nuestra salud interna.

La esencia de preservar la juventud de la piel está en encontrar un equilibrio entre lo que consumimos a través de nuestra dieta y lo que aplicamos en nuestra piel para maximizar sus beneficios y mantener la piel en su mejor forma durante más tiempo.

Recetas de *smoothies* antioxidantes

Te propongo tres recetas fáciles de *smoothies* y jugos antioxidantes que puedes integrar en tu día a día, ideales para una dieta *proaging* y deliciosa.

Elixir de juventud (frutos rojos y chía)

Este *smoothie* cargado de frutos rojos y chía es una bomba de antioxidantes, y su preparación es tan fácil como deliciosa. ¡Perfecto para darle a tu piel lo que necesita!

Ingredientes

- Una taza de frutos rojos (fresas, arándanos, frambuesas)
- Un plátano maduro
- Una cucharada de semillas de chía

- Una taza de agua de coco (o leche vegetal)
- Una cucharadita de miel (opcional)

¿Cómo beneficia a tu piel?

- Frutos rojos: son ricos en antocianinas y vitamina C. Estimulan la producción de colágeno para una piel más firme y luminosa, protegida contra el envejecimiento prematuro.

- Plátano: aporta vitamina B6 y potasio, que ayudan a hidratar y mantener la piel suave.

- Semillas de chía: son una excelente fuente de omega-3, que calma la inflamación y ayuda a mantener la hidratación de la piel.

- Agua de coco: rica en electrolitos, ayuda a mantener la piel bien hidratada y equilibrada.

Preparación

Licúa todos los ingredientes hasta obtener una mezcla suave y sírvelo frío. Este *smoothie* es un excelente comienzo para tu mañana o una merienda que refresca y cuida tu piel desde dentro.

Green glow (espinacas, manzana y aguacate)

Este *smoothie* verde no solo te hace sentir bien, ¡también te hace ver bien! Rico en vitamina A, E y antioxidantes, es un aliado perfecto para quienes buscan una piel radiante.

Ingredientes

- Un puñado de espinacas frescas
- Una manzana verde, sin piel ni semillas
- Medio aguacate
- Jugo de un limón

- Una taza de agua o leche de almendra

¿CÓMO BENEFICIA A TU PIEL?

- Espinacas: son una gran fuente de vitamina A, que ayuda a la regeneración celular, y vitamina C, que combate el envejecimiento prematuro.

- Manzana verde: aporta fibra y antioxidantes, favoreciendo la eliminación de toxinas y mejorando la textura de la piel.

- Aguacate: rico en grasas saludables y vitamina E, que fortalecen la barrera cutánea y retienen la humedad.

- Limón: lleno de vitamina C, mejora la luminosidad de la piel y combate los radicales libres.

PREPARACIÓN

Licúa todos los ingredientes hasta obtener una consistencia cremosa. Es ideal para la hidratación y el rejuvenecimiento de la piel.

Piel zen (zanahoria, naranja y cúrcuma)

Este jugo de zanahoria, naranja y cúrcuma será tu nuevo aliado antiinflamatorio. Lleno de betacarotenos, es perfecto para proteger la piel y darle un brillo saludable.

INGREDIENTES

- Dos zanahorias grandes
- Dos naranjas exprimidas
- Un trocito de jengibre fresco
- Un trocito de raíz de cúrcuma fresca (o ½ cucharadita de cúrcuma en polvo)
- Un vaso de agua

¿Cómo beneficia a tu piel?

- Zanahorias: ricas en betacarotenos, que se transforman en vitamina A en el cuerpo, lo que ayuda en la reparación celular y reduce los signos del envejecimiento.
- Naranjas: fuente de vitamina C, que impulsa la producción de colágeno y mejora la luminosidad de la piel.
- Cúrcuma: potente antiinflamatorio natural, que ayuda a reducir el enrojecimiento y protege contra el daño celular.
- Jengibre: aumenta la circulación, lo que mejora el flujo de nutrientes hacia la piel, dándole un aspecto más saludable.

Preparación

Licúa o exprime las zanahorias y el jengibre, y luego añade el jugo de naranja y la cúrcuma. Este jugo es ideal como bebida refrescante y antiinflamatoria.

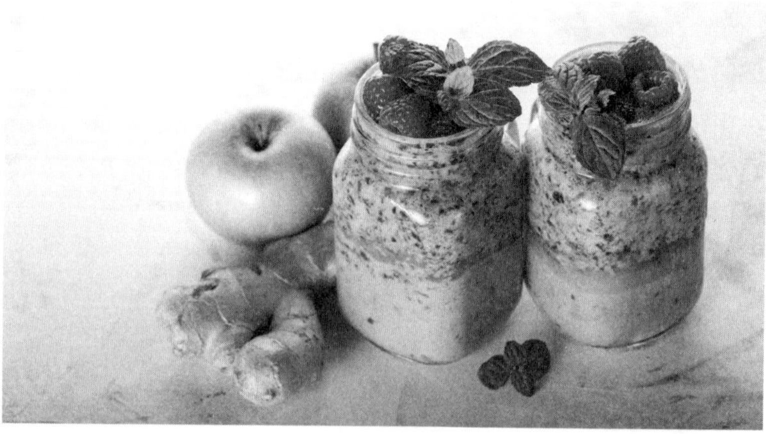

Los *smoothies* y jugos son fáciles de preparar y te aportan beneficios profundos para la salud de tu piel: están cargados de antioxidantes, vitaminas y minerales que promueven la regeneración celular, protegen contra el envejecimiento y calman la inflamación. ¡Prepáralos y disfruta de una piel radiante desde dentro!

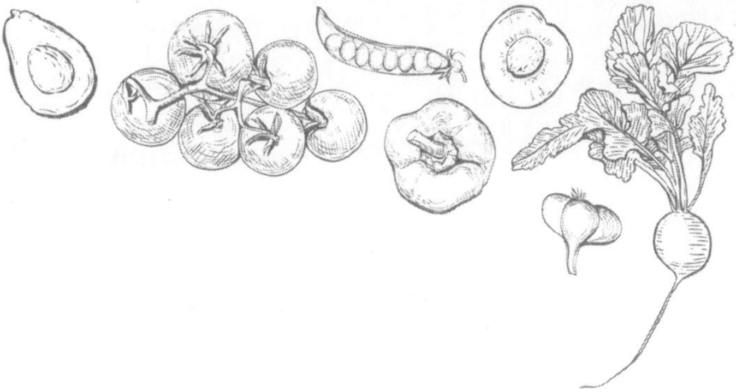

Capítulo 9

GRASAS SALUDABLES Y SU RELACIÓN CON LA BELLEZA

Las grasas saludables son esenciales para nuestra salud, y sí, ¡también para nuestra belleza! A pesar de la mala reputación que tienen las grasas, no todas son iguales. En este capítulo, vamos a explorar qué son realmente las grasas saludables, por qué son necesarias y cómo pueden ayudarnos a tener una piel más radiante. Para entender qué son las grasas saludables, primero debemos saber que no todas las grasas son iguales.

Hay tres tipos principales de ácidos grasos:

1. Ácidos grasos saturados: se encuentran en alimentos de origen animal, como la carne y los productos lácteos. Son sólidos a temperatura ambiente y, aunque no son intrínsecamente «malos», un consumo excesivo puede estar asociado con problemas de salud cardiovascular.

2. Ácidos grasos monoinsaturados (AGMI): estos son los héroes de la dieta mediterránea. Se encuentran en alimentos como el aceite de oliva, el aguacate y los frutos

secos (almendras, nueces). Son líquidos a temperatura ambiente y tienen numerosos beneficios para la salud, incluyendo la reducción del colesterol LDL (el «malo») y el aumento del colesterol HDL (el «bueno»).

3. Ácidos grasos poliinsaturados (AGPI): aquí encontramos los famosos omega-3 y omega-6, esenciales porque nuestro cuerpo no puede producirlos por sí solo. Los omega-3 son conocidos por sus efectos antiinflamatorios y su capacidad para mejorar la función cerebral y la salud del corazón. Los omega-6 también son importantes, y es fundamental conseguir un equilibrio adecuado entre ambos.

Pese a la mala fama que tienen todas las grasas, lo cierto es que las grasas saludables juegan un papel crucial en la nutrición y, al contrario de lo que se pueda pensar, son absolutamente necesarias para nuestro bienestar.

Primero lo primero: tu piel necesita grasas. Sí, leíste bien. Las grasas saludables te ayudan a mantener la piel hidratada, flexible y protegida. ¿Te imaginas una crema hidratante que no tenga aceites? ¡Sería inútil! Pues lo mismo ocurre desde el interior. Una dieta rica en grasas saludables asegura que las células cutáneas se mantengan fuertes y capaces de retener agua, lo que significa menos sequedad y menos arrugas.

Además, los ácidos grasos esenciales como los omega-3 también tienen propiedades antiinflamatorias, lo que puede ayudar a reducir el enrojecimiento y la inflamación en la piel, una bendición para quienes luchan con el acné o la rosácea. De hecho, consumir grasas saludables puede mejorar la elasticidad de la piel y darle ese brillo saludable que todos deseamos. Por otro lado, las grasas saludables también son vitales para la absorción de vitaminas liposolubles como la A, D, E y K. Estas vitaminas son esenciales para múltiples funciones, desde la salud de los ojos hasta la coagulación de la sangre, pasando por la inmunidad y, por supuesto, el cuidado de la piel. Sin grasas saludables en tu dieta, tu cuerpo no puede absorber adecuadamente estas vitaminas, lo que puede llevar a una piel seca, apagada y problemas de salud en general.

En resumen, cuando hablamos de grasas saludables, pensamos en el equilibrio. No hay necesidad de temerlas, sino de elegirlas sabiamente. Aceite de oliva, aguacates, frutos secos, semillas y pescados grasos no solo hacen que las comidas sean más sabrosas, sino que aportan beneficios que se reflejan en tu piel y tu salud en general. Así que, la próxima vez que pienses en cortar las grasas de tu dieta, recuerda: lo importante no es eliminar, sino saber elegir.

Ácidos grasos omega-3: aliados de la piel

Los ácidos grasos omega-3 son un tipo de grasa poliinsaturada que ha ganado una gran reputación en el mundo de la nutrición saludable, y por muy buenas razones. Estos ácidos grasos esenciales no solo benefician nuestro corazón y cerebro, sino que también desempeñan un papel crucial en la salud y la apariencia de nuestra piel.

Empecemos con un poco de ciencia. Los omega-3 son ácidos grasos esenciales porque el cuerpo humano no puede producirlos por sí mismo. Esto significa que necesitamos obtenerlos a través de la alimentación. Los tres tipos principales de omega-3 son el ácido eicosapentaenoico (EPA), el ácido docosahexaenoico (DHA) y el ácido alfa-linolénico (ALA).

Los EPA y DHA se encuentran principalmente en pescados grasos como el salmón, la caballa, las sardinas y el atún. Por otro lado, el ALA proviene de fuentes vegetales como las semillas de chía, la linaza y las nueces. Estos nutrientes son conocidos por sus efectos antiinflamatorios, algo esencial cuando hablamos de una piel sana y libre de irritaciones.

Beneficios de los omega-3 en la piel: hidratación, elasticidad y reducción de la inflamación

Entonces, ¿cómo actúan los omega-3 para mejorar nuestra piel? Veamos algunos de sus beneficios clave:

1. Hidratación y suavidad: los ácidos grasos omega-3 ayudan a retener la humedad en la piel, haciendo que se mantenga suave e hidratada. Esto es especialmente importante en climas secos o para aquellas personas que luchan con piel seca y escamosa. Imagínalos como el aceite que engrasa las bisagras de una puerta: sin ellos, la piel se siente tirante y áspera. Pero con suficiente cantidad, la piel puede retener la humedad y mantener su elasticidad natural.

2. Reducción de la inflamación: uno de los efectos más potentes de los omega-3 es su capacidad para reducir la inflamación. Dado que muchas afecciones cutáneas, como el acné, la rosácea y la psoriasis, están relacionadas con procesos inflamatorios, incluir omega-3 en tu dieta puede ayudar a calmar la piel, reduciendo el enrojecimiento y la hinchazón. Menos inflamación implica menos brotes y una piel más uniforme.

3. Protección contra el daño solar: los estudios han demostrado que los omega-3 pueden ayudar a proteger la piel contra los efectos dañinos de la radiación ultravioleta (UV). Esto no significa que debas saltarte el protector solar, pero sí que los omega-3 ofrecen una capa extra de defensa contra el fotoenvejecimiento.

4. Mejora de la barrera cutánea: los omega-3 ayudan a fortalecer la barrera natural de la piel, que actúa como un escudo protector contra las toxinas y los contaminantes del ambiente. Esto es especialmente importante si vives en una ciudad con altos niveles de contaminación, ya

que una barrera fuerte previene la penetración de partículas dañinas que pueden acelerar el envejecimiento.

Fuentes principales de omega-3: ¡añádelos a tu plato!

- Pescado azul: intenta consumir pescados como el salmón, la caballa, las sardinas y el atún al menos dos veces por semana. Son deliciosos y están cargados de EPA y DHA, los tipos de omega-3 más fácilmente utilizables por el cuerpo.
- Semillas de chía y linaza: ¿sabías que solo una cucharada de semillas de chía contiene más omega-3 que un filete de salmón? Agrega estas semillas a tus batidos, ensaladas o yogur para obtener una dosis extra de estos ácidos grasos.
- Nueces: las nueces son uno de los frutos secos más ricos en omega-3. Puedes llevar un puñado contigo para un *snack* saludable en cualquier momento del día.
- Suplementos de aceite de pescado o aceite de algas: si te cuesta incluir suficientes alimentos ricos en omega-3 en tu dieta, podrías necesitar tomar un suplemento. Los aceites de algas son una excelente opción para los vegetarianos y veganos.

Los ácidos grasos omega-3 son esenciales para mantener una buena salud general, además de particularmente beneficiosos para quienes desean una piel hidratada, elástica y libre de inflamación. Incluirlos en tu dieta puede suponer la diferencia entre una piel apagada y una piel que irradia salud.

Ácidos grasos omega-6: ¿equilibrio o exceso?

Los ácidos grasos omega-6 son otro tipo importante de grasas poliinsaturadas que cumplen funciones clave en nuestro cuerpo. Sin embargo, cuando hablamos de ellos, la palabra «equilibrio» es clave. Al igual que los omega-3, los omega-6 son esenciales; nuestro cuerpo no puede producirlos por sí solo y necesitamos obtenerlos de nuestra dieta. Pero, a diferencia de los omega-3, que suelen escasear en nuestras dietas modernas, los omega-6 a menudo están en exceso, lo que puede llevar a problemas de salud, incluida la inflamación crónica.

Los ácidos grasos omega-6, como el ácido linoleico, son esenciales para el crecimiento, el desarrollo cerebral y la función celular. Se encuentran en muchos alimentos, especialmente en aceites vegetales como el aceite de girasol, maíz, soja, y productos derivados de estos aceites. También están presentes en alimentos como las nueces y las semillas.

En el cuerpo, los omega-6 cumplen varias funciones importantes:

- Energía: son una fuente de energía rápida para el cuerpo.
- Estructura celular: ayudan a formar las membranas celulares, lo que contribuye a mantener la integridad y funcionalidad de las células.
- Inflamación y curación: aunque esto pueda sonar contradictorio, los omega-6 tienen un papel dual. Pueden promover procesos inflamatorios, que son importantes para la curación de heridas y para combatir infecciones. Sin embargo, en exceso, pueden llevar a un estado de inflamación crónica, que se asocia con enfermedades de la piel, problemas cardíacos y otras afecciones inflamatorias.

El problema del exceso de omega-6 en la dieta moderna

El desafío con los omega-6 no es que sean dañinos en sí mismos, sino que nuestra dieta moderna está repleta de ellos, mientras que a menudo nos quedamos cortos en omega-3.

Este desequilibrio puede provocar un aumento en la producción de compuestos inflamatorios en el cuerpo, lo que a su vez puede contribuir a condiciones como el acné, la rosácea y otras enfermedades inflamatorias de la piel. En resumen, mientras que los omega-6 ayudan a nuestro cuerpo en varias funciones, el exceso sin el equilibrio adecuado con los omega-3 puede ser problemático.

Para darte una idea, la proporción ideal de omega-6 a omega-3 debería ser aproximadamente de 4:1, o incluso 2:1. Sin embargo, en las dietas occidentales, la proporción es a menudo mucho mayor, llegando a 20:1 o incluso más. Esto se debe a la abundancia de aceites vegetales refinados en alimentos procesados y fritos.

Cómo mantener un equilibrio saludable de omega-6 y omega-3

Cambios en tu dieta para equilibrar la ingesta de omega-6 y omega-3:

1. Reduce el consumo de aceites vegetales refinados: se encuentran en muchos alimentos ultraprocesados y comidas rápidas. Intenta cocinar con aceites más saludables, como el aceite de oliva virgen extra, que tiene un mejor perfil de ácidos grasos.

2. Aumenta la ingesta de omega-3: comer más pescados grasos como el salmón, las sardinas y el atún ayudará a equilibrar tu consumo de omega-6. Si eres vegetariano o vegano, opta por fuentes vegetales como semillas de lino, chía y nueces, o suplementos de aceite de algas.

3. Elige fuentes más naturales de omega-6: en lugar de obtener tus omega-6 de alimentos ultraprocesados, trata de consumirlos a través de nueces y semillas naturales.

Estas opciones vienen acompañadas de otros nutrientes beneficiosos, como la fibra y las vitaminas.

Un exceso de omega-6 sin la compensación adecuada puede llevar a un estado de inflamación crónica que afecta no solo la piel, sino todo el cuerpo. La próxima vez que cocines, piensa en qué tipo de aceite estás usando y si estás tomando suficientes omega-3 para contrarrestar el efecto. ¡Tu piel y tu salud general te lo agradecerán!

Grasas saturadas: ¿realmente debemos temerlas?

Las grasas saturadas han sido, durante mucho tiempo, el «chico malo» de la nutrición. Durante décadas, fueron culpadas de todo tipo de problemas de salud, desde el aumento del colesterol hasta las enfermedades cardíacas. Pero ¿es realmente justo demonizarlas por completo? La respuesta, como tantas veces ocurre en la nutrición, tiene sus matices.

Se trata de un tipo de grasa que se encuentra principalmente en alimentos de origen animal, como la carne, la mantequilla, el queso y los productos lácteos enteros. También se pueden encontrar en algunos aceites vegetales, como el aceite de coco y el aceite de palma. Estas grasas son sólidas a temperatura ambiente, y esta es una de las razones por las que se utilizaron tanto en la industria alimentaria durante décadas: ofrecen una textura y estabilidad que no se encuentran en las grasas líquidas.

El término «saturado» se refiere a la estructura química de estas grasas, que no tiene enlaces dobles entre los átomos de carbono, lo que las hace menos flexibles que las grasas insaturadas. Y aquí es donde la ciencia se ha dividido: durante mucho tiempo se creyó que esta rigidez química se traducía en rigidez en las arterias, pero resulta que el cuerpo humano es mucho más complejo que eso.

Durante muchos años, se creyó que las grasas saturadas eran las principales culpables del aumento del colesterol malo (LDL) y, por ello, de un mayor riesgo de enfermedades cardiovasculares. Esto llevó a las autoridades sanitarias a recomendarnos reducir drásticamente el consumo de alimentos ricos en grasas saturadas y optar por opciones *light* o sin grasa. Pero la historia no es tan simple.

Estudios más recientes sugieren que el efecto de las grasas saturadas en el colesterol y la salud cardiovascular no es tan claro como se pensaba. Algunos tipos de grasas saturadas pueden aumentar el colesterol LDL, pero también pueden aumentar el colesterol HDL (el «bueno»), que ayuda a proteger el corazón. Además, parece que el impacto de las grasas saturadas en el cuerpo depende de otros factores, como la calidad de la dieta general y el nivel de actividad física.

Grasas saturadas en la piel: ¿amigas o enemigas?

Si bien las grasas saturadas han sido muy criticadas, algunos alimentos ricos en estas grasas también ofrecen beneficios que no debemos ignorar, especialmente para la piel. Por ejemplo:

1. Aceite de coco: este aceite se ha convertido en una estrella en la industria del cuidado de la piel gracias a sus propiedades hidratantes y antimicrobianas. Aunque es rico en grasas saturadas, el aceite de coco puede ayudar a mantener la piel hidratada, suave y protegida contra infecciones. Usado de manera tópica, es un excelente humectante natural.

2. Mantequilla y ghee: en cantidades moderadas, la mantequilla y el ghee (una versión clarificada de la mantequilla) pueden ser parte de una dieta equilibrada. Ambos

son ricos en vitamina A, que es esencial para la salud de la piel. Además, la vitamina A se almacena en las células de grasa, por lo que las grasas saturadas contribuyen a su absorción.

3. Chocolate negro: puede parecer una sorpresa, pero el chocolate negro también contiene una pequeña cantidad de grasas saturadas. Además de ser delicioso, es una fuente rica en antioxidantes que ayudan a combatir los radicales libres y proteger la piel del envejecimiento prematuro.

¿Cómo disfrutar de las grasas saturadas de forma equilibrada?

Aunque no es necesario eliminar por completo las grasas saturadas de tu dieta, es importante consumirlas con moderación y optar por fuentes de alta calidad. Aquí tienes algunas pautas para aprovecharlas de forma equilibrada:

- Elige fuentes naturales: opta por productos enteros y mínimamente procesados, como la carne magra, los huevos, la mantequilla de pasto y el aceite de coco, en lugar de alimentos ultraprocesados que contengan grasas saturadas junto con otros aditivos poco saludables.

- No olvides el equilibrio: no se trata solo de limitar las grasas saturadas, sino de asegurarte de que haya un equilibrio adecuado entre las grasas saturadas, monoinsaturadas y poliinsaturadas en tu dieta.

- Disfruta, pero con moderación: comer un trozo de chocolate negro o usar un poco de mantequilla en tu desayuno no va a ser el fin del mundo. De hecho, ¡puede ser parte de una dieta equilibrada y deliciosa! El truco está en la moderación y en ser consciente de las porciones.

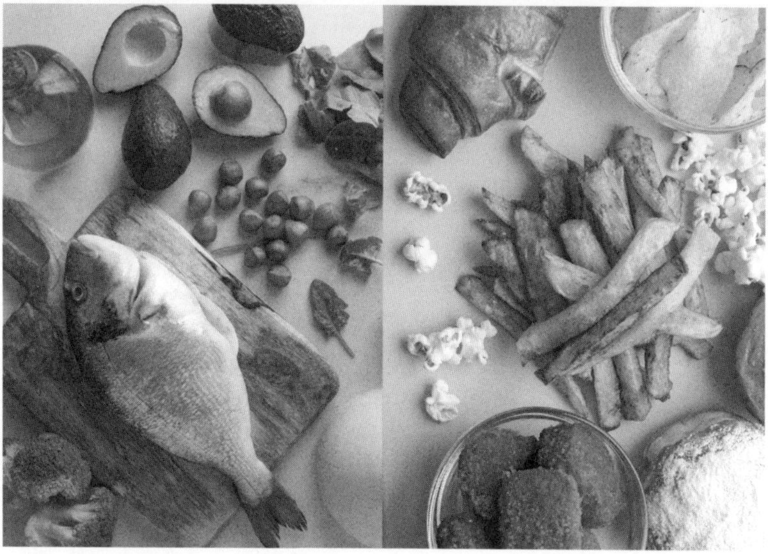

Grasas saludables y poco saludables.

Las grasas saturadas no son el enemigo absoluto que nos hicieron creer durante tanto tiempo. Si bien es cierto que debemos tener cuidado con su consumo excesivo, especialmente cuando provienen de alimentos procesados y ultraprocesados, algunas fuentes naturales de grasas saturadas pueden aportar beneficios que van más allá del sabor y la textura. Como siempre, el secreto está en el equilibrio, en la calidad de los alimentos que elegimos y en cómo los combinamos dentro de nuestra dieta diaria.

Grasas trans: el enemigo número uno de la piel y la salud

Las grasas trans han sido un tema candente en el mundo de la nutrición y, a diferencia de otras grasas, aquí no hay mucho debate: son, sin duda, las peores para nuestra salud. Aunque el término suena técnico y complicado, el impacto de estas grasas en nuestro cuerpo, y en particular, en nuestra piel, es bastante sencillo de entender.

Las grasas trans son un tipo de grasa insaturada que se forma cuando los aceites líquidos se convierten en sólidos a través de un proceso químico llamado hidrogenación parcial. Este proceso se realiza para aumentar la vida útil de los productos y mejorar su textura, por lo que encontrarás grasas trans en muchos alimentos procesados, como la margarina, las galletas, la bollería industrial, las papas fritas y otros *snacks*.

Hay dos tipos de grasas trans:

1. Grasas trans naturales: se encuentran en pequeñas cantidades en productos de origen animal, como la carne de vaca y los productos lácteos. No parecen ser tan perjudiciales como las grasas trans artificiales, aunque aún se recomienda consumirlas con moderación.

2. Grasas trans artificiales: estas son las verdaderas culpables de la mala reputación de las grasas trans. Se encuentran en alimentos ultraprocesados y son el resultado de la hidrogenación parcial de aceites vegetales.

¿Por qué son tan malas las grasas trans?

Aquí están las razones por las que deberías mantenerlas fuera de tu dieta:

1. Aumentan el colesterol «malo» (LDL) y reducen el colesterol «bueno» (HDL): esto aumenta el riesgo de enfermedades cardíacas, aterosclerosis y accidentes cerebrovasculares. Es un doble golpe para tu corazón.

2. Promueven la inflamación: las grasas trans fomentan la inflamación, lo que crea un entorno propicio para los radicales libres que dañan las células de la piel y provocan arrugas y pérdida de elasticidad.

3. Impactan negativamente en la piel: al alterar la composición de las membranas celulares, las grasas trans pueden afectar la capacidad de la piel para retener la humedad, lo que la hace ver más seca y apagada. Además, la inflamación que promueven no solo afecta el interior del cuerpo, sino que se manifiesta en el exterior con enrojecimiento, hinchazón y brotes.

4. Afectan el metabolismo y aumentan el riesgo de resistencia a la insulina: esta es una mala noticia para tu piel, ya que esta resistencia puede estar vinculada con el aumento de la producción de sebo (grasa en la piel) y el desarrollo de acné.

A menudo, las grasas trans se esconden en los alimentos que parecen inofensivos. Algunos de los mayores culpables son:

- Margarinas y mantecas vegetales.
- Galletas, pasteles y bollería industrial.
- Comida rápida: especialmente frituras como papas fritas, aros de cebolla y algunas pizzas congeladas.
- *Snacks* envasados: palomitas para microondas, chips y *crackers.*
- Salsas y aderezos para ensaladas: algunos productos contienen aceites parcialmente hidrogenados.

Para evitarlas, lee las etiquetas. Si ves «aceites parcialmente hidrogenados» en la lista de ingredientes, mejor deja ese producto en el estante. Las regulaciones han mejorado en los últimos años y muchas empresas han reducido o eliminado las grasas trans de sus productos, pero aún es importante mantenerse alerta.

Cómo integrar grasas saludables en tu dieta diaria

Ya hemos visto por qué las grasas saludables son esenciales para nuestra piel, nuestro cuerpo y nuestra salud general. Pero saber qué son las grasas saludables es solo el primer paso. El siguiente reto es aprender a integrarlas en nuestra dieta de una manera equilibrada y deliciosa. Porque, seamos honestos, comer bien no tiene que ser aburrido. Dicho esto, vamos a explorar formas sencillas y prácticas de incorporar estas grasas beneficiosas en tu día a día.

1. Empieza el día con grasas saludables

El desayuno es una excelente oportunidad para incluir grasas saludables. Aquí tienes algunas ideas sencillas:

- Tostada con aguacate: un clásico. El aguacate es rico en grasas monoinsaturadas que ayudan a mantener la piel hidratada. Añádele un poco de aceite de oliva, unas rodajas de tomate y un toque de pimienta para darle más sabor.

- Batido de frutos secos: mezcla leche (puede ser de almendras), un puñado de nueces, una cucharada de semillas de chía y frutas como plátano o fresas. Este batido está lleno de omega-3 y grasas saludables para empezar el día con energía.

2. Aliña tus ensaladas con aceites saludables

Uno de los errores más comunes es utilizar salsas para ensaladas ultraprocesadas, que suelen estar llenas de grasas trans y azúcares. Cambia esas opciones por aceites saludables:

- Aceite de oliva virgen extra: no es solo para las ensaladas; es el «oro líquido» de la dieta mediterránea, y su contenido en antioxidantes y grasas monoinsaturadas es ideal para la piel. Úsalo para aderezar vegetales, pastas y carnes.

- Aceite de sésamo: aporta un sabor delicioso y es rico en grasas poliinsaturadas. Puedes usarlo en tus ensaladas asiáticas o para cocinar verduras salteadas.

3. Cocina con grasas de calidad
Principalmente, opta por utilizar aceite de oliva virgen extra. Si no es posible, otras opciones saludables serían el aceite de coco y la mantequilla de pasto.

4. *Snacks* que suman grasas saludables sin sumar kilos
Muchas veces, los *snacks* que elegimos están llenos de grasas trans y otros ingredientes poco saludables. Opta por opciones que te aporten grasas beneficiosas sin esfuerzo:

- Nueces y almendras: son ricas en omega-3 y grasas monoinsaturadas, además de ser una fuente de antioxidantes. Llévalas contigo para cuando necesites picar algo.

- Chocolate negro: un pequeño cuadrado de chocolate con al menos un 70 % de cacao es una delicia rica en antioxidantes y grasas saludables. Es importante elegir opciones con bajo contenido en azúcar para aprovechar al máximo sus beneficios.

5. Dales un giro a tus cenas: pescados y aguacates
La cena es otro momento perfecto para integrar grasas saludables sin complicarte la vida:

- Salmón al horno con hierbas: el salmón está repleto de omega-3, lo que ayuda a mantener la piel suave y sin inflamaciones. Además, al cocinarlo al horno con un poco de aceite de oliva y hierbas, conservas sus propiedades saludables.

- Ensalada de aguacate y quinoa: el aguacate y la quinoa se complementan perfectamente para darte una cena ligera y llena de grasas beneficiosas. Puedes añadirle un poco de aceite de sésamo para realzar el sabor.

6. Evita las trampas: limita las grasas poco saludables
Tan importante como saber qué grasas incluir es saber cuáles evitar. Las grasas trans y las saturadas de baja calidad se encuentran en alimentos ultraprocesados que ofrecen poco valor nutricional. Algunas trampas comunes que deberías evitar:

- Comida rápida: las hamburguesas, papas fritas y otros productos fritos suelen estar cocinados en aceites hidrogenados. Opta por versiones caseras de estos alimentos, donde puedas controlar los ingredientes.

- Productos *light* que esconden grasas no saludables: muchas veces, los productos etiquetados como *light* eliminan las grasas naturales y las reemplazan con aditivos que no siempre son beneficiosos. Lee las etiquetas y asegúrate de que no contengan grasas hidrogenadas o aceites vegetales refinados.

Incorporar grasas saludables en tu dieta es más fácil de lo que parece y, además, tu piel te lo agradecerá. Desde aceites para aliñar ensaladas hasta *snacks* fáciles y deliciosos, hay muchas maneras de asegurarte de que obtienes las grasas que necesitas para mantener tu piel hidratada, elástica y radiante. La próxima vez que prepares tu menú semanal, recuerda: no todas las grasas son malas, y elegir las correctas puede hacer maravillas por tu salud y tu belleza.

El equilibrio perfecto: cómo combinar diferentes tipos de grasas en la dieta

Entender la importancia de las grasas saludables es esencial, pero también lo es aprender a combinarlas de manera equilibrada en nuestra alimentación diaria. Demasiado de algo bueno puede volverse malo, y la clave para una piel radiante y una salud óptima está en encontrar el equilibrio adecuado entre las diferentes grasas que consumimos. Vamos a descubrir cómo lograrlo.

Cada tipo de grasa cumple una función distinta en nuestro cuerpo, y necesitamos todas ellas en las proporciones adecuadas para mantenernos saludables. Aquí tienes una pequeña recapitulación de lo que hemos visto hasta ahora:

1. Grasas monoinsaturadas: son fantásticas para la salud del corazón y la piel. Ayudan a reducir el colesterol malo y aumentan el bueno, además de ser una excelente fuente de antioxidantes.

2. Grasas poliinsaturadas (omega-3 y omega-6): los omega-3 reducen la inflamación y mejoran la elasticidad de la piel, mientras que los omega-6 son esenciales para el crecimiento celular. El problema es que necesitamos un equilibrio entre estos dos tipos para evitar la inflamación crónica.

3. Grasas saturadas: necesarias en pequeñas cantidades para el correcto funcionamiento del cuerpo. Las fuentes naturales, como el aceite de coco, el ghee y la mantequilla de pasto, pueden ser beneficiosas si se consumen con moderación.

4. Grasas trans: estas deben evitarse a toda costa. Se encuentran en alimentos ultraprocesados y aumentan significativamente el riesgo de problemas de salud.

Para mantener un equilibrio adecuado, te ofrezco algunos consejos prácticos que puedes implementar en tu día a día:

Prioriza las grasas monoinsaturadas y poliinsaturadas: estas deberían ser las protagonistas de tu dieta. Puedes incluir aceite de oliva en tus ensaladas, cocinar con aceite de coco o mantequilla de pasto, y asegurarte de que al menos dos veces a la semana consumas pescados ricos en omega-3.

Controla la ingesta de omega-6: aunque es esencial, estos ácidos grasos suelen estar en exceso en la dieta occidental moderna. Evita los aceites vegetales refinados y ultraprocesados, que a menudo contienen grandes cantidades de omega-6, y opta por alimentos naturales como nueces y semillas para obtenerlos de manera más equilibrada.

Mezcla las fuentes de grasas: no dependas solo de un tipo de grasa. Por ejemplo, usa aceite de oliva para tus ensaladas, aceite de coco para cocinar platos dulces y pescados ricos en omega-3 para tus cenas. Así, aseguras una ingesta variada y equilibrada de diferentes tipos de grasas.

El peligro de los desequilibrios y cómo evitarlos

El consumo excesivo de grasas saturadas o trans puede conducir a problemas graves de salud, como enfermedades cardiovasculares e inflamación crónica. Por otro lado, un exceso de omega-6 sin una ingesta adecuada de omega-3 puede fomentar la inflamación en lugar de reducirla. Para evitar estos problemas:

- Lee las etiquetas: especialmente en productos procesados, busca ingredientes como «aceites parcialmente hidrogenados» o «aceites vegetales refinados», que suelen ser fuentes de grasas trans y omega-6 en exceso.

- Sé consciente de las porciones: aunque las grasas saludables son beneficiosas, son muy densas en calorías, por lo que las porciones deben ser moderadas para evitar el exceso de calorías diarias.

El equilibrio es clave cuando hablamos de grasas saludables. Saber combinar diferentes tipos de grasas en tu dieta diaria puede marcar la diferencia no solo en la salud de tu piel, sino también en tu bienestar general. Así que, la próxima vez que estés cocinando, experimenta con diferentes aceites y alimentos ricos en grasas saludables, y disfruta de los beneficios que aportan tanto a tu cuerpo como a tu piel. ¡Tu paladar y tu piel te lo agradecerán!

El papel de las grasas saludables en una piel radiante y un cuerpo sano

- Las grasas saludables son esenciales: los ácidos grasos monoinsaturados y poliinsaturados, especialmente los omega-3, desempeñan un papel fundamental en la salud de la piel al mantener la hidratación, reducir la inflamación y mejorar la elasticidad. Además, ayudan en la absorción de vitaminas esenciales para una piel radiante y bien nutrida.
- El equilibrio es fundamental: aunque todas las grasas tienen su función, el equilibrio entre ellas es crucial. Un exceso de grasas saturadas o trans puede llevar a problemas de salud, mientras que una ingesta adecuada de grasas monoinsaturadas y poliinsaturadas, equilibrada con grasas saturadas naturales, ayuda a mantener el cuerpo y la piel en óptimas condiciones.
- Grasas trans, las verdaderas enemigas: a diferencia de las grasas saludables, las grasas trans deben evitarse por completo. No solo promueven la inflamación y los problemas cardiovasculares, sino que también aceleran el envejecimiento de la piel y contribuyen a una serie de problemas de salud graves.

Nuestra piel es el órgano más visible y actúa como un reflejo de nuestra salud interna. Comer grasas saludables puede mejorar la textura y el tono de la piel, hacerla más resistente a

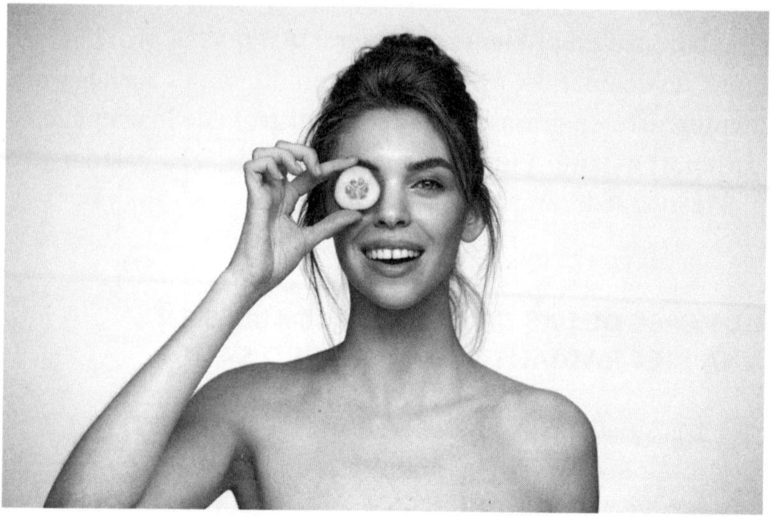

Encontrar el equilibrio hace que estemos sanos y radiantes por dentro y por fuera.

los daños y mantenerla hidratada. Por otro lado, una dieta alta en grasas no saludables puede provocar inflamación crónica, piel apagada y envejecimiento prematuro.

Imagina que tu piel es como una esponja: si está bien cuidada y nutrida, es suave, flexible y brillante; pero si se seca y se descuida, se vuelve áspera, opaca y menos elástica. Las grasas saludables ayudan a mantener esa «esponja» en perfecto estado, asegurando que tu piel luzca y se sienta saludable.

Consejos para mantener una dieta equilibrada en grasas saludables

Para cerrar este capítulo, aquí tienes algunos consejos prácticos para asegurarte de que estás consumiendo las grasas adecuadas:

1. Varía las fuentes de grasas saludables: incluye una variedad de alimentos ricos en grasas saludables en tu dieta diaria. Prueba diferentes aceites como el de oliva, sésamo, nueces y aguacates. ¡Tu paladar también se beneficiará de la variedad!

2. Evita los productos ultraprocesados: lee las etiquetas y evita los productos que contengan grasas trans o aceites parcialmente hidrogenados. Opta por alimentos frescos y naturales siempre que sea posible.

3. Consume pescado graso regularmente: intenta comer pescado como el salmón, las sardinas o la caballa al menos dos veces por semana para asegurarte de que estás obteniendo suficientes omega-3.

4. No temas a las grasas naturales: algunas grasas saturadas naturales, como las presentes en el aceite de coco, el ghee y la mantequilla de pasto, pueden ser parte de una dieta equilibrada si se consumen con moderación.

5. Mantén el equilibrio entre omega-3 y omega-6: reduce el consumo de aceites vegetales refinados que contienen altas cantidades de omega-6 y aumenta tu ingesta de alimentos ricos en omega-3. El equilibrio entre ambos es esencial para mantener la inflamación bajo control.

Las grasas saludables son mucho más que un simple componente de nuestra dieta; son esenciales para mantener una piel radiante, un corazón fuerte y un cuerpo sano. Al elegir sabiamente y equilibrar nuestra ingesta de diferentes tipos de grasas, podemos disfrutar de una alimentación deliciosa y beneficiosa que nos hará sentirnos y vernos mejor. Así que, la próxima vez que estés cocinando, no dudes en añadir ese toque de aceite de oliva virgen extra o preparar una ensalada con aguacate. ¡Tu piel, tu cuerpo y tu mente te lo agradecerán!

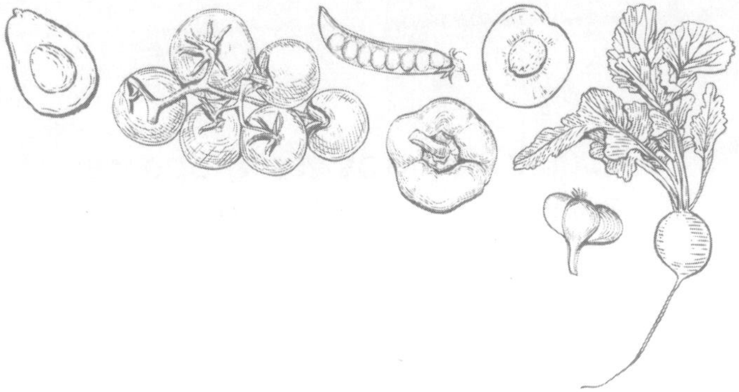

Capítulo 10

ALIMENTOS QUE NOS INFLAMAN Y ACELERAN LA GLICACIÓN

A estas alturas, tenemos muy claro que el exceso de azúcar en la dieta tiene impactos negativos significativos tanto en la salud como en la apariencia de la piel.

Impacto en la piel:

- La glicación provocada por el azúcar daña el colágeno y la elastina, componentes cruciales para la firmeza y la elasticidad dc la piel.
- La piel se vuelve más frágil y susceptible a arrugas y flacidez debido a la formación de productos finales de glicación avanzada (AGE).

Efectos sistémicos:

- Los AGE estimulan respuestas inflamatorias, lo que contribuye al envejecimiento acelerado.
- El proceso de glicación intensifica la producción de radicales libres y el estrés oxidativo, lo que deteriora aún más la salud celular.

Carbohidratos refinados y su papel en la inflamación

Los carbohidratos refinados son como esos amigos que al principio parecen divertidos, pero que al final siempre te dejan con un bajón. Se descomponen tan rápido en glucosa que tu cuerpo se encuentra subiendo y bajando en una montaña rusa de azúcar en sangre. Este descontrol no solo desata un torbellino de glicación, sino que también enciende las alarmas de inflamación, afectando negativamente tu bienestar general.

- Picos de glucosa: comes un pastelito y, ¡bum!, tu glucosa se dispara, solo para caer en picado poco después.

- Producción de insulina: es como el bombero del cuerpo, que actúa a toda velocidad para calmar la glucosa. Sin embargo, abusar de este mecanismo puede llevar a niveles elevados de insulina, lo que desencadena problemas inflamatorios.

- Estrés oxidativo: tu cuerpo sufre un desgaste acelerado, lo que afecta desde la piel hasta los órganos.

En cambio, los carbohidratos complejos, como los que encuentras en alimentos integrales, son los verdaderos aliados: se descomponen lentamente, mantienen la energía constante y previenen este caos metabólico. ¡Así que elige a tus acompañantes sabiamente!

Estas son algunas estrategias prácticas que puedes utilizar para reducir el consumo de azúcar y carbohidratos refinados, sustituyéndolos por opciones más saludables:

- Bebidas y azúcar añadido: despídete de los refrescos y jugos industriales. Opta por agua con un toque refrescante de frutas o infusiones sin azúcar.

- Carbohidratos integrales: di adiós al pan blanco y al arroz refinado; hazle un espacio al arroz integral, la avena y la quinoa para mantener tus niveles de glucosa bajo control.
- Atención a las etiquetas: no dejes que los productos procesados te engañen; revisa las etiquetas y huye de azúcares como el jarabe de maíz.
- *Snacks* saludables: cambia las galletas por frutas frescas, frutos secos o yogur sin azúcar; tu cuerpo y energía te lo agradecerán.
- Endulzantes naturales: si no puedes resistirte al toque dulce, la estevia y el eritritol son opciones saludables que no disparan tu glucosa.

Eliminar o reducir los azúcares y carbohidratos refinados no es solo un cambio de dieta, sino un compromiso con una piel más joven, un cuerpo libre de inflamación y una vida con más energía. ¡Cuidar de nuestra salud puede ser delicioso y divertido!

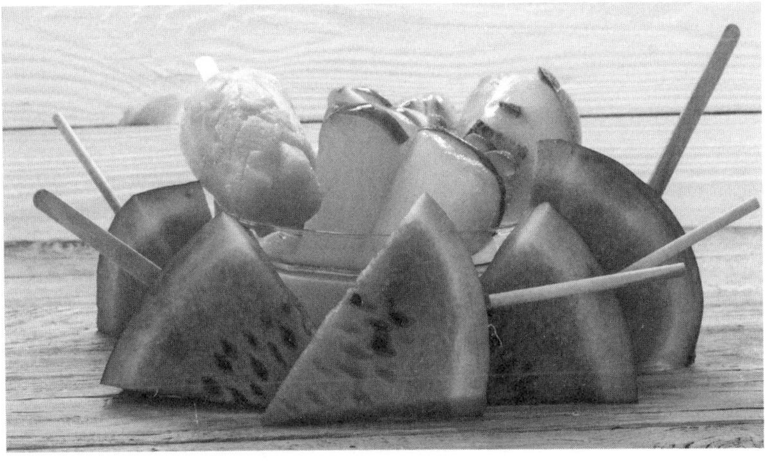

La fruta puede congelarse y convertirse en un delicioso helado.

Grasas trans y aceites refinados

Las grasas trans y los aceites refinados son villanos implacables en una historia de salud: nunca llegan solos, siempre traen problemas. Estas grasas insaturadas procesadas, populares en la industria por su textura y larga duración, son el enemigo número uno de nuestra juventud celular y nuestro bienestar general. Si alguna vez has disfrutado de un *snack* ultraprocesado, un pastel o una margarina, has tenido un encuentro directo con ellas.

- Hidrogenación: es el proceso que transforma los aceites en grasas trans, haciéndolas sólidas y resistentes al paso del tiempo (¡pero letales para tus células!).

- Efectos dañinos: alteran las membranas celulares, dificultan el transporte de nutrientes y encienden las alarmas de inflamación en el cuerpo.

- Consecuencias a largo plazo: aumentan los marcadores inflamatorios, aceleran el envejecimiento y están vinculadas a enfermedades graves como problemas cardiovasculares, diabetes y daños metabólicos.

- Oxidación celular: las grasas trans promueven la formación de radicales libres, acelerando el deterioro de la piel y otros tejidos, robándonos vitalidad.

Así que, si queremos una piel radiante y una vida libre de inflamación, despedirnos de estas grasas es un paso esencial.

Los aceites vegetales refinados, como los de maíz, girasol o soja, se someten a procesos industriales a altas temperaturas y con el uso de químicos que destruyen sus beneficios naturales y generan compuestos dañinos. Esta transformación hace que las grasas se oxiden y favorezcan la inflamación en tu cuerpo.

Estos aceites contienen grandes cantidades de ácidos grasos omega-6, que, aunque son necesarios en pequeñas proporciones, pueden ser una verdadera complicación si se consumen en exceso, ya que alimentan la inflamación en lugar de reducirla.

El problema es el desequilibrio moderno entre omega-6 y omega-3, grasas que tienen propiedades antiinflamatorias y cuyo consumo suele ser insuficiente en la dieta actual. Este desbalance crea un entorno inflamatorio, lo que acelera el envejecimiento celular y daña la salud de la piel, dejando huellas visibles y afectando el bienestar general. ¡Dale a tu cuerpo las grasas que realmente le gustan! Reducir las grasas trans y los aceites refinados no solo mejora tu salud, sino que también impulsa a tu piel a lucir más joven y radiante. Aquí van algunas opciones que prometen hacer las paces con tus células:

- Aceite de oliva virgen extra: rico en antioxidantes y grasas monoinsaturadas, es perfecto para ensaladas y cocciones suaves. Además, combate la inflamación y protege la piel.

- Aceite de coco: aunque tiene grasas saturadas, los MCT (triglicéridos de cadena media) que contiene actúan como combustible rápido para el cuerpo. Es ideal para usar con moderación y perfecto para cocinar a temperatura media.

- Aceite de aguacate: ideal para cocinar a altas temperaturas sin perder sus propiedades. Repleto de grasas buenas y antioxidantes, cuida tanto tu piel como tu organismo.

- Frutos secos y semillas: las nueces, las almendras, las semillas de chía y el lino aportan ácidos grasos omega-3. Ayudan a equilibrar el exceso de omega-6 y reducen la inflamación.

Sustituir las grasas dañinas por estas alternativas no refinadas puede ser una revolución para tu salud. Al optar por aceites no refinados y fuentes de grasas saludables, no solo mejoras tu bienestar, sino que también aportas a tu piel los nutrientes necesarios para mantenerla joven y firme.

Alimentos procesados y ultraprocesados: el enemigo oculto

Los alimentos procesados y ultraprocesados se han convertido en una constante de la dieta moderna. Aunque son prácticos y accesibles, muchos pueden tener efectos perjudiciales para la salud, especialmente en términos de inflamación y envejecimiento celular. Es importante entender la diferencia entre alimentos procesados y ultraprocesados. Los procesados incluyen productos como embutidos, pan y quesos, que han sido preparados o preservados. Por otro lado, los ultraprocesados van más allá, ya que contienen ingredientes industriales como conservantes, colorantes, potenciadores de sabor y edulcorantes.

Estos alimentos contienen elementos dañinos como:

- Azúcares añadidos: dañan el colágeno y la elastina de la piel, lo que provoca arrugas y pérdida de firmeza mediante la glicación.

- Grasas trans y aceites refinados: promueven la inflamación a nivel celular, afectando tanto la salud de la piel como el bienestar general.

- Aditivos y conservantes: sobrecargan el sistema inmune y fomentan inflamación crónica, con impactos negativos en la salud.

- Exceso de sal y sodio: contribuyen a la retención de líquidos, dejando la piel hinchada y deshidratada.

Reducir los ultraprocesados no significa renunciar a la practicidad en la dieta. Aquí tienes algunos consejos para minimizarlos:

- Cocina en casa con ingredientes frescos. Esta es una excelente manera de mantener el control sobre lo que comes. Además, revisar etiquetas cuidadosamente puede ayudarte a evitar productos engañosos que se venden como «saludables».

- Opta por *snacks* naturales como frutas frescas, frutos secos o yogur sin azúcar. Estos proporcionan antioxidantes y grasas saludables sin químicos añadidos.

- Revisa siempre las etiquetas antes de comprar, o ¡mejor aún! Compra productos frescos, de proximidad, que no llevan etiquetas.

Con pequeños cambios en tu dieta, puedes minimizar los efectos negativos de los ultraprocesados, promoviendo una piel más saludable y un envejecimiento más lento, y acercándote a un estilo de vida más equilibrado y nutritivo.

Productos lácteos: ¿inflamación o mito?

La relación entre los lácteos y la inflamación sigue siendo un tema controvertido en la investigación científica. Para algunas personas, el consumo de productos lácteos puede provocar efectos adversos en la piel, especialmente en condiciones inflamatorias como el acné. Sin embargo, no todos los lácteos tienen el mismo efecto, y la respuesta puede variar ampliamente según la tolerancia individual y el tipo de lácteo consumido.

Los productos lácteos, especialmente aquellos que no están fermentados, pueden provocar respuestas inflamatorias en algunas personas. Las causas de esta inflamación pueden estar relacionadas con factores como:

1. Intolerancia a la lactosa: cada vez más personas tienen dificultades para digerir la lactosa, el azúcar presente en la leche, lo que puede provocar molestias gastrointestinales e inflamación en el organismo.

2. Proteínas de la leche: las proteínas de la leche, en particular la caseína y el suero, pueden ser problemáticas para algunas personas sensibles. Estas proteínas pueden desencadenar respuestas inmunitarias que contribuyen a la inflamación, afectando la salud de la piel y empeorando condiciones como el acné.

3. Hormonas y factores de crecimiento: algunos estudios sugieren que ciertos lácteos, especialmente la leche desnatada, podrían contener hormonas y factores de crecimiento que aumentan los niveles de insulina en el cuerpo. Esto puede desencadenar picos de insulina que estimulan la producción de sebo y pueden agravar el acné y otras condiciones inflamatorias de la piel.

No todos los lácteos son perjudiciales. Los productos lácteos fermentados, como el yogur y el kéfir, contienen probióticos que mejoran la salud intestinal y pueden reducir la inflamación en quienes los toleran bien. Esto sugiere que, aunque algunos lácteos pueden agravar problemas cutáneos, otros podrían ser beneficiosos, lo que promueve un equilibrio en la microbiota y favorece una piel más saludable.

Para quienes buscan reducir o eliminar el consumo de lácteos debido a sus efectos adversos en la piel, existen varias alternativas a considerar:

Las bebidas vegetales, como las de almendra, coco, avena o soja, son opciones populares para sustituir la leche de vaca, aunque su perfil nutricional es diferente. Es importante elegir versiones sin azúcar añadido para evitar el riesgo de inflamación provocado por los azúcares.

Si los lácteos son bien tolerados, las opciones fermentadas como el yogur natural o el kéfir pueden ser beneficiosas gracias a sus probióticos, los cuales mejoran la salud intestinal y tienen efectos antiinflamatorios.

Fuentes de calcio no lácteas: alimentos como almendras, semillas de sésamo, brócoli y espinacas ayudan a mantener el equilibrio de calcio en la dieta. Considerar un suplemento puede ser prudente bajo la supervisión de un profesional.

El impacto de los lácteos en la inflamación y la salud de la piel es altamente individual. Mientras que algunos estudios asocian la leche con el agravamiento de problemas como el acné, otros sugieren que los lácteos fermentados podrían ser incluso beneficiosos. Lo fundamental es observar cómo responde tu cuerpo y ajustar tu dieta según tus necesidades. Se trata de experimentar para encontrar un equilibrio que favorezca tu bienestar.

Carnes rojas y carnes procesadas: ¿cómo influyen en la glicación?

El consumo frecuente de carnes rojas y procesadas está cada vez más relacionado con efectos proinflamatorios y con la aceleración de la glicación, un proceso que contribuye al envejecimiento prematuro del organismo. Las carnes rojas, como la ternera, el cordero y el cerdo, son ricas en proteínas y grasas que, cuando se cocinan a altas temperaturas, como asadas o fritas, generan productos finales de glicación avanzada (AGE) que se acumulan en el cuerpo. La glicación daña proteínas esenciales como el colágeno y la elastina, promoviendo su envejecimiento.

Las carnes procesadas, como embutidos, beicon y salchichas, plantean un riesgo aún mayor, ya que suelen contener ingredientes que exacerban estos efectos dañinos:

- Niveles elevados de sodio: el exceso de sal provoca retención de líquidos, lo que genera hinchazón y afecta la apariencia de la piel.

- Aditivos y conservantes: sustancias como nitratos y nitritos no solo prolongan la vida útil de estos productos, sino que también desencadenan respuestas inflamatorias y aumentan el estrés oxidativo.

- Grasas saturadas y trans: en grandes cantidades, estas grasas contribuyen a la inflamación celular, lo que compromete la salud general y la piel.

Además, los AGE producidos al cocinar carnes a altas temperaturas activan receptores en las células inmunes, lo que desencadena una inflamación crónica que puede acelerar el envejecimiento cutáneo y agravar problemas de salud como enfermedades cardiovasculares y diabetes. Minimizar el consumo de estas carnes y optar por métodos de cocción más suaves es clave para proteger la elasticidad de los tejidos y promover un envejecimiento más saludable.

Consejos prácticos para moderar el consumo de carnes rojas y procesadas:

- Reduce la frecuencia: limita su consumo a una o dos veces por semana y considera reemplazarlas por proteínas alternativas, como el pescado o las legumbres.

- Opta por métodos de cocción saludables: cuando prepares carnes rojas, prepáralas con técnicas que generen menos AGE como hervidas, cocinadas al vapor o a baja temperatura.

- Elige carnes frescas y evita las procesadas: siempre que sea posible, opta por cortes frescos de carne en lugar de procesados. Además de reducir el consumo de aditivos, obtendrás una mayor cantidad de nutrientes.

- Acompaña con alimentos antiinflamatorios: combina tus comidas con vegetales ricos en antioxidantes, como espinacas, zanahorias o brócoli, que ayudan a neutralizar los efectos de los AGE y reducen la inflamación.

> La clave está en encontrar un equilibrio: moderar la cantidad y elegir métodos de cocción que minimicen la formación de AGE y favorezcan una dieta antiinflamatoria y *proaging*. Al incluir más vegetales y opciones de proteínas de origen vegetal, puedes mejorar no solo la salud de tu piel, sino también tu bienestar general.

Bebidas azucaradas y alcohol: invasores silenciosos

Las bebidas azucaradas y el alcohol son otros dos de los grandes saboteadores de una piel saludable y de un organismo libre de inflamación. Aunque puedan parecer inofensivos en pequeñas dosis, su consumo habitual acelera los procesos de glicación y promueve una inflamación generalizada que afecta no solo la apariencia de la piel, sino también el bienestar metabólico y cardiovascular.

Las bebidas azucaradas —como refrescos y jugos procesados— tienen un impacto profundo porque el azúcar líquido se absorbe rápidamente, provocando un pico de glucosa y de insulina. Esto contribuye a:

- Formación de AGE: los productos finales de glicación avanzada dañan el colágeno y la elastina, lo que provoca arrugas y pérdida de firmeza.

- Inflamación sistémica: el azúcar elevado en sangre activa una respuesta inflamatoria que se extiende por todo el organismo.

- Resistencia a la insulina: el consumo constante de estas bebidas puede llevar a problemas metabólicos, lo que agrava la inflamación crónica.

El alcohol también tiene su propia lista de efectos negativos. Deshidrata la piel, dejándola flácida y sin brillo, y dificulta la desintoxicación del hígado. Cuando el hígado se enfoca en procesar el alcohol, se vuelve menos eficiente en eliminar toxinas, lo que fomenta el estrés oxidativo y la inflamación. A largo plazo, esto no solo reduce la capacidad regenerativa de las células, sino que también daña las proteínas estructurales de la piel, acelerando el envejecimiento prematuro y afectando la salud general.

Encontrar alternativas saludables a las bebidas azucaradas y al alcohol no es tan difícil como podría parecer. Existen opciones que pueden ayudarte a reducir su consumo sin sacrificar sabor ni disfrute.

Algunas opciones más saludables incluyen:

- Agua con sabor natural: añade rodajas de limón, pepino, fresas o hierbas como la menta para un toque refrescante sin azúcar.

- Infusiones frías: tés como el de hibisco, manzanilla o té verde, ricos en antioxidantes, son excelentes tanto calientes como fríos. El té verde, especialmente, protege la piel del daño oxidativo.

- Bebidas fermentadas sin azúcar: kombucha y kéfir de agua proporcionan un sabor ácido y beneficios probióticos que mejoran la salud intestinal y la piel.

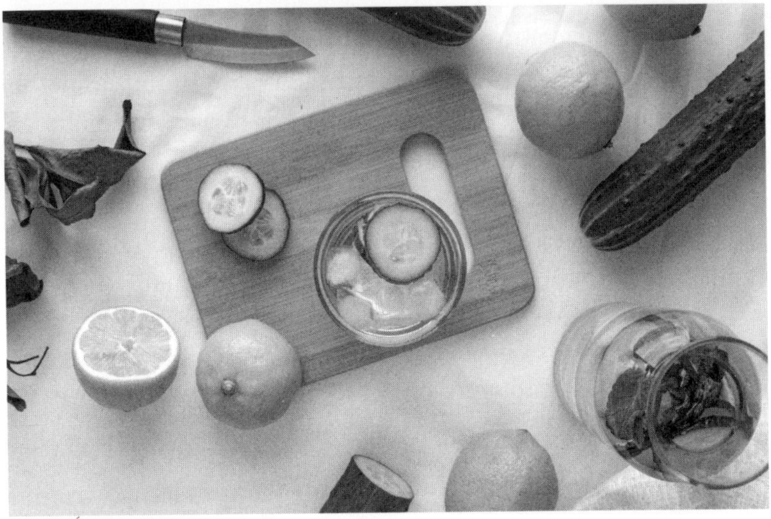

En verano cambia los refrescos por opciones más saludables, pero igual de refrescantes como agua con limón y pepino.

- *Mocktails* saludables: crea cócteles sin alcohol usando jugos naturales sin azúcar, agua con gas y frutas frescas, para una experiencia divertida y sofisticada.

Al optar por alternativas naturales y ricas en antioxidantes, puedes ayudar a mantener tu piel hidratada y luminosa, además de reducir el envejecimiento prematuro y mejorar tu bienestar general.

Alimentos fritos: bomba de inflamación

Los alimentos fritos pueden ser irresistibles, pero representan una auténtica trampa para la salud, especialmente para la piel. Cocinados a altas temperaturas y, a menudo, en aceites reutilizados, son una fuente abundante de inflamación y glicación.

La fritura de los alimentos crea grandes cantidades de productos finales de glicación avanzada (AGE), compuestos dañinos que aceleran el envejecimiento prematuro. Estos se forman cuando los azúcares se combinan con proteínas o grasas, lo que afecta la elasticidad de la piel y deja su huella en nuestro organismo a nivel celular.

El riesgo aumenta aún más cuando se reutilizan aceites, ya que este hábito genera compuestos tóxicos adicionales. Estos aceites recalentados liberan sustancias proinflamatorias que:

- Promueven el estrés oxidativo: afectan negativamente las células y contribuyen al deterioro de los tejidos.
- Generan inflamación crónica: impactan no solo la piel, sino también el sistema cardiovascular y la salud metabólica.
- Dañan las proteínas estructurales de la piel: el colágeno y la elastina se debilitan, favoreciendo la aparición de arrugas y pérdida de firmeza.

Consumir alimentos fritos regularmente aumenta la cantidad de AGE en el cuerpo, lo que daña las proteínas clave de la piel y promueve la aparición de arrugas y flacidez. El envejecimiento cutáneo se acelera, y la inflamación sistémica afecta negativamente a la salud general. Evitar los alimentos fritos o buscar alternativas de cocción más saludables puede proteger tanto la elasticidad de la piel como el bienestar celular.

Afortunadamente, no es necesario renunciar al sabor para reducir el impacto de los alimentos fritos. Aquí te dejo algunas alternativas saludables que te permitirán disfrutar de tus comidas favoritas sin comprometer la salud de tu piel:

1. Horneado: es una excelente alternativa a la fritura, ya que permite obtener una textura crujiente sin generar tantos AGE. Puedes hornear vegetales, proteínas y patatas para lograr un sabor y textura similares a la fritura.

2. Cocción al vapor: aunque no proporciona una textura crujiente, el vapor conserva los nutrientes de los alimentos y no produce AGE, lo que la convierte en una de las opciones más saludables para preparar las comidas.

3. Asado a baja temperatura: cocinar a temperaturas moderadas o bajas ayuda a reducir la formación de AGE y también permite que los alimentos mantengan su sabor y nutrientes.

4. Freidora de aire: las freidoras de aire permiten obtener una textura similar a la fritura con una cantidad mínima de aceite, reduciendo así la formación de AGE y el impacto proinflamatorio.

Los alimentos fritos, especialmente los que se cocinan en aceites reutilizados y a altas temperaturas, son un enemigo silencioso de la piel y del organismo en general. Sus efectos proinflamatorios y el incremento de AGE que generan aceleran el envejecimiento y perjudican la salud.

Incorporar alternativas de cocción más saludables, como el horneado o el uso de la freidora de aire, es una forma de disfrutar comidas sabrosas mientras cuidas tu piel y previenes el envejecimiento prematuro. Con estos cambios en la cocina, puedes reducir la inflamación en tu cuerpo y mejorar el bienestar de tu piel a largo plazo.

Un enfoque equilibrado

A lo largo de este capítulo, hemos examinado cómo ciertos alimentos y hábitos contribuyen a la inflamación crónica y al proceso de glicación, acelerando el envejecimiento y afectando tanto la piel como la salud en general. El factor determinante de una alimentación saludable no radica en eliminar todos los alimentos potencialmente dañinos, sino en encontrar un equilibrio que se adapte a nuestras necesidades. Una dieta antiinflamatoria debe ser sostenible, nutriente y, sobre todo, disfrutable.

Es esencial recordar que ciertos alimentos son más dañinos que otros, y conviene reducirlos gradualmente:

- Azúcar refinado y carbohidratos simples: elevan rápidamente la glucosa en sangre y promueven la glicación.

- Grasas trans y aceites refinados: desencadenan inflamación y dañan la estructura celular.

- Carnes procesadas: contribuyen a la inflamación y contienen aditivos poco saludables.

- Alimentos fritos: altos en productos de glicación avanzada (AGE), que afectan la elasticidad de la piel.

Incorporar cambios simples y sostenibles, como priorizar carbohidratos integrales, cocinar a bajas temperaturas y reducir los alimentos procesados, puede mejorar la salud de tu piel y de todo tu organismo. Una dieta rica en antioxidantes, grasas saludables, frutas y verduras no solo protege contra el envejecimiento prematuro, sino que también favorece una vida más equilibrada y llena de energía.

> Cuidar nuestra piel y nuestra salud a través de la alimentación es una estrategia a largo plazo. Pequeños ajustes en nuestra dieta pueden traducirse en grandes beneficios para nuestra apariencia y bienestar. Recuerda que una piel saludable es el reflejo de un cuerpo bien cuidado. Al adoptar una dieta equilibrada y antiinflamatoria, estamos dando un paso importante hacia un envejecimiento más saludable y una vida plena.

Capítulo 11

EJE INTESTINO-CEREBRO-PIEL

La microbiota intestinal es una comunidad compuesta por trillones de microorganismos, entre bacterias, virus, hongos, arqueas y otros, que habitan en nuestro intestino. Aunque habitualmente no pensamos en estos pequeños compañeros de vida, tienen un papel clave en casi todos los aspectos de nuestra salud. Se trata de un ecosistema complejo que actúa en simbiosis con nuestro cuerpo, ayudando a realizar tareas que nuestro organismo no es capaz de llevar a cabo directamente.

Funciones clave de la microbiota intestinal

La evidencia científica ha demostrado que la microbiota cumple una serie de funciones vitales que van más allá de la digestión de los alimentos. A medida que avanzan los descubrimientos en este campo, probablemente vayamos conociendo muchas más.

Algunos de sus roles más importantes son:

- Digestión y metabolismo: la microbiota descompone algunos tipos de fibra y otros componentes de los alimentos que nuestro organismo no puede digerir por sí mismo. Como resultado de esa descomposición, se originan sustancias llamadas metabolitos, que desempeñan diferentes acciones. Entre ellos, los ácidos grasos de cadena corta son especialmente beneficiosos para la salud del intestino y tienen efectos antiinflamatorios en todo el cuerpo.

- Producción de vitaminas: algunos microorganismos intestinales sintetizan vitaminas esenciales, como la vitamina K y algunas del grupo B (B7, B9), que nuestro cuerpo necesita para funcionar correctamente.

- Regulación del sistema inmunitario: la microbiota es fundamental en el desarrollo y la regulación del sistema inmunitario. De hecho, alrededor del 80 % de nuestras células inmunitarias residen en el intestino. La microbiota actúa como una barrera que ayuda a entrenar al sistema inmunitario para distinguir entre agentes beneficiosos y patógenos.

- Protección contra patógenos: los microorganismos benéficos de la microbiota impiden el crecimiento de patógenos al ocupar espacio y consumir nutrientes que estos microorganismos dañinos necesitan para prosperar. Además, algunos de los microorganismos que forman nuestra microbiota son capaces de producir sustancias con efectos antimicrobianos que impiden el crecimiento de «los malos».

Un desequilibrio en la microbiota, conocido como disbiosis, casi siempre va a tener efectos negativos en la salud. Esto ocurre cuando las bacterias beneficiosas disminuyen y las bacterias perjudiciales aumentan en número.

Existen múltiples factores que pueden provocar un desequilibrio en la microbiota intestinal. Entre los más comunes están:

1. Mala alimentación: una dieta rica en azúcares, grasas trans y alimentos ultraprocesados fomenta el crecimiento de las bacterias dañinas y reduce la diversidad bacteriana en el intestino. En cambio, una dieta baja en fibra limita el alimento disponible para las bacterias beneficiosas que mantienen el equilibrio en el intestino.

2. Uso excesivo de antibióticos: aunque los antibióticos son efectivos para combatir infecciones, también eliminan bacterias beneficiosas en el intestino, lo que abre la puerta a microorganismos dañinos. El uso excesivo o prolongado de antibióticos es una de las principales causas de disbiosis.

3. Estrés crónico: el estrés altera la producción de cortisol y otras hormonas que impactan directamente en la microbiota intestinal, lo que favorece el crecimiento de bacterias patógenas y aumenta la permeabilidad intestinal.

4. Falta de sueño y sedentarismo: el descanso inadecuado y la inactividad física están relacionados con un perfil de microbiota menos diverso y saludable, lo que también contribuye al desarrollo de disbiosis.

Cuando la microbiota está desequilibrada, el intestino se vuelve más permeable, lo que permite que toxinas y partículas no deseadas pasen al torrente sanguíneo. Esto provoca una respuesta inflamatoria en el cuerpo y puede favorecer la aparición o el empeoramiento de diferentes problemas de salud, incluidas algunas enfermedades de la piel. Por ejemplo, el aumento de la inflamación asociado a la disbiosis está relacionado con brotes de acné, eccema y otras patologías inflamatorias de la piel.

¿Cómo promover una microbiota intestinal equilibrada?

Mantener una microbiota saludable es clave para apoyar no solo la salud general, sino también la salud de la piel.

Aquí tienes algunas estrategias para nutrir de manera adecuada tu microbiota:

- Incorpora alimentos ricos en fibra: la fibra es el alimento favorito de las bacterias beneficiosas. Alimentos como frutas, verduras, legumbres y granos enteros son ricos en fibra y ayudan a mantener la microbiota saludable.

- Añade alimentos fermentados a tu dieta: alimentos como el yogur, el kéfir, el chucrut y el kimchi contienen bacterias vivas que pueden contribuir a mejorar el equilibrio de la microbiota.

- Evita el exceso de azúcar y alimentos ultraprocesados: una dieta rica en azúcares y alimentos ultraprocesados puede dañar la microbiota y favorecer el crecimiento de bacterias patógenas.

- Incorpora frutas y verduras que aportan fitonutrientes: los fitonutrientes, como los polifenoles, son compuestos naturales presentes en plantas que les aportan sus colores vibrantes. Benefician a la microbiota intestinal porque actúan como prebióticos y antioxidantes naturales, favorecen el crecimiento de las bacterias «buenas» y pueden disminuir la inflamación intestinal, además de proteger la barrera intestinal.

- Gestiona el estrés: el estrés crónico puede alterar la microbiota intestinal. Practicar técnicas de relajación, como el *mindfulness* o el yoga, puede ayudar a mantener un equilibrio saludable.

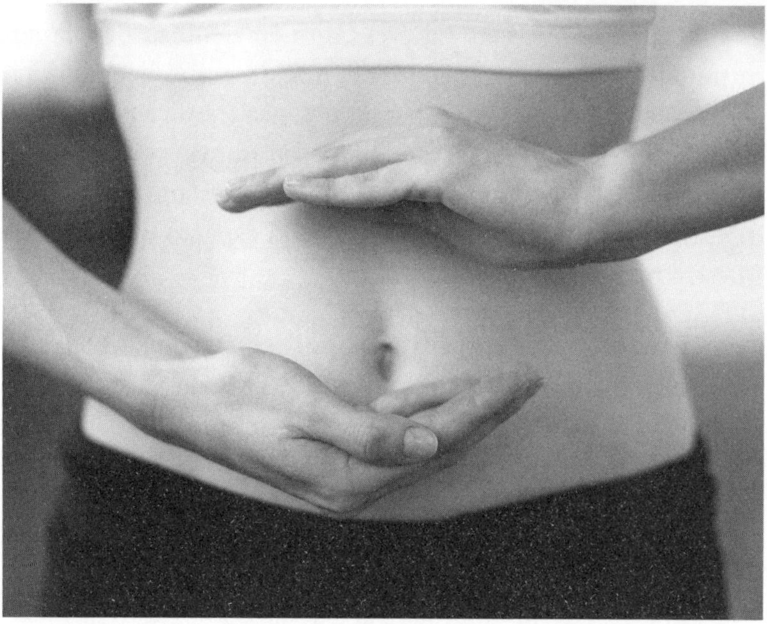

La microbiota es nuestro aliado invisible en la batalla por el bienestar.

Eje intestino-cerebro-piel

El eje intestino-cerebro-piel es un concepto fascinante que explica cómo estas tres partes de tu organismo, aparentemente diferentes y separadas en el espacio, están profundamente interconectadas y cómo cada una influye en la salud de las otras.

Hoy sabemos que el intestino no solo cumple una función digestiva; es un órgano complejo que actúa como un «segundo cerebro» —algunos aseguran que, en realidad, sería más correcto decir «primer cerebro»— y alberga millones de microorganismos, formando, como hemos visto, la microbiota intestinal. Estos microorganismos no solo influyen en nuestra digestión, sino que también tienen un papel esencial en el funcionamiento del sistema inmunitario y en la regulación de procesos inflamatorios.

Cuando pensamos en la piel, solemos imaginarla como una barrera física que nos protege del exterior, pero en realidad, es mucho más que eso. La piel también tiene su propia comunidad de microorganismos, conocida como dermobiota, que actúa como primera línea de defensa frente a patógenos. Y aquí viene algo interesante: los desequilibrios en la microbiota intestinal pueden alterar no solo el estado de nuestra digestión o inmunidad, sino también el aspecto y la salud de nuestra piel.

1. Existen varios mecanismos por los cuales el intestino, el cerebro y la piel se comunican. Entre ellos, destacan:

2. El sistema inmunitario: la microbiota intestinal desempeña un papel crucial en la regulación del sistema inmunitario. Cuando el equilibrio de microorganismos en el intestino se ve alterado, el sistema inmune puede activar una respuesta inflamatoria que afecta no solo al intestino, sino también a otros órganos, incluida la piel. Esto puede llevar a afecciones inflamatorias cutáneas, como el acné o la psoriasis.

3. El nervio vago: este es uno de los nervios más largos del cuerpo, que conecta el cerebro con el sistema digestivo. A través del nervio vago, el cerebro y el intestino envían señales que afectan el estado emocional y físico. Por ejemplo, en situaciones de estrés, el cerebro puede enviar señales al intestino que alteran su microbiota, generando inflamación y empeorando condiciones cutáneas.

4. Señales inflamatorias: cuando la microbiota intestinal está en disbiosis, aumenta la producción de compuestos inflamatorios como las citoquinas. Estas moléculas viajan a través del torrente sanguíneo, desencadenando inflamación sistémica que puede manifestarse en la piel, provocando enrojecimiento, sensibilidad y brotes.

¿Cómo influye la microbiota intestinal en la salud general y cutánea?

La microbiota intestinal es como un pequeño ecosistema que juega un papel crucial en nuestra salud. A través de la digestión, los microorganismos intestinales producen una variedad de compuestos que el cuerpo absorbe y que ayudan a regular funciones vitales.

Un intestino saludable tiene un efecto positivo en la salud de la piel. Cuando la microbiota está equilibrada, produce compuestos antiinflamatorios y ayuda a mantener el sistema inmunitario en calma, lo que tiene un impacto directo en la salud de la piel. Esto se traduce en una piel más saludable y menos propensa a problemas inflamatorios. La ciencia ha demostrado que ciertos microorganismos beneficiosos en el intestino pueden mejorar la barrera cutánea, reducir la inflamación y regular la producción de sebo, lo que ayuda a prevenir el acné y otros problemas cutáneos.

Por otro lado, cuando este ecosistema se ve alterado —por una mala alimentación, el estrés o el uso de ciertos medicamentos—, puede producir un estado de desequilibrio conocido como disbiosis. Cuando la microbiota se encuentra en disbiosis, puede desencadenar una cascada de problemas que se reflejan en la piel. Por ejemplo, la inflamación crónica originada en el intestino puede manifestarse en la piel como rosácea, dermatitis atópica y psoriasis. Este vínculo entre el intestino y la piel demuestra que la belleza empieza realmente desde el interior.

Cuando tienes un día lleno de estrés, tu cerebro responde liberando cortisol, una hormona que, entre otras cosas, puede afectar la microbiota intestinal, promoviendo un ambiente inflamatorio. Esto no solo afecta tu intestino, sino que también puede hacer que tu piel se vuelva más reactiva, con brotes o irritación.

Imagina la microbiota como un jardín: si está bien cuidado, las plantas crecen saludables y mantienen el ecosistema

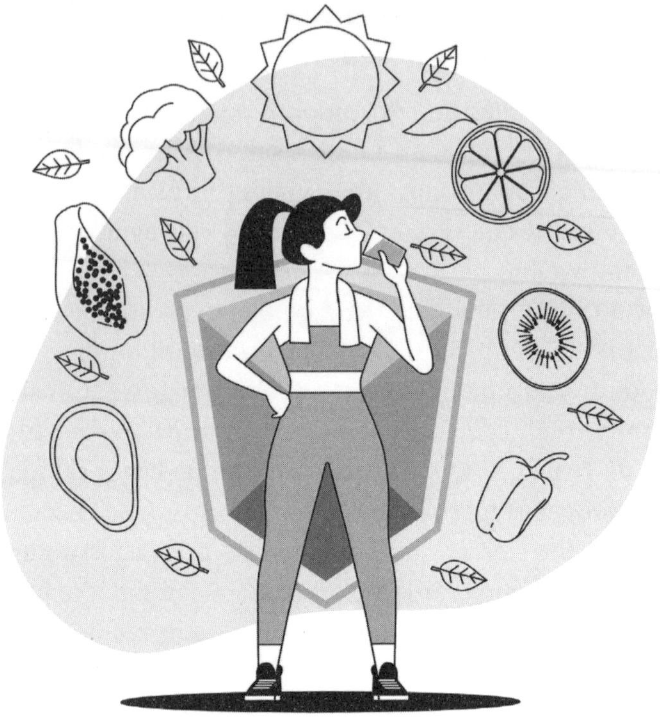

Mantener en equilibrio la microbiota es esencial para la salud general y también juega un papel fundamental en la prevención de enfermedades inflamatorias de la piel.

en equilibrio. Pero si el jardín se descuida, aparecen malas hierbas, se agotan los nutrientes y el sistema se desequilibra, afectando el crecimiento y la salud de las plantas. De forma similar, cuando cuidamos nuestra microbiota intestinal, promovemos un entorno saludable que repercute positivamente en nuestra piel.

Como sabes, la inflamación crónica es una de las principales causas del envejecimiento acelerado y de diversas patologías cutáneas. Por ejemplo, en el acné, la dermatitis y la rosácea, se ha encontrado relación con un desequilibrio en la microbiota intestinal que puede empeorar los síntomas inflamatorios en la piel. Estudios recientes han mostrado que al modificar nuestra dieta para apoyar una microbiota saludable

—incorporando alimentos fermentados, prebióticos y probióticos— podemos reducir la inflamación sistémica y, a su vez, mejorar la salud de nuestra piel. La esencia está en entender que cuidar el intestino es cuidar la piel.

Además, una dieta alta en alimentos procesados o azúcares puede desestabilizar la microbiota intestinal, lo que genera un entorno proinflamatorio. Este estado de inflamación se refleja en la piel, que puede volverse más grasa, seca o sensible, dependiendo de cada persona. En cambio, una dieta rica en fibra, frutas y verduras promueve una microbiota saludable y una piel más equilibrada. La microbiota funciona como un puente que conecta los alimentos que consumimos y los efectos visibles en nuestra piel, mostrándonos que la belleza realmente empieza desde dentro.

Dermobiota: la microbiota de la piel

La piel, al igual que el intestino, es el hogar de una gran variedad de microorganismos que forman su propia microbiota, conocida como dermobiota. Este ecosistema de bacterias, hongos y virus vive en armonía sobre tu piel y desempeña un papel esencial en la protección, la salud y el equilibrio de este órgano tan importante. La dermobiota se distribuye de manera única en las diferentes áreas de la piel, adaptándose a factores como la humedad, la producción de sebo y el pH.

La dermobiota es, básicamente, el «escudo invisible» de la piel. Imagina una capa microscópica de microorganismos que funciona como una defensa natural, protegiéndonos contra patógenos externos que intentan invadir la piel. Esta microbiota cutánea ayuda a mantener el equilibrio del pH, a preservar la barrera cutánea y a activar respuestas inmunitarias cuando detecta amenazas. En otras palabras, la dermobiota actúa como un sistema de alerta temprana y de protección contra microorganismos potencialmente dañinos, lo que es crucial para prevenir infecciones y mantener una piel saludable.

Función de la dermobiota en la protección de la piel

La dermobiota no solo protege la piel de posibles patógenos, sino que también juega un papel importante en la regulación de la inflamación. Cuando la dermobiota está en equilibrio, ayuda a mantener la piel calmada y a prevenir reacciones inflamatorias. Sin embargo, si este equilibrio se altera, la piel se vuelve más susceptible a la inflamación y a problemas cutáneos como el acné, la rosácea y la dermatitis atópica.

Para entenderlo mejor, puedes pensar en la dermobiota como las plantas de un jardín bien cuidado. En este jardín, las bacterias y otros microorganismos «buenos» mantienen a raya a las «malas hierbas» (los patógenos). Pero cuando el jardín se descuida —debido al estrés, a una mala alimentación o al uso excesivo de productos agresivos para la piel—, esas «malas hierbas» proliferan y afectan la salud del jardín: tu piel.

Relación entre la disbiosis en la dermobiota y las enfermedades cutáneas

Cuando la dermobiota se encuentra en un estado de disbiosis, aumentan las probabilidades de sufrir enfermedades inflamatorias de la piel.

- Acné: la disbiosis en la dermobiota puede provocar un crecimiento excesivo de la bacteria *Cutibacterium acnes,* que, al combinarse con el sebo y otros factores, contribuye a la inflamación y al desarrollo de brotes de acné.

- Rosácea: en personas con rosácea, se ha encontrado que ciertos desequilibrios en la dermobiota crean un ambiente favorable para que los ácaros *Demodex folliculorum* proliferen, lo que desencadena respuestas inflamatorias exageradas y empeora los síntomas de la rosácea.

- Dermatitis atópica: en la dermatitis atópica, se observa un aumento de la bacteria *Staphylococcus aureus* en la piel, lo que agrava la inflamación y el picor asociados con esta enfermedad.

¿Cómo mantener la dermobiota en equilibrio?

Para conservar un equilibrio saludable en la dermobiota y en la piel, es esencial llevar a cabo prácticas que respeten y promuevan su estabilidad:

1. Evitar productos agresivos: el uso excesivo de jabones antibacterianos y productos de limpieza fuertes puede eliminar bacterias beneficiosas, alterando el equilibrio de la dermobiota. Es clave utilizar productos suaves y con pH equilibrado.

2. Alimentación y salud intestinal: la conexión entre el intestino y la piel implica que mantener una microbiota intestinal saludable contribuye, indirectamente, a un equilibrio en la dermobiota. Alimentos ricos en probióticos, como el yogur y el kéfir, y prebióticos, como la fibra, son aliados importantes.

3. Evitar el estrés y descansar adecuadamente: el estrés crónico y la falta de sueño tienen un gran impacto tanto en el intestino como en la piel, promoviendo un desequilibrio en ambas microbiotas. Las prácticas de relajación y una buena higiene del sueño pueden ayudar a mantener la dermobiota estable.

La dermobiota es un aliado esencial en el cuidado de la piel. Mantenerla en equilibrio no solo promueve una piel sana y resistente, sino que también ayuda a prevenir problemas inflamatorios. Lo fundamental es entender que tu piel y sus microorganismos no son entes separados, sino que forman un equipo que trabaja en conjunto para protegerte y mantenerte saludable.

Alimentos para mejorar la microbiota y la piel

Cuidar la microbiota es fundamental para mantener la salud general y una piel radiante y equilibrada. Para lograrlo, podemos hacer ajustes en la dieta e incorporar alimentos específicos que nutran a nuestras bacterias beneficiosas. Es aquí donde entran en juego los alimentos probióticos y prebióticos. Si volvemos a comparar la microbiota con un jardín, los probióticos serían como las semillas, que aportan microorganismos vivos y beneficiosos al intestino, mientras que los prebióticos serían el fertilizante, que alimentan a esas bacterias buenas para que crezcan y se mantengan fuertes.

1. Alimentos probióticos: son alimentos que contienen bacterias vivas que pueden ayudar a restaurar y mantener el equilibrio de la microbiota. Incorporar probióticos en la dieta es como repoblar nuestro intestino con «soldados» beneficiosos que ayudarán a combatir bacterias dañinas y a reducir la inflamación.

   - Kéfir: esta bebida fermentada a base de leche es rica en bacterias y levaduras beneficiosas. Puedes tomar un vaso de kéfir como desayuno o en un batido, y tu microbiota lo agradecerá.

   - Yogur: el yogur natural (sin azúcar) es otro gran aliado. Acompañarlo con frutas y nueces no solo añade sabor, sino también fibra y antioxidantes.

   - Chucrut y kimchi: estas verduras fermentadas, típicas de las gastronomías alemana y coreana, respectivamente, aportan una dosis de probióticos y fibra. Puedes añadir una cucharada de chucrut en una ensalada o acompañar tus platos con kimchi.

2. Prebióticos: son fibras no digeribles que alimentan a las bacterias buenas en el intestino. Piensa en ellos como la «comida favorita» de tu microbiota, ayudándola a prosperar.

   - Ajo y cebolla: son ingredientes comunes en la cocina y excelentes fuentes de prebióticos. ¿Qué tal un sofrito con ajo y cebolla para acompañar tus platos? No solo será delicioso, sino también beneficioso para tu intestino.
   - Plátanos: fáciles de llevar a todas partes, son una gran fuente de fibra prebiótica. Además, puedes añadirlos a tus batidos o a tu yogur.
   - Espárragos y alcachofas: ambos vegetales son ricos en fibra y prebióticos. Puedes asarlos al horno con un toque de aceite de oliva virgen extra, que es una grasa saludable también favorable para la piel.

Estrategias para restaurar el equilibrio del eje intestino-cerebro-piel

Más allá de la alimentación, para restaurar y mantener el equilibrio del eje intestino-cerebro-piel es necesario un enfoque integral. Aquí tienes algunas acciones que puedes implementar en tu vida cotidiana:

1. Reducción del estrés: el estrés crónico afecta negativamente tanto al intestino como a la piel. Practicar técnicas de reducción del estrés, como el *mindfulness,* el yoga o incluso el simple hecho de caminar al aire libre, ayuda a regular las hormonas del estrés y a proteger la microbiota. Incorporar estos momentos de «respiro» en tu rutina no solo beneficia a tu mente, sino también a tu piel.

2. Un buen descanso: durante el descanso nocturno, tu cuerpo se «limpia» y se regenera para estar preparado

para funcionar al 100 % al día siguiente. Sin un sueño reparador y un buen descanso, tu cuerpo, tu cerebro y tu microbiota no pueden funcionar a pleno rendimiento.

3. Actividad física regular: el ejercicio tiene beneficios que van más allá de la forma física. La actividad física regular contribuye a la diversidad y equilibrio de la microbiota, reduce el estrés y mejora el flujo sanguíneo, lo que ayuda a oxigenar y nutrir la piel desde dentro.

Uso de probióticos para mejorar la salud intestinal y cutánea

Los suplementos de probióticos pueden ser una opción efectiva para restaurar el equilibrio de la microbiota, especialmente después de tratamientos con antibióticos o en situaciones de disbiosis. Deja que un profesional sanitario especializado te ayude a elegir el probiótico adecuado, que incluya cepas específicas que apoyen la salud de la piel, como *Lactobacillus rhamnosus* o *Bifidobacterium bifidum*. Estos microorganismos ayudan a reducir la inflamación y a mejorar la barrera intestinal, lo que, a su vez, reduce los problemas de la piel.

Hábitos para una mejor conexión entre el intestino y la piel

Finalmente, es importante recordar que los cambios en la dieta y los suplementos deben ir acompañados de una mejora en los hábitos de vida. Aquí tienes algunas ideas:

- Mantén una buena hidratación: beber suficiente agua ayuda a conservar la piel hidratada y a apoyar los procesos digestivos. La hidratación es clave para una piel luminosa y para un intestino que funcione correctamente.

- Dormir adecuadamente: el sueño es un momento en el que el cuerpo se regenera, incluyendo el intestino y la piel. Dormir entre siete y ocho horas ayuda a reducir

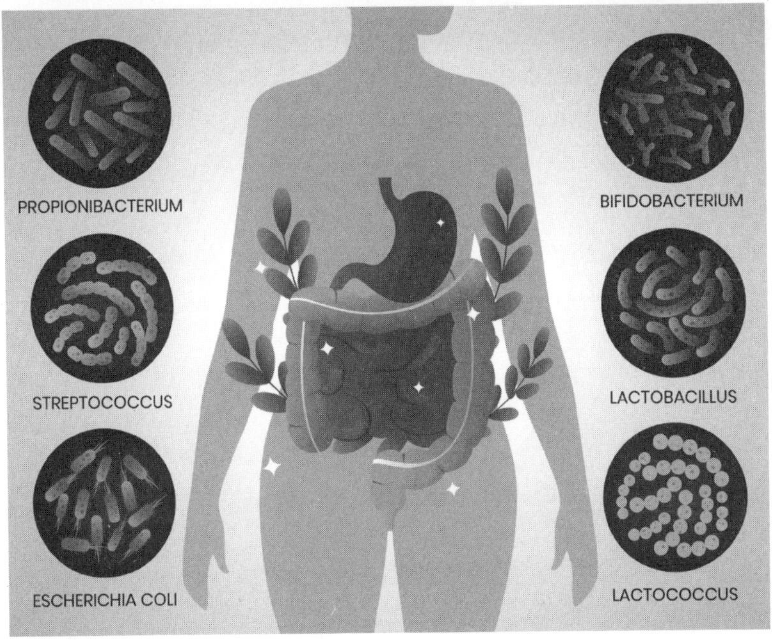

La microbiota intestinal es el conjunto de microorganismos que habitan en nuestro tracto digestivo y desempeñan un papel fundamental en la digestión, la inmunidad y la producción de vitaminas esenciales. En la imagen se representan algunas de las bacterias más comunes en el intestino humano, como *Lactobacillus* y *Bifidobacterium*, que favorecen la salud digestiva y fortalecen el sistema inmunitario. También se incluyen *Escherichia coli* y *Streptococcus*, algunas de cuyas cepas pueden ser beneficiosas, aunque otras pueden causar enfermedades. Mantener una microbiota equilibrada es clave para una buena salud, y se logra mediante una dieta rica en fibra, prebióticos y probióticos.

el estrés, equilibrar las hormonas y permitir que tu piel luzca fresca y descansada.

- Evitar el consumo excesivo de alcohol y azúcar: el exceso de estos alimentos no solo perjudica la microbiota intestinal, sino que también tiene efectos negativos en la piel, lo que aumenta la inflamación y favorece el envejecimiento prematuro.

En resumen, el equilibrio del eje intestino-cerebro-piel no solo depende de una buena alimentación, sino también de incorporar hábitos saludables en nuestra vida diaria. Con pequeños ajustes en la dieta y el estilo de vida, es posible mejorar tanto la salud intestinal como la apariencia y el bienestar de tu piel. ¡Al cuidar de tu intestino, también estás cuidando de tu piel y de tu bienestar general!

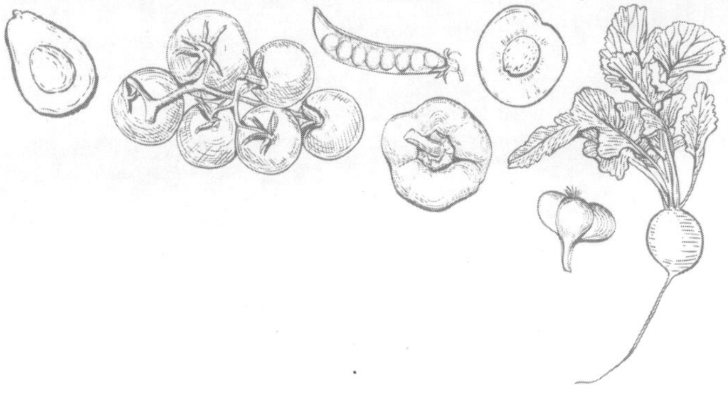

Capítulo 12

MICRONUTRICIÓN: SUPLEMENTOS *PROAGING* PARA COMPLEMENTAR LA ALIMENTACIÓN

Cuando hablamos de micronutrición en el contexto de un envejecimiento saludable o *proaging,* nos referimos a esos pequeños pero poderosos nutrientes que, aunque no necesitamos en grandes cantidades, desempeñan funciones cruciales en el cuerpo. Son como los ingredientes secretos de una receta: aunque usas una pizca, sin ellos el resultado final no sería el mismo. Estos micronutrientes —que incluyen vitaminas, minerales y otros compuestos esenciales— son los que ayudan a que cada célula de tu cuerpo funcione de forma óptima, protegiéndolas del envejecimiento prematuro.

En un mundo ideal, obtendríamos todos los nutrientes que necesitamos solo a través de la comida. Pero seamos realistas: nuestros estilos de vida modernos, la calidad decreciente de los suelos y, a veces, nuestra alimentación poco variada, hacen que esa tarea sea difícil. Y ahí es donde entran en juego los suplementos *proaging.*

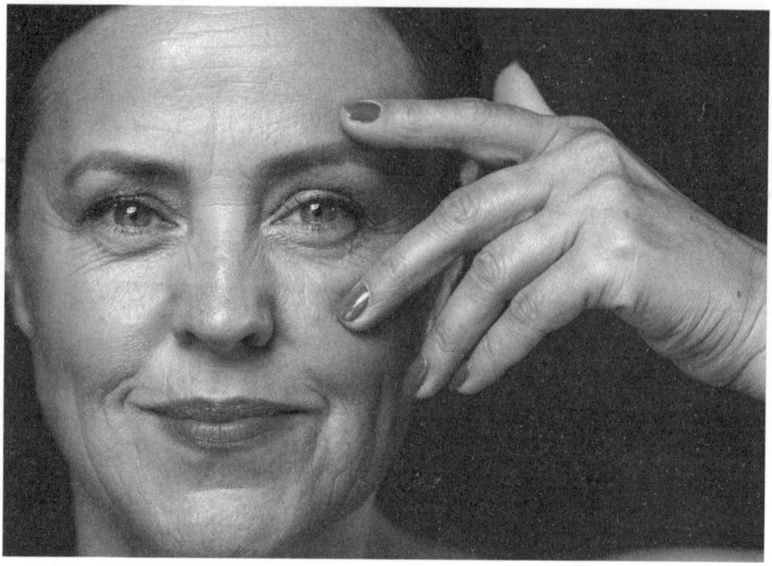

La meta no es evitar el envejecimiento, sino envejecer de manera saludable.

Cuando tu piel está expuesta constantemente al sol, al estrés o a una dieta desequilibrada, necesita un «respaldo» extra para mantenerse sana y radiante. Los suplementos pueden ser un necesario refuerzo para ayudar a las células a enfrentar estos desafíos. Un buen suplemento de vitamina C no solo te aporta el antioxidante necesario para combatir el estrés oxidativo, sino que también es un cofactor en la producción de colágeno, la proteína que da firmeza y elasticidad a nuestra piel.

Imagina que estás construyendo una casa. Puedes tener ladrillos fuertes (como las proteínas) y un diseño arquitectónico perfecto (como el ADN), pero si no tienes cemento de buena calidad (micronutrientes), la casa acabará tambaleándose. Los suplementos *proaging* actúan como ese «cemento de calidad», ayudando a que todo se mantenga unido y funcione correctamente.

Un suplemento de coenzima Q10, por ejemplo, ayuda a tus células a generar energía de manera más eficiente y a protegerse del daño oxidativo, dos factores clave para mantener una piel joven y llena de vida. Por otro lado, los ácidos grasos esenciales como los omega-3 mantienen las membranas celulares en buen estado, algo vital para que las células puedan retener la hidratación y combatir la inflamación. Estos suplementos, entonces, no son una «píldora mágica» que hace que todo mejore de inmediato, pero sí actúan como pequeños aliados en tu día a día, complementando tu alimentación y brindándoles a tus células los refuerzos que necesitan para enfrentar el paso del tiempo.

Suplementos antioxidantes para la piel

Si hay algo que ya hemos visto es que tu piel necesita protección para mantenerse joven y saludable, y aquí es donde los antioxidantes entran en escena. Estos actúan como escudos que protegen nuestras células del daño que causan los radicales libres, esas moléculas inestables que se generan debido a factores como la contaminación, la radiación UV y el estrés. A continuación, hablaremos de algunos de los antioxidantes más importantes para la piel y cómo puedes integrarlos en tu rutina.

Vitamina C: el constructor del colágeno y guardián de la luminosidad

La vitamina C es uno de los antioxidantes más importantes para la piel. No solo combate el estrés oxidativo, sino que también es esencial para la producción de colágeno, esa proteína que mantiene la piel firme y elástica. Imagina el colágeno como el andamio que sostiene una casa: cuando empieza a fallar, la estructura se tambalea. La vitamina C refuerza ese andamio, además de ser conocida por iluminar el tono de la piel, lo que ayuda a reducir las manchas oscuras y a mejorar la luminosidad. Incorpórala en tu dieta a través de frutas cítricas como la naranja y el kiwi, o mediante suplementos, y notarás cómo tu piel mejora su aspecto.

Vitamina E: el protector contra el envejecimiento prematuro

La vitamina E es otro antioxidante crucial para la piel, especialmente conocido por su capacidad para proteger las membranas celulares. Actúa como un guardián en las capas más superficiales de la piel, protegiéndola del daño ambiental y de la sequedad. Piensa en la vitamina E como una capa extra de hidratación y protección; al combatir los radicales libres, contribuye a prevenir el envejecimiento prematuro y las arrugas. Este antioxidante es liposoluble, lo que significa que se almacena en la grasa del cuerpo. Por eso, consumirla con alimentos grasos saludables, como el aguacate o los frutos secos, maximiza su absorción.

Astaxantina: el antioxidante superpoderoso

La astaxantina es otro suplemento potente para mejorar la luminosidad de la piel. Este antioxidante, derivado de microalgas, es conocido por ser uno de los más eficaces en la protección contra el daño oxidativo. Ayuda a mantener la piel joven y luminosa al neutralizar los radicales libres y reducir la inflamación. Al tomar astaxantina, mejoras la resistencia de la piel frente a factores externos, como el sol y la contaminación, que suelen opacar el tono de la piel. Además, estudios indican que este antioxidante puede reducir las líneas finas y mejorar la textura, haciendo que la piel se vea más tersa y con un brillo saludable.

Coenzima Q10: energía y renovación celular

La coenzima Q10 (CoQ10) es un antioxidante que nuestro cuerpo produce de forma natural, aunque su producción disminuye con la edad. Además de actuar como antioxidante, este compuesto es esencial para la producción de energía en las células, un proceso clave para que la piel se mantenga firme y con buen tono. Piensa en la CoQ10 como el «motor» de cada célula; sin ella, el proceso de regeneración se vuelve más lento, lo que se traduce en una piel menos luminosa y más fatigada. Los suplementos de CoQ10 ayudan a reponer los niveles de este antioxidante en el organismo, mejorando la renovación celular y protegiendo la piel del daño solar. Es un excelente complemento para quienes buscan mantener una piel con aspecto fresco y revitalizado.

Resveratrol y polifenoles: los aliados contra el estrés ambiental

El resveratrol es un antioxidante que se encuentra en la piel de las uvas, el vino tinto y las bayas, y es conocido por su papel en la longevidad celular. No solo te ayuda a proteger la piel del estrés oxidativo, sino que también tiene propiedades antiinflamatorias que pueden calmarla. Imagina que el resveratrol actúa como un apagafuegos, calmando y protegiendo la piel de las agresiones externas. Los polifenoles, presentes en alimentos como el té verde, las manzanas y el cacao, también son poderosos antioxidantes que apoyan la salud de la piel. Combaten los radicales libres y mejoran la función celular, manteniendo una piel radiante y resistente a los daños ambientales. Incorporar estos suplementos en tu dieta es como darle a tu piel un «seguro» contra el envejecimiento prematuro.

Suplementos para la producción de colágeno y elasticidad de la piel

Uno de los secretos mejor guardados para una piel firme, suave y con buena elasticidad radica en la producción y el mantenimiento del colágeno. A medida que envejecemos —desde los veinte años aproximadamente—, la capacidad de nuestro cuerpo para producir colágeno disminuye, lo que da lugar a una piel menos elástica, más fina y propensa a las arrugas. Sin embargo, no todo está perdido: algunos suplementos pueden ayudar a reponer y estimular la producción de esta proteína clave para mantener el aspecto juvenil de la piel. Vamos a explorarlos.

Colágeno hidrolizado: nutrición directa

El colágeno hidrolizado es una forma de colágeno que ha sido fragmentada en pequeñas cadenas de aminoácidos, lo que facilita su absorción en el cuerpo. Este tipo de colágeno ha ganado popularidad en los últimos años gracias a su capacidad para mejorar la elasticidad y firmeza de la piel desde el interior. Imagina que tu piel es una red de soporte que, con el paso del tiempo, empieza a debilitarse. El colágeno hidrolizado ayuda a reforzar esa red, lo que da como resultado una piel más firme y menos propensa a las arrugas.

Aunque se ha hablado mucho sobre el hecho de que el colágeno, al ser una proteína, una vez digerida y absorbida, sus aminoácidos se comportarán como los de cualquier otra proteína, existen estudios que sugieren que el consumo de colágeno hidrolizado puede aumentar la densidad de colágeno en la piel. Esto se traduce en una apariencia más joven, no por el aporte en sí de aminoácidos, sino por su capacidad de estimular la producción de colágeno en la dermis. Incorporarlo en tu dieta diaria es sencillo; puedes añadirlo a batidos, café o incluso a tus recetas, ya que su sabor es neutro y es fácil de incorporar a muchas preparaciones.

Ácido hialurónico: hidratación profunda

El ácido hialurónico es otro de esos ingredientes que parece hacer magia en la piel. Aunque es famoso en cremas y sérums, también se puede tomar como suplemento para potenciar sus efectos desde el interior. Este compuesto es capaz de retener grandes cantidades de agua (hasta mil veces su peso), lo que ayuda a mantener la piel hidratada, elástica y con un aspecto más relleno.

A medida que envejecemos, los niveles naturales de ácido hialurónico en la piel disminuyen, lo que da lugar a una piel más seca y menos flexible. Al tomarlo en forma de suplemento, ayudas a que las células de tu piel se mantengan bien hidratadas y puedas mantener ese «rebote» juvenil por más tiempo.

Vitaminas A y D: clave para la renovación celular

Las vitaminas A y D son esenciales para la salud de la piel. La vitamina A, en particular, es famosa por su capacidad para estimular la renovación celular. En su forma de retinol, se utiliza ampliamente en productos tópicos, pero también es importante asegurarse de obtenerla en la dieta o mediante suplementos para apoyar la salud de la piel desde dentro. La vitamina A ayuda a mantener la piel suave y libre de imperfecciones al promover la regeneración celular.

La vitamina D, por su parte, es fundamental para el sistema inmunitario y ayuda a mantener una piel resistente y protegida contra los agentes externos. Además, algunos estudios sugieren que una deficiencia de vitamina D podría estar relacionada con problemas cutáneos, como el acné y la psoriasis. Así que, al asegurarnos de obtener suficiente vitamina D, no solo estamos protegiendo la piel, sino también nuestra salud en general.

Vitamina C: el cofactor imprescindible para el colágeno

Aunque ya hemos hablado de la vitamina C en el contexto de sus propiedades antioxidantes, no podemos olvidar su papel crucial en la síntesis de colágeno. La vitamina C actúa como un cofactor en las reacciones que permiten formar y estabilizar las fibras de colágeno, lo que la convierte en un ingrediente esencial para mantener la estructura y firmeza de la piel. Sin vitamina C, la producción de colágeno sería mucho menos eficiente, lo que afectaría directamente la elasticidad y resistencia de la piel.

Omega-3 y grasas esenciales para la piel y la longevidad

Las grasas saludables son las grandes aliadas de nuestra piel, especialmente los ácidos grasos omega. Estos lípidos esenciales no solo nutren la piel, sino que también contribuyen a reducir la inflamación, mantener la hidratación y mejorar la elasticidad. En este apartado, vamos a explorar los beneficios específicos de cada tipo de omega y cómo puedes incluirlos en tu dieta para lograr una piel más joven y saludable.

Omega-3 (EPA y DHA): los calmantes de la inflamación

Los ácidos grasos omega-3, en particular el EPA (ácido eicosapentaenoico) y el DHA (ácido docosahexaenoico), son conocidos por sus efectos antiinflamatorios y beneficios para la salud del corazón, pero también tienen un impacto directo en la salud de la piel. Al reducir la inflamación sistémica, ayudan a prevenir problemas cutáneos como el acné, la dermatitis y la rosácea, afecciones que están en gran medida impulsadas por la inflamación crónica.

Además, los omega-3 ayudan a retener la humedad en la piel, fundamental para mantenerla hidratada y protegida contra factores externos. Imagina que cada célula de tu piel tiene una pequeña capa de protección y humedad gracias a los omega-3, lo que evita que la piel se vea seca y deshidratada.

Los pescados grasos, como el salmón, la caballa y las sardinas, son excelentes fuentes de EPA y DHA. Los suplementos de aceite de pescado o de algas también son una buena opción, especialmente si sigues una dieta basada en plantas.

Omega-6 y omega-9: el equilibrio perfecto para la piel

Aunque los omega-6 y omega-9 suelen ser menos conocidos, también juegan un papel importante en la salud de la piel. Los omega-6, como el ácido linoleico, ayudan a mantener la barrera cutánea y a proteger la piel de la pérdida de agua. Es fundamental consumirlos en equilibrio con los omega-3, ya que un exceso puede contribuir a la inflamación. Por ejemplo, el aceite de girasol y el aceite de maíz son ricos en omega-6, pero se recomienda combinarlos con fuentes de omega-3 para evitar un desequilibrio que pueda llevar a problemas inflamatorios en la piel.

Los omega-9, por otro lado, son grasas monoinsaturadas que ayudan a mantener la flexibilidad y la suavidad de la piel. Aunque nuestro cuerpo puede producirlo, incorporarlos a través de alimentos como el aceite de oliva, las nueces y el aguacate puede ser beneficioso para garantizar un aporte constante.

¿Y el omega-7?

Recientemente, los ácidos grasos omega-7, presentes en el aceite de espino amarillo, han ganado atención por sus efectos positivos en la piel y las mucosas. Ayudan a reparar y regenerar la piel, por lo que resultan útiles para quienes buscan un extra de protección contra el envejecimiento y la sequedad. Aunque el omega-7 no es esencial, su inclusión en la dieta o como suplemento puede ser beneficiosa.

Suplementos para la salud intestinal y la piel

Ya sabes que el intestino y la piel están estrechamente conectados. El intestino actúa como una «central de equilibrio» que mantiene la armonía en todo el organismo. Cuando esta armonía se rompe, los efectos pueden reflejarse en tu piel. Los suplementos para la salud intestinal pueden ser de gran ayuda para mantener esa central en buen estado y, a su vez, conseguir una piel más saludable y equilibrada.

Probióticos: los héroes de la flora intestinal

Los probióticos son microorganismos beneficiosos que ayudan a mantener el equilibrio de la microbiota intestinal. Puedes pensar en ellos como «soldados buenos» que luchan contra los microorganismos nocivos y previenen que estos causen problemas en la piel. Algunos estudios sugieren que tomar suplementos probióticos específicos puede mejorar notablemente ciertas condiciones de la piel. Por ejemplo, en casos de acné, los probióticos contribuyen a reducir la inflamación y a disminuir la cantidad de bacterias dañinas en la piel. Además, fortalecen la barrera cutánea y protegen contra la deshidratación y la irritación. Fuentes naturales de probióticos incluyen el yogur, el kéfir, el chucrut y el kimchi. Si prefieres tomar un suplemento, asegúrate de que te ayuden a elegir uno que contenga las cepas adecuadas para tu caso, ya que cada tipo ofrece beneficios distintos tanto para el intestino como para la piel.

Prebióticos: el alimento para los probióticos

Los prebióticos son la «comida» que alimenta a los probióticos. Sin ellos, las bacterias buenas en nuestro intestino no podrían sobrevivir. Los prebióticos no son bacterias en sí, sino tipos de fibra solubles y otros compuestos que favorecen el crecimiento de los probióticos. Añadir prebióticos a tu dieta es tan sencillo como consumir alimentos ricos en fibra, como la cebolla, el ajo, los espárragos, el plátano y la avena. Estos alimentos ayudan a que las bacterias beneficiosas prosperen, lo que indirectamente fortalece la salud de la piel al mejorar la barrera intestinal y reducir la inflamación. También existen suplementos prebióticos en forma de polvo o cápsulas, que puedes mezclar en tu batido o añadir a tus comidas. Esto es útil si no consumes suficiente fibra en tu dieta y quieres darle un impulso a tu flora intestinal.

Suplementos de fibra: equilibrio para el sistema digestivo y la piel

La fibra es esencial para una digestión saludable y una flora intestinal equilibrada. Existen dos tipos de fibra: soluble e insoluble. La fibra soluble, como ya hemos mencionado, tiene efecto prebiótico. La fibra insoluble, por otro lado, actúa como una especie de «escoba» que ayuda a mover los desechos a través del sistema digestivo y previene el estreñimiento.

Incluir suplementos de fibra, como el psyllium o la inulina, puede ser una opción útil si tienes dificultades para obtener suficiente fibra de tu dieta diaria. Además, la fibra ayuda a regular los niveles de azúcar en sangre, lo cual es positivo para la piel, ya que reduce los picos de glucosa que pueden llevar a la glicación y al envejecimiento prematuro.

Minerales esenciales para una piel radiante

Los minerales son micronutrientes esenciales para la salud de todo el cuerpo, pero desempeñan un papel especialmente importante en el mantenimiento de una piel radiante y saludable. Aunque muchas veces solo se habla de las vitaminas, los minerales también actúan como «motores» que impulsan diversas funciones de la piel, desde la cicatrización hasta la defensa contra el daño oxidativo.

Zinc: el reparador de la piel

El zinc es como el «equipo de mantenimiento» de la piel. Es fundamental para la cicatrización de heridas, la renovación celular y la regulación de la producción de sebo, por lo que es especialmente beneficioso para quienes sufren de acné. Al reducir la inflamación y ayudar en la regeneración celular, el zinc puede disminuir la aparición de brotes y acelerar el proceso de cicatrización de las marcas en la piel. Si alguna vez has oído que los suplementos de zinc son útiles contra el resfriado, esto se debe a su capacidad para fortalecer el sistema inmunitario. Lo mismo ocurre en la piel: el zinc protege contra infecciones y ayuda a mantener la barrera cutánea. El zinc se encuentra de manera natural en las ostras, las semillas de calabaza, las nueces y la carne roja magra. Si prefieres un suplemento, asegúrate de seguir la dosis recomendada, ya que el exceso de zinc puede interferir con la absorción de otros minerales, como el cobre.

Selenio: el guardián contra los radicales libres

El selenio es clave para la piel debido a su papel como antioxidante. Su función principal es proteger las células de la piel contra los radicales libres. Imagina al selenio como un «paraguas antioxidante» que protege la piel de los efectos dañinos del sol, la contaminación y otros factores ambientales. Este mineral también mejora la elasticidad de la piel, ayudando a mantenerla firme y tersa a medida que envejecemos.

Puedes encontrar selenio en alimentos como las nueces de Brasil (que contienen una cantidad sorprendente de selenio en una sola porción), los pescados y las carnes. Aunque es importante obtener suficiente selenio, una pequeña cantidad es más que suficiente, ya que en exceso puede ser tóxico.

Magnesio: el calmante para el cuerpo y la piel

El magnesio es conocido como el mineral «relajante» porque ayuda a reducir el estrés, tanto físico como mental. Y, como sabemos, menos estrés también significa una piel más calmada y menos propensa a problemas como el acné y la irritación. Es crucial para regular las funciones celulares, mejorar la calidad del sueño (un gran aliado de la belleza) y ayudar en la producción de energía celular, lo que beneficia el proceso de regeneración de la piel. Además, el magnesio ayuda a mantener el equilibrio hormonal y participa en multitud de reacciones químicas que ocurren en tu organismo cada día.

Puedes encontrar magnesio en alimentos como las espinacas, las almendras, los aguacates y los plátanos. También existen suplementos de magnesio en forma de diferentes sales, tanto orgánicas como inorgánicas. La absorción es siempre mejor cuando se toma en forma de alimentos o de sales orgánicas.

> Incorporar estos minerales a tu dieta es una estrategia sencilla y efectiva para mejorar la salud y el aspecto de tu piel. Al asegurarte de que estás recibiendo suficiente zinc, selenio y magnesio, le proporcionas a tu piel las herramientas necesarias para regenerarse, protegerse y mantener su juventud. Y recuerda, siempre es mejor obtener estos minerales de alimentos integrales, pero si decides tomar suplementos, consulta primero con un profesional para asegurarte de que son adecuados para ti.

Adaptógenos y su impacto en la piel y el envejecimiento

Los adaptógenos son como otros «superhéroes» de la naturaleza, centrados en este caso en ayudarnos a enfrentar el estrés. Estos compuestos naturales, provenientes de plantas y hierbas, tienen la capacidad de mejorar la respuesta del cuerpo al estrés físico, mental y ambiental. En otras palabras, actúan como un soporte para nuestro sistema, ayudando a restaurar el equilibrio interno y permitiéndonos enfrentar mejor los desafíos cotidianos sin que estos dejen huella en nuestra piel y salud.

Ashwagandha: el tranquilizante natural

La ashwagandha, una planta originaria de la India, es conocida por su habilidad para reducir los niveles de cortisol, la hormona del estrés. Cuando el cortisol se encuentra elevado de manera crónica, puede causar inflamación en el cuerpo y contribuir al envejecimiento prematuro de la piel, además de agravar problemas como el acné y la rosácea. Al reducir el cortisol, la ashwagandha actúa como un tranquilizante natural para la piel, ayudando a que se vea más calmada y menos propensa a brotes.

Es como una especie de «spa» interno. Al incluirla en la dieta o en forma de suplemento, no solo ayudas a reducir el estrés general, sino que también estás promoviendo una piel más serena y un envejecimiento más pausado. Además, mejora la calidad del sueño, lo cual es otro factor esencial para mantener una piel saludable y radiante.

Rhodiola y ginseng: energía y resistencia al estrés

La rhodiola y el ginseng son otros adaptógenos conocidos por su capacidad para mejorar la energía y la resistencia física y mental. Ambos actúan como «tonificantes» para el cuerpo, ayudando a combatir la fatiga y aumentar la vitalidad, lo que repercute positivamente en la apariencia de la piel. Cuando estamos más descansados y con energía, nuestra piel se ve más fresca y menos opaca.

El ginseng, en particular, contiene compuestos antioxidantes que ayudan a proteger la piel de los radicales libres, combatiendo así los signos del envejecimiento. La rhodiola reduce la inflamación y protege las células del daño oxidativo, lo que contribuye a una piel más firme y luminosa. Estos adaptógenos son ideales si llevas un estilo de vida agitado y necesitas un impulso que no afecte negativamente tu piel.

Centella asiática: regeneración y firmeza de la piel

La centella asiática es un adaptógeno que destaca en el cuidado de la piel gracias a su capacidad para estimular la regeneración celular y mejorar la producción de colágeno. Esto la convierte en una de las favoritas en productos de cuidado de la piel, especialmente en el ámbito de la cosmética asiática. Es como una «maestra de yoga» para la piel: calma la inflamación, reduce la apariencia de arrugas y mejora la firmeza de la piel al estimular el colágeno. Resulta ideal para quienes buscan una piel más suave y resistente al paso del tiempo. Además, ayuda a cicatrizar heridas y minimizar cicatrices, por lo que es excelente para personas con problemas de acné o con piel dañada.

> Recuerda que estos suplementos deben tomarse con moderación y, preferiblemente, bajo la guía de un especialista que pueda recomendarte la dosis y la combinación más adecuada para ti. Con una pequeña dosis de adaptógenos, estás fortaleciendo tu cuerpo y tu piel contra el estrés, el envejecimiento y otros factores que pueden afectar tu belleza de dentro hacia fuera.

Otros suplementos para mejorar tu piel

Además de todos los que ya hemos visto, existen otros suplementos que pueden ayudar a mantener una piel radiante y con un aspecto saludable, combatiendo la opacidad y promoviendo un tono uniforme y luminoso.

Cúrcuma: antiinflamación y protección antioxidante

La cúrcuma es famosa por sus propiedades antiinflamatorias, pero también es un excelente suplemento para mejorar la claridad y uniformidad de la piel. La curcumina, el compuesto activo de la cúrcuma, ayuda a reducir la inflamación en el cuerpo, lo que puede beneficiar enormemente a quienes tienen problemas de acné o rosácea. Además, es un potente antioxidante, por lo que combate el daño de los radicales libres y promueve una piel de aspecto más joven. Tomar un suplemento de cúrcuma (preferiblemente con pimienta negra, que mejora su absorción) es una forma eficaz de potenciar la detoxificación natural del cuerpo y ayudar a la piel a combatir el daño oxidativo diario. Puedes incorporarlo en cápsulas o incluso en polvo, si prefieres añadirlo a tus bebidas o platos.

Pycnogenol: protección frente a los radicales libres y uniformidad en el tono de la piel

El pycnogenol es un extracto de corteza de pino. Se trata de otro suplemento que ha demostrado ser beneficioso para la luminosidad de la piel. Rico en antioxidantes, ayuda a proteger la piel del daño ambiental y a mejorar su tono, reduciendo la apariencia de manchas y otros signos de daño solar. Además, mejora la circulación, lo cual es clave para una piel nutrida y brillante. Este suplemento puede ayudar a reducir las manchas y mejorar la uniformidad del tono de la piel, promoviendo un brillo saludable. Se puede consumir en cápsulas, y algunos estudios sugieren que puede mejorar la elasticidad y textura de la piel con su uso continuado.

CÓMO ELEGIR LOS SUPLEMENTOS ADECUADOS PARA TI

Elegir el suplemento adecuado puede ser como intentar encontrar una aguja en un pajar, especialmente con la cantidad de opciones disponibles hoy en día. Mi recomendación, como no podía ser de otro modo, es que consultes con un profesional sanitario especializado en micronutrición, como un farmacéutico, por ejemplo. Además, te doy una guía sencilla para ayudarte a elegir los suplementos que realmente necesitas y evitar gastar en productos innecesarios o de baja calidad.

No todos los suplementos son iguales, y elegir una marca de confianza es fundamental. Estos son algunos puntos clave que debes tener en cuenta al seleccionar suplementos de calidad:

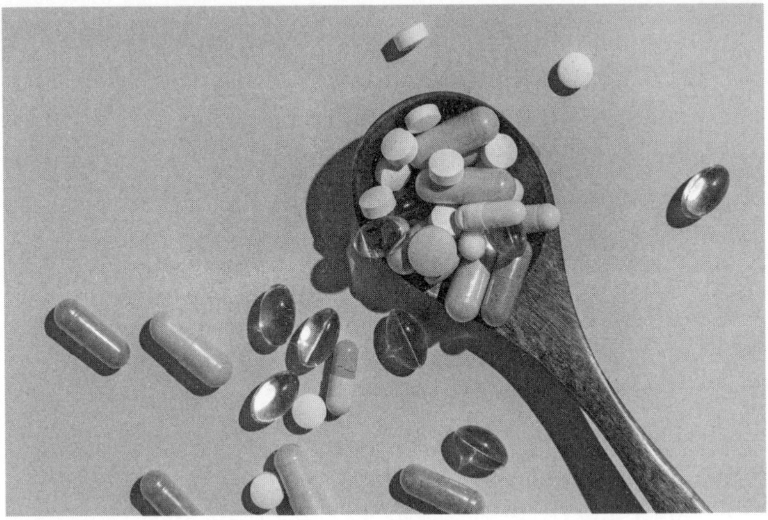

Los suplementos alimenticios bajo supervisión profesional, pueden reforzar una dieta equilibrada cuando existen carencias específicas.

- Revisa los ingredientes: los buenos suplementos no llevan aditivos ni rellenos innecesarios. En la etiqueta, siempre verifica los ingredientes que contiene, si están o no en forma de patente y si están especificados en cuanto al principio activo, es decir, si indica la cantidad exacta del ingrediente concreto que realiza la acción.

- Opta por ingredientes bioactivos: algunos suplementos son más eficaces en ciertas formas, como la curcumina (cúrcuma) combinada con piperina (pimienta negra) para mejorar la absorción. Investiga un poco para conocer la forma más activa y eficaz de los nutrientes que necesitas.

- Verifica la procedencia y certificaciones: opta por marcas que ofrezcan transparencia sobre la procedencia de sus ingredientes y que cuenten con certificaciones de calidad, como GMP (*Good Manufacturing Practices*) o pruebas de laboratorio de terceros. Estas certificaciones indican que el producto ha sido revisado y cumple con estándares de calidad. En algunos casos, además, es imprescindible conocer cómo se ha realizado la extracción del componente activo. Este es el caso, por ejemplo, de los ácidos grasos, que, si no se extraen en frío, pierden la mayoría de sus propiedades beneficiosas.

Dosis recomendadas según las necesidades específicas

La dosis adecuada de cada suplemento varía según la persona y sus necesidades específicas; no es lo mismo buscar prevención que requerir una acción «terapéutica» más específica. Por ejemplo, si buscas un suplemento antioxidante, la vitamina C y el resveratrol pueden ser excelentes opciones, pero la cantidad que necesitas dependerá de tu dieta y estilo de vida.

Aquí tienes algunos ejemplos de dosis comunes:

- Vitamina C: 500-1000 mg al día es una dosis adecuada para la mayoría de las personas que buscan mejorar la salud de su piel y combatir el estrés oxidativo.

- Omega-3 (EPA y DHA): la dosis suele oscilar entre 250-1000 mg al día para la salud general, pero puede aumentarse en casos de inflamación crónica o problemas cutáneos.

- Zinc: entre 15 y 30 mg diarios suelen ser suficientes para quienes buscan beneficios cutáneos, como la cicatrización de la piel o la reducción del acné.

Es importante recordar que más no siempre es mejor. Consulta con un especialista que te ayudará a identificar la cantidad que realmente necesitas, evitando excesos que podrían ser perjudiciales.

Los suplementos pueden ser una herramienta poderosa para cuidar la piel y promover un envejecimiento saludable, pero es importante recordar que su función es complementar una dieta equilibrada y un estilo de vida saludable, no reemplazarlos. Es tentador pensar que tomar una cápsula podría resolver problemas de piel o prevenir el envejecimiento; sin embargo, la realidad es que la salud de la piel depende de una combinación de factores que van mucho más allá de la toma de un suplemento.

El rol de los suplementos en la estrategia *proaging*

En el enfoque *proaging* de este libro, los suplementos son una pieza adicional que refuerza lo que ya logramos a través de la dieta antiinflamatoria, el cuidado externo y los hábitos de vida. Al incorporar antioxidantes, adaptógenos, grasas saludables y otros nutrientes específicos, potenciamos las acciones diarias dirigidas a proteger nuestra piel desde dentro. Sin embargo, es importante recordar que, sin una base sólida de nutrición, ejercicio y sueño, el impacto de los suplementos será limitado. Imaginemos nuestra salud como un edificio: la dieta y el estilo de vida son los cimientos y las paredes, mientras que los suplementos son las capas de acabado. Sin una estructura sólida, los acabados no cumplirán su función.

Es fácil caer en la tentación de tomar suplementos sin control, especialmente ante la gran oferta en el mercado. No obstante, no debes olvidar que cada persona es única, y lo que funciona para otro puede no ser adecuado para ti. En lugar de seguir una lista estándar de suplementos, lo más recomendable es adaptar la suplementación a tus necesidades específicas y consultar siempre a un profesional, especialmente si tienes condiciones de salud particulares.

La clave para una suplementación efectiva está en la calidad, la moderación y el seguimiento. Elegir productos de calidad, consumirlos en dosis adecuadas y observar cómo reacciona nuestro cuerpo es esencial para evitar efectos secundarios y obtener el máximo beneficio.

En resumen, los suplementos bien seleccionados pueden potenciar nuestro camino hacia una piel y un organismo saludables, pero siempre como complemento de un enfoque integral, que incluya una alimentación balanceada, buenos hábitos de sueño y un estilo de vida saludable. Con esta perspectiva, los suplementos se convierten en una herramienta poderosa para alcanzar un bienestar duradero y una piel que brille con naturalidad.

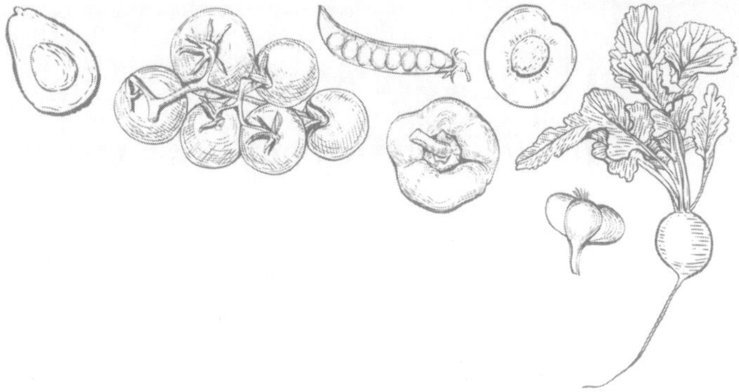

Capítulo 13

CUIDADO EXTERNO DE LA PIEL

Aunque a lo largo de este libro hemos destacado la influencia de la alimentación y el estilo de vida en la salud de la piel, no podemos olvidar la importancia del cuidado externo como parte de un enfoque integral. Es cierto que los alimentos y los nutrientes que consumimos juegan un papel crucial, pero el cuidado externo complementa y potencia estos esfuerzos al actuar como una capa adicional de protección y nutrición para la piel.

Imagina tu piel como la fachada de una casa. Aunque el soporte estructural (alimentación, suplementos, descanso) es lo que mantiene esa «casa» en pie, la fachada también necesita una capa de pintura, limpieza y mantenimiento constante para lucir en su mejor estado. De eso trata el cuidado externo: de proporcionar a la piel ese «mantenimiento» que necesita diariamente para protegerse de agresores externos y reflejar todos los esfuerzos que estamos haciendo desde el interior.

Rutina holística para la piel

Un enfoque holístico de cuidado de la piel no se limita solo a la aplicación de productos cosméticos, sino que implica entender cómo cada parte de nuestra vida afecta su salud. La dieta, el sueño, la hidratación y la protección solar son pilares fundamentales de este enfoque integral. Es fundamental entender que la piel actúa como una barrera y como un reflejo de lo que sucede en nuestro cuerpo. Por ejemplo, si tu dieta es rica en antioxidantes y ácidos grasos, la piel reflejará esos beneficios en forma de mayor luminosidad y elasticidad. De la misma forma, una rutina de cuidado externo bien diseñada, que incluya limpieza, hidratación y protección solar, maximizará los resultados, protegiendo a la piel de factores ambientales y ayudándola a renovarse adecuadamente.

La combinación de una buena alimentación con un cuidado externo adecuado potencia los beneficios de ambos enfoques y ayuda a lograr una piel más saludable y radiante a lo largo del tiempo. En los siguientes apartados, repasaremos los elementos esenciales para una rutina de cuidado externo eficaz, diseñada para ser práctica y accesible.

Rutina diaria de cuidado de la piel: limpieza, hidratación y protección

La rutina diaria de cuidado de la piel es el «ritual de mantenimiento» que ayuda a mantener la barrera cutánea en óptimas condiciones y a protegerla de factores externos como la contaminación, el sol y la sequedad. Con solo tres pasos básicos —limpieza, hidratación y protección solar—, podrás notar la diferencia en el aspecto y la salud de tu piel.

Limpieza: la base de una piel saludable

La limpieza es el primer y más importante paso de cualquier rutina. Durante el día, la piel acumula suciedad, sebo y restos de maquillaje o cosméticos, que pueden obstruir los poros y dificultar su transpiración. Una limpieza adecuada permite que los productos que apliques después se absorban mejor y actúen de manera más efectiva.

- Piel seca: para la piel seca, elige limpiadores suaves, en crema o aceite, que no eliminen los aceites naturales de la piel. Estos ayudan a evitar esa sensación de tirantez y mantienen la hidratación.

- Piel grasa o mixta: un limpiador en gel o espumoso puede ser más adecuado, ya que ayuda a reducir el exceso de sebo sin resecar demasiado.

- Piel sensible: opta por limpiadores sin fragancias ni sulfatos. En estos casos, los limpiadores en gel suaves o las aguas micelares pueden ser una buena opción.

Recuerda que no debes frotar la piel ni utilizar agua muy caliente, ya que esto puede alterar su barrera natural.

Hidratación: crucial para una piel suave y elástica

La hidratación es el segundo paso esencial en la rutina. Todas las pieles, incluso las grasas, necesitan hidratación, y especialmente estas últimas la evitan por temor a generar más sebo. Hidratar la piel la mantiene flexible y mejora su función de barrera, lo que previene la pérdida de agua y la protege de agentes externos.

- Piel seca: necesita hidratantes más ricos, como los que contienen aceites naturales (aceite de almendra, de argán, de jojoba…) o mantecas (de karité, de cacao…), que ayudan a retener la humedad y evitan la pérdida de agua.

- Piel grasa: opta por cremas ligeras, como geles o lociones, que hidratan sin obstruir los poros. Ingredientes como el ácido hialurónico son ideales porque atraen agua a la piel sin aportar grasa adicional.

- Piel mixta: puede beneficiarse de cremas ligeras en las zonas más grasas y de una hidratación más rica en las áreas secas.

Este paso permite que la piel mantenga su equilibrio y refuerce su barrera natural, lo que ayuda a conservar una apariencia suave y saludable.

Protección solar: el escudo contra el envejecimiento prematuro

El protector solar es uno de los pilares más importantes para cuidar la piel a diario. Aplicarlo correctamente evita el envejecimiento prematuro y protege frente al daño acumulativo causado por la exposición solar. La clave es elegir un protector que cuente con SPF 50 para el rostro, ya que proporciona una mayor barrera frente a los rayos UVB, responsables de las quemaduras solares y del daño en la superficie de la piel.

Además del SPF, que mide la eficacia frente a los rayos UVB, es fundamental que el protector solar también cubra los rayos UVA y la radiación infrarroja (IR):

- UVA: estos rayos penetran profundamente en la piel y son los principales responsables del envejecimiento prematuro, ya que dañan las fibras de colágeno y elastina. Los rayos UVA están presentes todo el año y atraviesan las ventanas, por lo que el riesgo no se limita a la exposición directa al sol.

- IR (infrarrojo): aunque no causa quemaduras, la radiación infrarroja genera calor en la piel, lo que lleva al estrés oxidativo y provoca arrugas y pérdida de firmeza. Elegir un protector que también tenga filtros contra los rayos IR permite una protección completa.

Optar por un protector solar SPF 50 de amplio espectro, que indique claramente que protege contra UVA, UVB e IR, es esencial para mantener la piel del rostro bien cuidada, radiante y protegida.

Otros puntos que se deben tener en cuenta con el protector solar son:

- Textura según el tipo de piel: los protectores solares en gel o en polvo pueden ser mejores para pieles grasas, mientras que las fórmulas en crema son ideales para pieles secas.

- Aplicación regular: recuerda volver a aplicarte el protector cada dos horas si estás al aire libre. Si te maquillas, puedes optar por protectores solares en polvo para retoques rápidos.

Con estos tres pasos sencillos, tienes una rutina básica que prepara y protege tu piel día a día, complementando el trabajo que realizas desde dentro con la alimentación y los suplementos.

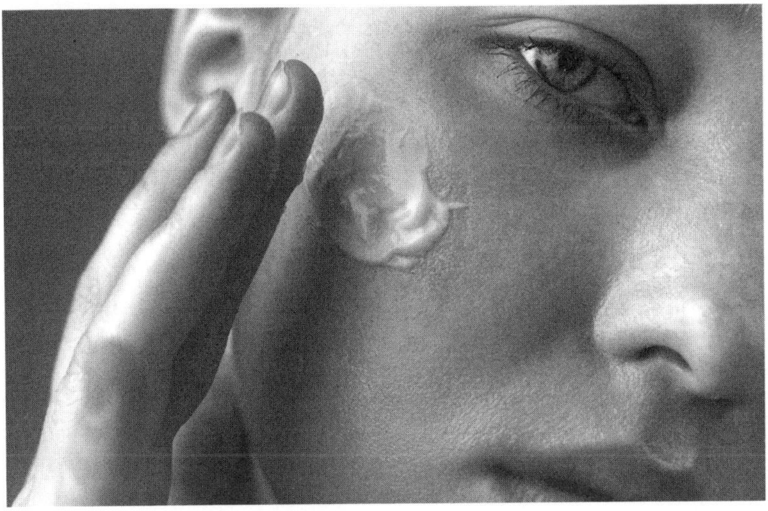

Gracias a la aplicación de productos cosméticos, protegemos nuestra piel de factores externos.

Antioxidantes tópicos: defensa externa contra el envejecimiento

Si hay algo que podemos agradecerles a los antioxidantes, es su capacidad para proteger la piel de los efectos del estrés oxidativo. Actúan como un escudo frente a los radicales libres, esas moléculas inestables que pueden dañar las células y acelerar el envejecimiento de la piel. Aunque son fundamentales en la dieta, aplicarlos directamente sobre la piel potencia su acción en las capas superficiales, donde están más expuestas a los daños ambientales, como la contaminación y los rayos solares.

- Vitamina C: uno de los antioxidantes más potentes y efectivos para la piel. La vitamina C tópica combate los radicales libres, estimula la producción de colágeno y mejora la firmeza y elasticidad. También reduce las manchas oscuras, iguala el tono y aporta luminosidad a la piel.

- Vitamina E: conocida como el «antioxidante reparador», protege la piel del daño ambiental, refuerza la barrera cutánea y retiene la hidratación celular. Es excelente para pieles secas o sensibles y tiene propiedades calmantes.

- Niacinamida (vitamina B3): este antioxidante multifuncional es ideal para pieles sensibles o con acné. Reduce la inflamación, regula la producción de sebo y mejora la textura de la piel. Además, combate el estrés oxidativo, disminuye el enrojecimiento y minimiza los poros visibles.

- Ácido ferúlico: un potente antioxidante que se combina especialmente bien con las vitaminas C y E para maximizar la protección frente al daño ambiental y los radicales libres. Ayuda a estabilizar otros antioxidantes y mejora su efectividad, promoviendo una piel más firme y con un tono uniforme.

- Resveratrol: extraído de la piel de las uvas y el vino tinto, este antioxidante ayuda a proteger la piel del daño causado por los radicales libres y reduce la inflamación. Es conocido por su capacidad para promover la longevidad celular y proteger contra el fotoenvejecimiento.

Incorporar antioxidantes en la rutina diaria es sencillo y los resultados pueden ser sorprendentes. Puedes aplicarlos en forma de sérums o cremas, usualmente después de la limpieza y antes de la hidratación.

Aquí tienes algunos consejos de aplicación y cómo cada antioxidante puede potenciar tu rutina:

- Vitamina C y ácido ferúlico por la mañana: aplica un sérum de vitamina C como parte de tu rutina matutina. Este antioxidante no solo combate los radicales libres, sino que también protege la piel del daño ambiental diario, especialmente por la exposición solar (pero no olvides aplicar protector solar después, ya que no lo reemplaza). Asegúrate de que el envase del producto sea opaco y esté bien cerrado para mantener la estabilidad del ingrediente, ya que es muy sensible a la luz y al aire. El ferúlico es un gran aliado de la vitamina C, úsalo por la mañana en combinación para obtener una protección extra contra los radicales libres, pues al utilizar los dos, el ácido ferúlico potencia la eficacia de la vitamina C, haciendo que los beneficios antioxidantes sean aún más fuertes. El ácido ferúlico también estabiliza la vitamina C, ayudando a mantener su potencia durante más tiempo.

- Vitamina E, resveratrol y niacinamida por la noche: la vitamina E funciona muy bien en la rutina nocturna. Este antioxidante es ideal para ayudar a reparar los daños sufridos durante el día y mantener la hidratación de la piel. La niacinamida es un todoterreno; puedes usarla tanto de día como de noche, pero si tu piel es especialmente sensible, aplicar la niacinamida por la noche puede minimizar la posibilidad de irritación. Incorpora el resveratrol también por la noche, ya que este antioxidante derivado de la uva ayuda a rejuvenecer la piel y combatir los signos de envejecimiento mientras duermes.

Al introducir antioxidantes en tu rutina externa, estás creando una barrera adicional para proteger tu piel del estrés oxidativo, complementando el cuidado interno y maximizando los beneficios de la dieta y los suplementos que ya hemos visto.

Exfoliación: eliminación de células muertas y renovación

La exfoliación es uno de los pasos clave para una piel luminosa y suave, ya que elimina las células muertas acumuladas en la superficie y permite que las células nuevas y frescas aparezcan. Además, ayuda a prevenir la obstrucción de los poros y maximiza la efectividad de los productos que aplicamos después, como sérums y cremas. Sin embargo, una exfoliación inadecuada puede irritar la piel, por lo que lo ideal es conocer los distintos tipos y cómo usarlos de acuerdo con este dato.

Algunos de los beneficios de la exfoliación regular son:

- Renovación celular: la exfoliación estimula el proceso natural de regeneración de la piel, ayudándola a mantenerse joven y fresca. Al desprender y eliminar las células muertas, se facilita la renovación, algo especialmente útil para pieles maduras o secas, que suelen regenerarse más lentamente.

- Textura y suavidad: la piel exfoliada luce y se siente más suave al tacto. Esto es ideal para lograr un cutis que refleje mejor la luz, lo que le da un aspecto más luminoso y saludable.

- Optimización de otros productos: al eliminar la barrera de células muertas, la piel absorbe mejor los tratamientos que aplicamos después, como antioxidantes, hidratantes y sérums.

Existen tres tipos principales de exfoliación: física, química y enzimática. Cada una tiene sus particularidades, y la elección depende del tipo de piel y las necesidades individuales.

- Exfoliación física: consiste en utilizar productos con partículas o gránulos que eliminan las células muertas mediante el roce físico. Este tipo de exfoliación es ideal para pieles jóvenes y resistentes, aunque debe hacerse con suavidad para evitar irritación (¡ojo con las aristas de los gránulos!). Para quienes tengan piel sensible o con tendencia a la rosácea, se recomienda evitar exfoliantes físicos agresivos, ya que pueden irritar la piel. Tampoco se aconsejan en brotes de patologías cutáneas.

- Exfoliación química: utiliza ácidos como el ácido glicólico, láctico o salicílico para disolver las uniones entre las células muertas sin necesidad de fricción. Este tipo de exfoliación es ideal para pieles sensibles o maduras, ya que suele ser menos irritante y también ayuda a tratar problemas específicos como el acné o las manchas. Los AHA (alfa hidroxiácidos) son perfectos para pieles secas y maduras, ya que hidratan y ayudan a mejorar la textura, mientras que el ácido salicílico penetra en los poros y es más efectivo para pieles grasas o propensas al acné.

- Exfoliación enzimática: aquí entran en juego las enzimas naturales, derivadas de frutas como la papaya, la piña o la calabaza. Estas enzimas imitan a las que tienes de manera natural en tu piel y rompen los enlaces que mantienen unidas las células muertas, eliminándolas sin la fricción de un exfoliante físico o el posible enrojecimiento que pueden causar los ácidos. La exfoliación enzimática es ideal para pieles extremadamente sensibles o con problemas como la rosácea, ya que proporciona una exfoliación suave pero efectiva.

Según el tipo de piel, resultan más adecuados determinadas formas de exfoliación. Algunos consejos para saber qué exfoliación es la más beneficiosa para tu piel son:

- Piel seca o sensible: exfoliación una vez a la semana con un exfoliante suave, un ácido ligero como el ácido láctico o un exfoliante enzimático. Evita productos abrasivos.
- Piel grasa o con tendencia al acné: puedes exfoliarte dos veces por semana usando activos que ayuden a limpiar los poros en profundidad.
- Piel normal o mixta: una exfoliación semanal con productos físicos suaves, ácidos como el glicólico o exfoliantes enzimáticos puede aportar luminosidad sin comprometer la barrera cutánea.

La exfoliación, en resumen, no solo potencia el brillo natural de la piel, sino que también prepara el terreno para que los demás productos actúen mejor. Así, puedes lograr un aspecto fresco y revitalizado que refleje los cuidados internos y externos.

SÉRUMS Y TRATAMIENTOS ESPECÍFICOS: OBJETIVOS *PROAGING*

Una rutina de cuidado básico es clave para mantener la piel en buen estado, pero los sérums y tratamientos específicos aportan beneficios adicionales cuando queremos abordar objetivos

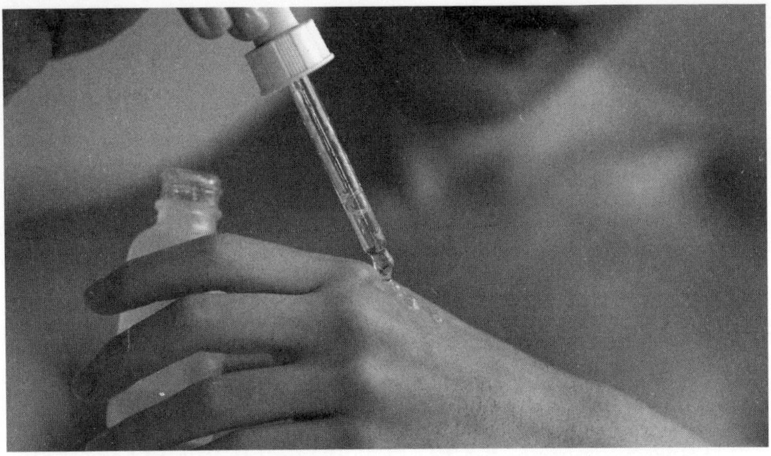

Un sérum es un producto ligero y de rápida absorción que contiene altas concentraciones de ingredientes activos para tratar necesidades específicas de la piel, como la hidratación intensa, la reducción de manchas o una mejor firmeza.

más avanzados, como la firmeza, la tonificación o la reducción de líneas de expresión. Los sérums suelen tener una mayor concentración de activos y una textura ligera, lo que facilita su absorción y permite que los ingredientes penetren en partes más profundas de la piel.

A diferencia de las cremas, que suelen formar una barrera protectora, los sérums se enfocan en llevar ingredientes esenciales a la piel, permitiendo que actúen de forma más profunda y rápida. Por ejemplo, mientras una crema hidratante ayuda a sellar la humedad en la piel, un sérum con ácido hialurónico proporciona hidratación a nivel celular, rellenando la piel desde dentro y mejorando su elasticidad.

Tratamientos con ingredientes clave: retinol, ácido hialurónico y péptidos

Cada uno de estos ingredientes es ampliamente utilizado en productos de cuidado de la piel, especialmente en sérums y tratamientos nocturnos, debido a sus efectos *proaging:*

- Retinol (vitamina A): conocido como el «rey de los activos antiedad», el retinol es un derivado de la vitamina A que promueve la renovación celular y estimula la producción de colágeno. Su efecto sobre las líneas de expresión y la textura de la piel es notable, ya que ayuda a suavizar las arrugas y mejorar la firmeza. Sin embargo, al ser un ingrediente potente, se recomienda iniciar con bajas concentraciones y aplicarlo por la noche, ya que puede causar sensibilidad al sol.

- Ácido hialurónico: aunque técnicamente no es un ácido en el sentido exfoliante, el ácido hialurónico es un poderoso hidratante que atrae y retiene la humedad en la piel. Cada molécula puede retener hasta mil veces su peso en agua, por lo que es ideal para rellenar la piel, mejorar la elasticidad y aportar un aspecto más fresco. Se recomienda aplicarlo sobre la piel húmeda para maximizar su efecto, seguido de una crema hidratante que lo selle.

- Péptidos: los péptidos son fragmentos de proteínas que actúan como «mensajeros» en la piel, indicando a las células que produzcan más colágeno y elastina. Esto ayuda a fortalecer la estructura de la piel, lo que mejora su firmeza y su elasticidad. Los productos con péptidos suelen ser ideales para pieles maduras, ya que ayudan a combatir la flacidez y proporcionan un efecto reafirmante visible.

La pieza fundamental para obtener resultados óptimos con estos tratamientos es la constancia y el momento adecuado de aplicación:

- El retinol deberías usarlo por la noche, de dos a tres veces por semana al principio, y aumenta la frecuencia conforme tu piel se adapte o se retinice. Acompáñalo siempre de un protector solar durante el día, ya que puede aumentar la sensibilidad de la piel al sol.

- El ácido hialurónico es ideal para usar por la mañana y por la noche, especialmente después de la limpieza y antes de la crema hidratante. Si tu piel está deshidratada, es uno de los ingredientes más efectivos.

- Los péptidos se pueden incorporar tanto en la rutina de día como en la de noche. Son ideales para quienes buscan un refuerzo en la firmeza y la textura de la piel. Su efecto aumenta con el tiempo, así que la paciencia es clave.

Estos tratamientos son perfectos para quienes desean una piel más firme, hidratada y luminosa, especialmente cuando se combinan con una buena base de cuidado externo e interno.

Consistencia y personalización

Al igual que con la alimentación y los suplementos, el cuidado externo de la piel requiere un enfoque constante y personalizado. No existen soluciones universales ni resultados instantáneos: la verdadera clave está en la constancia y en la adaptación de los productos y las rutinas a las necesidades individuales de cada piel.

El cuidado externo de la piel es un complemento esencial de todo lo que hacemos a nivel interno con la dieta y el estilo de vida. La piel refleja el estado de nuestro organismo, y cuando cuidamos nuestra alimentación y reducimos el estrés, los resultados también son visibles en el exterior. Sin embargo, factores externos como el sol, la contaminación y el clima pueden desafiar nuestra piel constantemente. En estos casos, una rutina de cuidado externo adecuada y adaptada juega un papel crucial.

La importancia de la constancia

Mantener una piel sana y radiante requiere rutinas diarias, con productos y prácticas que se adapten a tus características y preferencias personales. Los resultados del cuidado externo no siempre son inmediatos, pero, con constancia y paciencia, se logran cambios visibles y duraderos. La piel, como cualquier otro órgano, responde al cuidado continuo; por ello, establecer una rutina diaria sólida y práctica es clave para aprovechar al máximo sus beneficios.

Debes tener en cuenta que cada piel es única, y lo que funciona para una persona puede no ser adecuado para otra. Es importante adaptar las rutinas y los productos a tus propias necesidades, tipo de piel y posibles problemas específicos, como el acné, la sensibilidad o el envejecimiento prematuro. Contar con el asesoramiento de profesionales especializados, como dermatólogos y farmacéuticos, es clave para establecer una rutina personalizada y ajustar los cuidados a medida que cambian las necesidades, ya sea por las diferentes estaciones del año o por el paso del tiempo. Este enfoque es fundamental para mantener una piel saludable.

El cuidado de la piel es un viaje que combina esfuerzo y gratificación, en el que cada pequeño paso contribuye a lograr un bienestar duradero. Al combinar lo que hacemos internamente con los cuidados externos, podemos potenciar realmente el resultado final y mantener una piel que no solo se ve bien, sino que también se siente saludable y protegida.

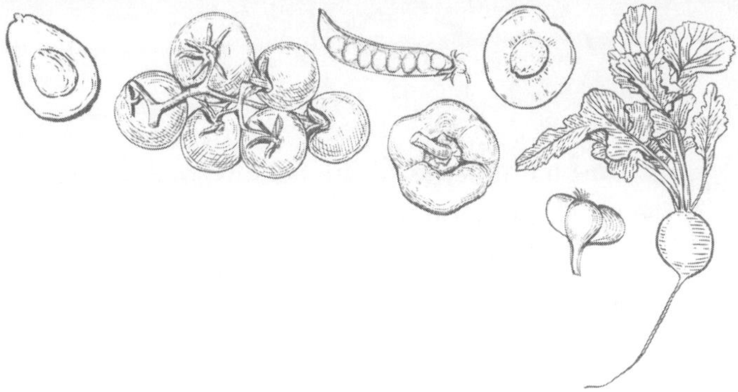

Capítulo 14

ESTILO DE VIDA ANTIINFLAMATORIO

La inflamación crónica es un proceso silencioso pero potente que se va acumulando en el cuerpo. Aunque puede pasar desapercibida durante mucho tiempo, sus efectos son acumulativos y están directamente relacionados con el envejecimiento acelerado y una mayor propensión a enfermedades. Hemos hablado mucho a lo largo de este libro sobre la importancia de una dieta antiinflamatoria, rica en alimentos frescos, antioxidantes y grasas saludables. Sin embargo, el estilo de vida que llevamos es igual de relevante. Factores como el estrés crónico, la falta de sueño, el sedentarismo e incluso el aislamiento social contribuyen a generar un ambiente proinflamatorio en nuestro cuerpo, que ni el mejor de los platos puede revertir del todo. Por eso, es fundamental adoptar un enfoque integral, que abarque tanto la alimentación como los hábitos de vida. Esto es clave para mantener la inflamación bajo control, disfrutar de una piel más saludable y ralentizar el envejecimiento.

Piénsalo así: la inflamación crónica es como una gota constante que desgasta poco a poco nuestras células. Aunque la dieta puede ser como un paraguas que nos protege, si vivimos en un ambiente de lluvia constante —marcado por el estrés y los malos hábitos—, el desgaste será inevitable. Adoptar un estilo de vida que reduzca el impacto de estos factores es como encontrar un refugio completo, donde nuestra piel y nuestra salud en general se mantendrán a salvo del desgaste prematuro.

Estrés crónico: el detonante invisible

El estrés crónico es uno de los mayores enemigos de nuestra piel. A corto plazo y de manera puntual, el estrés puede ser beneficioso, ya que nos proporciona un impulso de energía y concentración en situaciones de emergencia. Sin embargo, cuando se convierte en una constante, se transforma en un «detonante invisible» de la inflamación crónica. ¿Por qué? Porque, bajo situaciones de estrés constante, nuestro cuerpo libera cortisol y otras hormonas que, a largo plazo, elevan los niveles de citoquinas inflamatorias, desequilibran el sistema inmunitario e incrementan la inflamación en el organismo.

El estrés crónico también tiene un impacto directo en la salud de la piel. En personas que padecen de acné, rosácea o eccema, el estrés puede exacerbar los síntomas, lo que provoca más brotes y enrojecimiento. Este efecto ocurre porque el aumento de cortisol no solo provoca inflamación, sino que también altera la barrera cutánea, lo que disminuye la capacidad de la piel para retener la humedad y defenderse de agresores externos.

Imagina tu piel como una barrera protectora que, bajo el estrés, comienza a volverse más permeable y vulnerable, dejando paso libre a la inflamación. Afortunadamente, existen prácticas que nos ayudan a mantener el estrés bajo control, reduciendo sus efectos en nuestro cuerpo y piel. El secreto radica en incorporar técnicas de manejo del estrés de manera regular. Aquí tienes algunas:

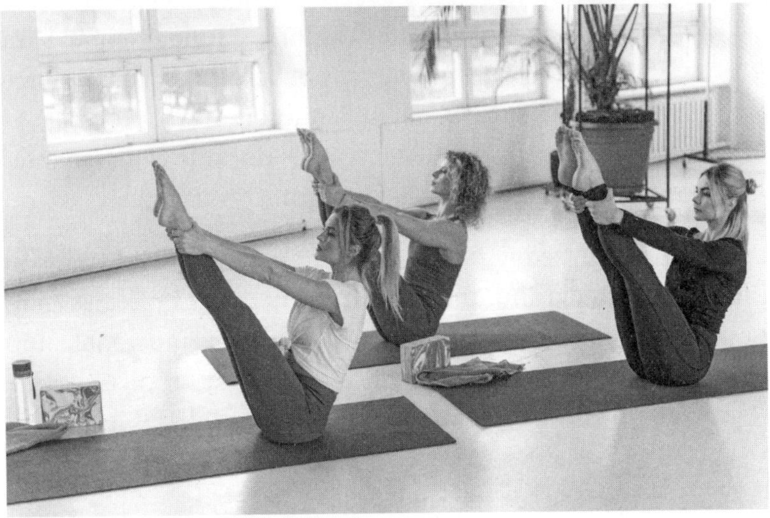

Yoga y meditación: rituales antienvejecimiento que reducen el estrés, mejoran la elasticidad de la piel y preservan la juventud desde el interior.

- Meditación y *mindfulness:* ayudan a reducir el cortisol y nos entrenan para estar presentes y calmar nuestra mente. Incluso unos pocos minutos al día de respiración consciente pueden tener un impacto notable en cómo percibimos y manejamos el estrés.

- Ejercicios de respiración profunda: respirar profundamente y de forma pausada envía señales de calma a nuestro sistema nervioso, disminuyendo la producción de hormonas del estrés. Una técnica muy sencilla es inhalar profundamente durante cuatro segundos, retener el aire durante otros cuatro y exhalar lentamente durante cuatro más. Hazlo varias veces y verás cómo comienzas a relajarte.

- Técnicas de relajación: escuchar música, practicar yoga, leer o simplemente caminar al aire libre pueden ser formas efectivas de liberar tensión y devolver el equilibrio a tu cuerpo. La clave está en encontrar una actividad que nos guste y nos permita desconectar de las preocupaciones.

- Dormir bien: el sueño reparador es fundamental para manejar el estrés. Una buena noche de descanso reduce los niveles de cortisol y ayuda a tu cuerpo a procesar las emociones y tensiones acumuladas durante el día, manteniendo la inflamación bajo control.

En resumen, reducir el estrés es como darle un «descanso» a nuestro sistema inmunitario. Implementar estrategias para gestionarlo no solo mejora nuestro bienestar emocional, sino que también ayuda a reducir la inflamación crónica, lo que logra que nuestra piel se vea y se sienta más saludable.

La importancia del sueño: reparación y regeneración durante el descanso

Dormir bien es uno de los secretos mejor guardados para una piel saludable y un cuerpo equilibrado. Durante el sueño, el cuerpo entra en un «modo reparación» y se activa un proceso de regeneración celular que es esencial para contrarrestar los efectos del envejecimiento y la inflamación. Es en estas horas de descanso cuando se producen hormonas que ayudan a reparar tejidos, reducir el estrés oxidativo y restaurar nuestra energía, lo que tiene un impacto directo sobre la salud de la piel y el bienestar general.

Piensa en el sueño como un «tratamiento nocturno» para la piel y el cuerpo. Durante las fases profundas del sueño, se liberan hormonas de crecimiento que estimulan la reparación celular y la producción de colágeno. Además, al descansar bien, el cortisol (la hormona del estrés) disminuye, lo que reduce la inflamación en todo el cuerpo, incluida la piel. Cuando no dormimos o no descansamos lo suficiente, el cuerpo no tiene tiempo para realizar esta «puesta a punto», y los signos de inflamación y envejecimiento empiezan a hacerse visibles en forma de ojeras, tono apagado y mayor sensibilidad cutánea.

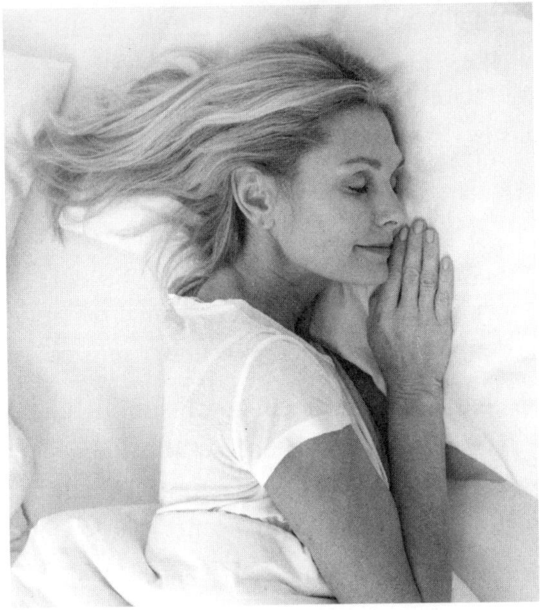

Dormir bien no solo es un placer, sino que también es una inversión en tu salud y juventud. Incorporar buenos hábitos de sueño en la rutina diaria es una forma efectiva de mantener la inflamación a raya, mejorar la salud de tu piel y prolongar la vitalidad a lo largo del tiempo.

La falta de sueño está directamente relacionada con el aumento de la inflamación en el organismo. Cuando el descanso es insuficiente, el cuerpo produce más citoquinas proinflamatorias, lo que aumenta el estrés oxidativo y acelera el envejecimiento. A nivel cutáneo, esto se traduce en una piel más vulnerable a los daños externos, que pierde luminosidad y elasticidad. Varios estudios han demostrado que dormir menos de seis horas por noche puede tener un efecto acumulativo en la salud, aumentando el riesgo de desarrollar problemas inflamatorios tanto en la piel como en el sistema inmunitario.

Consejos para mejorar la higiene del sueño

Para que el cuerpo y la piel aprovechen al máximo las horas de sueño, puedes implementar algunas estrategias que faciliten el descanso:

- Crea un entorno relajante: asegúrate de que tu dormitorio esté oscuro, fresco y en silencio. La oscuridad estimula la producción de melatonina, la hormona del sueño, que además es un antioxidante natural.
- Evita las pantallas antes de dormir: la luz azul de los dispositivos electrónicos inhibe la producción de melatonina, lo que retrasa el inicio del sueño y afecta su calidad. Intenta desconectar al menos una hora antes de dormir (idealmente dos) y opta por leer o escuchar música relajante.
- Establece una rutina: el cuerpo responde bien a las rutinas, y acostarse a la misma hora cada noche ayuda a regular el ciclo del sueño. Esto es importante para optimizar la regeneración celular y mantener una piel más joven y descansada.
- Cuida tu cena: evita las comidas pesadas, la cafeína y el alcohol antes de dormir, ya que pueden interferir con el sueño reparador. Opta por alimentos ligeros que favorezcan la relajación, como una infusión de manzanilla o un yogur natural.

Malas digestiones y su influencia en la inflamación

La digestión no es solo un trámite para obtener energía; es una parte clave de la salud integral. Cuando tienes digestiones pesadas o ineficientes, tu cuerpo no absorbe bien los nutrientes, y eso se refleja no solo en tu bienestar general, sino también en la salud de la piel. Los nutrientes funcionan como las piezas de un lego que el organismo necesita para mantener todas las células en buen estado. Si tu digestión falla, te faltan esas piezas para hacer el montaje correctamente, lo que puede dar lugar a inflamación que se manifiesta en forma de brotes, enrojecimiento o sequedad en la piel.

Una digestión ineficaz puede generar residuos que, en lugar de eliminarse de forma adecuada, irritan el intestino y aumentan su permeabilidad. Este fenómeno, conocido como «intestino permeable», permite que partículas que no deberían pasar al torrente sanguíneo lo hagan, activando el sistema inmune y produciendo inflamación crónica que no solo afecta la salud intestinal, sino que también agrava problemas de piel como acné, rosácea y dermatitis.

Para evitar las malas digestiones y cuidar la salud de tu piel, aquí tienes algunos hábitos que puedes incorporar:

- Alimentación consciente: tómate tu tiempo para comer, mastica bien y saborea cada bocado. De este modo, ayudas a preparar tu sistema digestivo y facilitas la descomposición de los alimentos. Comer con prisa, atendiendo a mil cosas, aumenta las probabilidades de digestiones pesadas y de absorber menos nutrientes.

- Evitar alimentos irritantes: los alimentos ultraprocesados, ricos en grasas y muy picantes, pueden inflamar el sistema digestivo. Al elegir opciones naturales y reducir estos irritantes, logras digestiones más suaves.

- Incluir probióticos y prebióticos: los probióticos ayudan a equilibrar la microbiota intestinal y mejoran la digestión. Los prebióticos sirven de alimento para las bacterias buenas y ayudan a mantener un intestino saludable.

- Hidratación adecuada: el agua es esencial en el proceso digestivo; ayuda a descomponer los alimentos y facilita el movimiento intestinal. Mantenerte hidratado previene digestiones pesadas y mejora la absorción de nutrientes.

Cuidar la digestión es una forma directa de reducir la inflamación en el cuerpo y cuidar la piel desde dentro.

La falta de contacto con la naturaleza: impacto en el cuerpo y la mente

¿Sabías que pasar tiempo en la naturaleza tiene un efecto antiinflamatorio? Aunque no solemos pensarlo, el contacto con el mundo natural nos ayuda a reducir el estrés, regular la presión arterial y fortalecer el sistema inmunitario.

Estudios recientes han demostrado que estar al aire libre, rodeado de árboles, plantas y aire fresco, reduce los niveles de cortisol (la hormona del estrés) y otros marcadores inflamatorios en el cuerpo. Así que, más que un capricho, reconectar con la naturaleza es una estrategia antiinflamatoria que, además, ayuda a mantener la piel saludable.

Baño de bosque y reducción de la inflamación

En países como Japón, el «baño de bosque» o *shinrin-yoku* es una práctica habitual para reducir el estrés y mejorar el bienestar general. No es algo complicado: consiste simplemente en pasar tiempo en un bosque o parque, caminando sin prisas y absorbiendo los sonidos, olores y paisajes naturales. Según investigaciones, el baño de bosque no solo reduce el estrés, sino que también mejora la actividad del sistema inmunitario y disminuye los niveles de citoquinas inflamatorias.

El impacto de la contaminación ambiental en la piel

Si vives en una ciudad, es posible que tu piel esté constantemente expuesta a partículas contaminantes que aceleran la inflamación y el envejecimiento. Estas partículas generan radicales libres, los cuales dañan las células cutáneas y debilitan la barrera protectora de la piel, provocando que luzca apagada y envejecida.

Reducir la exposición a la contaminación —por ejemplo, escapando de la ciudad los fines de semana— y adoptar una rutina de limpieza profunda pueden ayudar a minimizar este impacto.

Consejos prácticos para reconectar con la naturaleza

Si vives en un entorno urbano, encontrar momentos para reconectar con la naturaleza puede ser un reto, pero no es imposible. Aquí tienes algunas ideas prácticas:

- Busca espacios verdes cercanos: puedes aprovechar parques, jardines comunitarios o cualquier espacio con vegetación para dar un paseo breve. No subestimes el poder de pasar un rato al aire libre, aunque sea corto.

- Plantas en casa: rodearte de plantas en casa también tiene efectos positivos en la reducción del estrés. Añadir algunas plantas de interior puede ayudarte a sentirte más conectado con la naturaleza.

- Fin de semana en la naturaleza: siempre que puedas, planifica escapadas al campo, a la playa o a la montaña. Estos entornos ayudan a reducir el estrés y brindan un respiro de la rutina urbana.

En resumen, pasar tiempo en la naturaleza es mucho más que una pausa de la vida cotidiana. Es una inversión en el bienestar mental y físico que, además, beneficia a la piel al reducir el estrés y la inflamación.

Actividad física: aliada en la lucha contra la inflamación

La actividad física es mucho más que una herramienta para estar en forma; es uno de los mejores aliados en la batalla contra la inflamación crónica. Realizar ejercicio de forma regular ayuda a mantener un peso saludable, reducir los niveles de inflamación en el cuerpo, mejorar la salud cardiovascular y estimular la liberación de endorfinas, conocidas como las

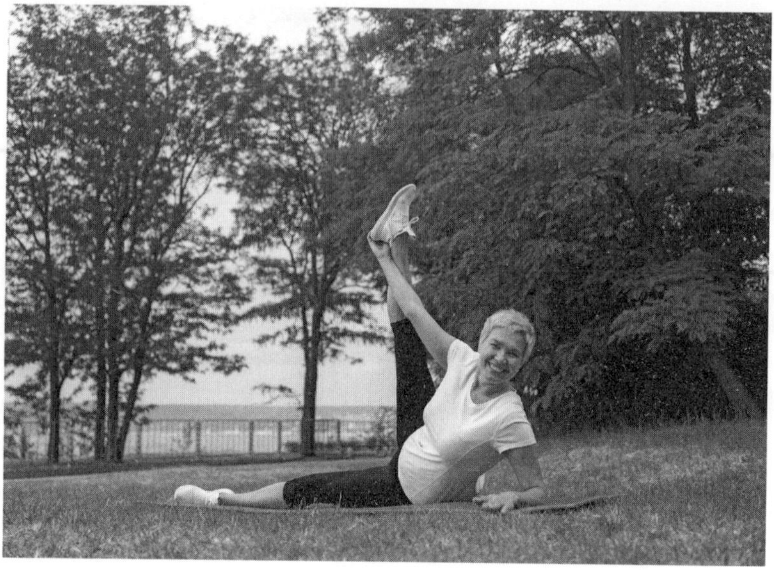

Hacer ejercicio al aire libre es una buena manera de obtener vitamina D, además de activar nuestro cuerpo.

hormonas de la felicidad. En resumen, es una receta natural para el bienestar físico y emocional.

Cuando realizas ejercicio, el cuerpo libera sustancias antiinflamatorias que ayudan a disminuir los niveles de citoquinas, unas proteínas que provocan inflamación en situaciones de estrés o sedentarismo. Además, la actividad física mejora la sensibilidad a la insulina, lo que estabiliza los niveles de glucosa en sangre y reduce el riesgo de glicación y envejecimiento prematuro.

Es importante destacar que el ejercicio debe ser moderado. Mientras que la actividad física regular y de intensidad moderada tiene efectos antiinflamatorios, el ejercicio excesivo y el sobreentrenamiento pueden provocar el efecto contrario, aumentando los niveles de estrés oxidativo e inflamación. Actividades como caminar, practicar yoga, nadar o realizar estiramientos suaves son ideales para reducir la inflamación sin sobrecargar el cuerpo.

Si sientes que no tienes tiempo o motivación para hacer ejercicio, aquí tienes algunos consejos prácticos que te pueden ayudar:

- Empieza con paseos o caminatas diarias: caminar es uno de los ejercicios más accesibles y efectivos. Una caminata de tan solo veinte minutos al día puede hacer maravillas por tu bienestar.

- Prueba el yoga o la meditación en movimiento: estas prácticas no solo fortalecen el cuerpo, sino que también ayudan a calmar la mente y reducir el estrés. El yoga es excelente para reducir la inflamación y mejorar la flexibilidad.

- Rutinas cortas de ejercicio: si el tiempo es un problema, puedes optar por entrenamientos de diez a quince minutos en casa. Con solo algunos ejercicios de bajo impacto, como sentadillas, flexiones y estiramientos, ya estarás generando beneficios antiinflamatorios.

Incorpora el ejercicio físico en tu rutina diaria. No necesitas grandes cambios ni inscribirte al gimnasio. Lo importante es que encuentres una actividad que disfrutes y puedas mantener en el tiempo. La consistencia es clave: hacer un poco todos los días suma grandes beneficios a largo plazo y ayuda a mantener bajo control la inflamación, lo que mejora no solo tu piel, sino también tu calidad de vida.

La importancia de una respiración adecuada

Muy probablemente, lo primero que asocias con la salud de la piel o la inflamación no sea la respiración... ¡pero deberías! La forma en que respiras tiene un impacto sorprendente en tu bienestar general, desde el sistema nervioso hasta la manera en que tu cuerpo maneja el estrés. Una respiración profunda y consciente puede ayudar a reducir la inflamación, promover la relajación y, con ello, mejorar la salud de tu piel.

¿Cómo afecta la respiración a la inflamación?

Cuando respiras de forma superficial —por ejemplo, en situaciones de estrés o cuando estás concentrado frente a una pantalla—, tu cuerpo tiende a mantener un estado de alerta. Esto activa el sistema nervioso simpático, lo que aumenta la producción de cortisol, la hormona del estrés que, si se produce en exceso, contribuye a la inflamación crónica y al envejecimiento prematuro de la piel.

En cambio, una respiración profunda y pausada activa el sistema nervioso parasimpático, que es el responsable de las funciones de «descanso y digestión». Al estimular este sistema, el cuerpo puede reducir los niveles de cortisol, disminuir la frecuencia cardíaca y calmar la inflamación.

Respirar correctamente, entonces, no solo te ayuda a relajarte, sino que también tiene un efecto positivo en tu salud a nivel celular. Incorporar algunos ejercicios de respiración en tu rutina diaria es una forma sencilla y eficaz de apoyar un estilo de vida antiinflamatorio.

Algunos ejercicios que pueden ayudarte:

- Respiración diafragmática o abdominal: consiste en inhalar profundamente hasta que el abdomen se expanda y luego exhalar despacio. Este tipo de respiración oxigena mejor el cuerpo y activa el sistema nervioso parasimpático.

- Respiración 4-7-8: inhala contando hasta cuatro, mantén el aire contando hasta siete y exhala lentamente contando hasta ocho. Este ejercicio es excelente para reducir el estrés rápidamente y relajar el cuerpo antes de dormir.

- Respiración alterna por las fosas nasales: un ejercicio proveniente del yoga que consiste en inhalar por una fosa nasal mientras mantienes la otra tapada con un dedo, para luego exhalar por la opuesta. Es ideal para equilibrar el cuerpo y la mente, promoviendo la calma.

Para notar los beneficios de una respiración adecuada no necesitas dedicar mucho tiempo. Son suficientes unos minutos al despertar, de camino al trabajo o justo antes de dormir. La respiración consciente es una herramienta que llevas contigo a todas partes y que puedes usar en cualquier momento, especialmente cuando te sientas estresado o ansioso. Además de relajar la mente y calmar las emociones, esta práctica sencilla ayudará a tu cuerpo a reducir la inflamación, cuidar la piel y mejorar el bienestar general.

Relaciones sociales y su impacto en la salud

La vida social no solo tiene efectos en el bienestar emocional, sino que también influye directamente en la salud física y en la inflamación del cuerpo. Estudios recientes han demostrado que mantener relaciones sociales activas y saludables reduce los niveles de estrés y los marcadores inflamatorios en el organismo. En cambio, el aislamiento social puede aumentar el riesgo de inflamación crónica, lo que acelera el envejecimiento y afecta a la piel.

Esto ocurre porque las relaciones sociales activan la liberación de hormonas como la oxitocina, que contrarrestan el cortisol, la hormona del estrés que hemos visto tan ligada a la inflamación. Cuando te sientes solo o aislado, tu cuerpo interpreta esa situación como una amenaza, lo que activa el sistema de respuesta al estrés y eleva la producción de cortisol y otras citoquinas proinflamatorias. Además, se incrementa el estrés oxidativo, lo que acelera el envejecimiento cutáneo.

Tu piel es como un espejo de tus emociones y relaciones: cuando estás rodeado de personas que te apoyan, ese entorno también contribuye a que tu piel mantenga su vitalidad y frescura.

Algunos consejos para mantener relaciones sociales activas y saludables son:

- Conéctate con personas que te aporten bienestar: rodéate de amigos y familiares que fomenten un ambiente positivo y relajante. Las relaciones en las que te sientes escuchado y valorado contribuyen a tu bienestar emocional y físico.

- Busca actividades grupales: apúntate a clases, clubes o grupos con intereses comunes. Es una excelente forma de mantener conexiones sociales y conocer personas nuevas. Actividades como yoga en grupo, senderismo o clubes de lectura te permitirán, además, relajarte y reducir el estrés.

- Mantén un contacto regular: no siempre hace falta salir para mantener tus relaciones. Una llamada, un mensaje o un café pueden ser suficientes para mantener el vínculo y compartir experiencias.

- Practica la escucha activa: cuando compartas tiempo con otras personas, escucha con atención y empatía. Esto no solo fortalece tus relaciones, sino que también reduce tu propio nivel de estrés y mejora tu bienestar.

Contar con una red de apoyo emocional es una de las herramientas más poderosas para mantener un estilo de vida antiinflamatorio y, en general, saludable. Las relaciones sociales nos ayudan a manejar el estrés de forma más efectiva, mejorando tanto nuestra salud mental como física. Más allá de cuidar la dieta o la actividad física, invertir tiempo en tus relaciones también es una inversión en tu bienestar integral y en una piel radiante.

Crear un estilo de vida antiinflamatorio sostenible

Estamos llegando al final del capítulo —y del libro— y espero que te haya quedado claro que llevar un estilo de vida antiinflamatorio es mucho más que seguir una dieta equilibrada. La inflamación crónica y el envejecimiento prematuro son el resultado de una serie de factores que abarcan desde la alimentación hasta el sueño, el manejo del estrés y las relaciones sociales. Aunque puede parecer abrumador, la clave para un estilo de vida antiinflamatorio y saludable es hacer pequeños cambios sostenibles que, combinados, logren una gran diferencia.

No es necesario cambiar todos tus hábitos de golpe, y tampoco sería sostenible. En su lugar, te animo a empezar por algunos cambios sencillos que puedas incorporar de forma gradual. Pequeños pasos, como dedicar unos minutos al día a la respiración profunda, dar un paseo en la naturaleza o priorizar el descanso, pueden ser el punto de partida hacia una vida con menos inflamación y más bienestar.

Recuerda que los mejores resultados vienen de abordar el cuerpo y la mente como un todo. Una dieta antiinflamatoria es solo una pieza del rompecabezas: el impacto real se observa cuando se complementa con una buena higiene del sueño, actividad física y relaciones sanas y significativas. Cada uno de estos aspectos contribuye a reducir el estrés, fortalecer el sistema inmunitario y mantener la piel y el cuerpo en su mejor forma. Construir un estilo de vida antiinflamatorio y *proaging* es una inversión en tu futuro. No se trata de obtener resultados inmediatos, sino de asegurar que puedas envejecer de manera saludable y mantener tu vitalidad y bienestar a lo largo de los años. La constancia es esencial; puede que los beneficios no sean evidentes de inmediato, pero los efectos acumulativos en tu piel, salud y estado de ánimo harán que el esfuerzo valga la pena.

Finalmente, el bienestar no es solo una meta, sino un camino continuo. Cada paso, cada cambio y cada esfuerzo cuentan. Al cuidar cada aspecto de tu vida, estarás potenciando tu salud y disfrutando de una piel radiante y un cuerpo rejuvenecido a lo largo del tiempo.

Capítulo 15

REFLEXIONES Y CONSEJOS PARA UNA VIDA *PROAGING*

Adoptar un enfoque *proaging* implica cuidar tu cuerpo de manera que no solo prolongues tu vida, sino que también disfrutes de cada etapa con vitalidad y bienestar. No se trata de detener el tiempo (algo imposible), sino de aprovechar los conocimientos que tenemos sobre nutrición, estilo de vida y cuidados para envejecer mejor y sentirnos bien en nuestra propia piel. A lo largo del libro, hemos explorado los principales pilares de una vida *proaging*, que incluyen una alimentación antiinflamatoria, la reducción de la glicación y un estilo de vida saludable. Recapitulemos brevemente cada uno:

1. Nutrición antiinflamatoria: ¿recuerdas cuando hablamos de la inflamación como ese pequeño incendio interno que, si no se controla, puede dañar tejidos y acelerar el envejecimiento? La alimentación antiinflamatoria funciona como un extintor. Al basar tu dieta en alimentos frescos, ricos en antioxidantes y grasas saludables (como el aceite de oliva y los frutos secos), reduces

el riesgo de que la inflamación crónica se apodere de tu cuerpo. Puedes imaginar esta dieta como una barrera protectora que mantiene tus células fuertes y sanas, para que tanto tu piel como tu salud en general se beneficien.

2. Reducción de la glicación: ah, el azúcar… Este dulce enemigo no solo puede hacernos ganar peso, sino que también «carameliza» nuestras proteínas en un proceso conocido como glicación. Al evitar el exceso de azúcar y de carbohidratos refinados, le das a tu piel y a tu cuerpo la oportunidad de mantenerse flexibles y jóvenes. Esto implica elegir una manzana en lugar de un bollo, o un puñado de nueces en lugar de una barrita de chocolate. La glicación afecta directamente al colágeno y la elastina, las proteínas que mantienen la piel firme. Reducir la glicación es como mantener las cuerdas de una hamaca: si se aflojan o se endurecen, la hamaca pierde su forma. Lo mismo ocurre con tu piel.

3. Estilo de vida saludable: no se trata solo de lo que comes. Dormir bien, reducir el estrés, moverte de forma regular y rodearte de personas positivas también son claves para una vida *proaging*. Cada una de estas áreas influye en tus niveles de inflamación y en la capacidad de tu cuerpo para repararse a sí mismo. Imagínate tu cuerpo como un equipo; cada jugador cuenta. La alimentación es importante, pero el sueño, la gestión del estrés y la actividad física son los otros jugadores que necesitas en el campo para ganar. Sin uno de ellos, es más difícil que consigas un equilibrio verdadero.

Este capítulo final se trata de poner todo esto en acción. Mi objetivo es que encuentres aquí una guía práctica, un recordatorio de que cada elección diaria cuenta y de que, con cada paso, puedes acercarte a una versión más saludable y vital de ti.

Envejecer de forma saludable no es una línea de meta, es un viaje. Cada cambio que hagas, por pequeño que parezca, suma en esa dirección.

CONSEJOS PRÁCTICOS PARA APLICAR LA NUTRICIÓN *PROAGING* EN EL DÍA A DÍA

Te comparto algunos consejos que no solo son efectivos, sino también sencillos y realistas, porque de nada sirve tener un plan si luego es imposible de cumplir. La idea es que puedas incorporar los cambios sin demasiado esfuerzo, casi como quien no quiere la cosa.

Comer alimentos frescos y variados

La primera regla de oro es comer alimentos *reales*. Prioriza alimentos frescos y naturales que no tienen una lista de ingredientes porque ellos mismos son el ingrediente. Frutas, verduras, legumbres, cereales integrales, carnes magras, pescados y huevos deben ser los protagonistas de tu plato.

Para hacerlo sencillo, te sugiero aplicar la regla del plato de colores. Cuantos más colores naturales tengas en tu plato, más nutrientes y antioxidantes estarás incorporando. Por ejemplo, una ensalada con espinacas, zanahorias, tomates, pimientos y aguacate no solo se ve atractiva, sino que también está llena de vitaminas y antioxidantes que nutren tu piel y tus células.

Alimentos clave para una piel saludable

Hay algunos alimentos que deberían estar siempre en tu cocina si estás comprometido con el enfoque *proaging*. Aquí te dejo un listado de algunos de los mejores aliados:

- Frutos rojos: fresas, arándanos, frambuesas... Ricos en antioxidantes y vitamina C, ayudan a combatir los radicales libres y protegen el colágeno.

- Frutos secos y semillas: como las nueces y las semillas de chía o de linaza, aportan grasas saludables y omega-3, excelentes para la piel y el sistema cardiovascular.
- Aceite de oliva virgen extra: nuestro oro líquido, imprescindible en la dieta mediterránea, es una fuente de grasas saludables con propiedades antiinflamatorias.
- Pescado azul: salmón, sardinas o caballa, ricos en omega-3, que reducen la inflamación y mantienen la elasticidad de la piel.
- Verduras de hoja verde: como espinacas y kale, llenas de fibra, vitaminas y minerales esenciales para la regeneración celular.

Equilibrar los macronutrientes y micronutrientes

No se trata solo de qué alimentos eliges, sino de cómo los combinas en cada comida. Intenta que cada plato tenga una proporción equilibrada de proteínas, carbohidratos y grasas saludables.

Un buen ejemplo de plato balanceado sería una porción de salmón a la plancha (proteína y grasa saludable), acompañado de quinoa (carbohidrato complejo) y espinacas salteadas (fibra y micronutrientes). Esta combinación proporciona energía sostenida, reduce el índice glucémico de la comida y, además, es antiinflamatoria.

Para los micronutrientes, piensa en añadir una variedad de verduras y frutas a lo largo de la semana (lo ideal sería consumir al menos treinta variedades diferentes). Cuanto más variado sea tu menú, mejor cubierto estará tu cuerpo en cuanto a vitaminas y minerales esenciales.

Pequeños cambios que marcan la diferencia

Comenzar el día con un desayuno rico en antioxidantes puede ser tan simple como un *smoothie* de frutas y espinacas, o un bol de yogur con frutos rojos y un puñado de nueces. Cambiar las galletas del café por unas rodajas de manzana con crema de almendras es otra forma deliciosa de hacer un cambio *proaging* sin sentir que te estás privando.

Estos cambios, aunque parezcan pequeños, suman a lo largo del tiempo. No se trata de hacer una dieta restrictiva, sino de adoptar un estilo de vida en el que disfrutes de los alimentos sabiendo que estás cuidando de tu cuerpo y tu piel.

Todo suma: sin prisa, pero sin pausa

El objetivo es que disfrutes de cada paso y que integres estos hábitos de forma progresiva. Hoy cambias el azúcar en el café por canela, mañana incluyes una porción de pescado azul en la semana, pasado decides probar el aceite de coco en lugar de margarina procesada. No tienes que hacerlo todo de golpe. Los pequeños cambios diarios son los que realmente marcarán la diferencia.

Recuerda, este enfoque *proaging* es un viaje que debes disfrutar. Cada alimento que eliges con intención se convierte en un aliado para tu piel y tu salud en general. Al final, se trata de cuidarte desde dentro y permitir que cada elección se refleje en una versión más saludable y radiante de ti.

CÓMO INCORPORAR LA RESTRICCIÓN CALÓRICA

La restricción calórica no significa pasar hambre ni hacer sacrificios extremos. Es más bien una estrategia para reducir la ingesta calórica diaria de forma moderada y controlada, enfocada en consumir nutrientes de alta calidad en cantidades adecuadas. Lo fundamental es hacerlo de manera sostenible y sin afectar tu salud ni a tu calidad de vida.

Uno de los métodos más prácticos y accesibles para aplicar la restricción calórica sin complicarte es el control de las porciones. Si estás acostumbrado a llenar el plato, intenta reducir la cantidad de alimentos calóricos o densos y, en su lugar, da prioridad a las verduras, proteínas magras y grasas saludables. Por ejemplo, en lugar de llenar el plato con pasta, añade más vegetales y una fuente de proteínas.

Aquí te dejo algunas ideas prácticas para reducir calorías sin dejar de nutrirte:

- Reduce las bebidas calóricas: cambia los refrescos y jugos azucarados por agua con rodajas de limón, infusiones de hierbas o agua con gas. Además de reducir el azúcar y las calorías, estarás hidratando tu piel.

- Come despacio: esto ayuda a que te sientas satisfecho con menos comida. Masticar lentamente y disfrutar de cada bocado no solo mejora la digestión, sino que también permite que tu cerebro registre la sensación de saciedad antes.

- Escoge alimentos ricos en fibra: la fibra te ayuda a sentirte satisfecho por más tiempo y a mantener estables tus niveles de energía. Incorporar vegetales, frutas enteras, legumbres y granos integrales en cada comida es una excelente forma de reducir la densidad calórica sin perder nutrientes.

Es importante recordar que, aunque el ayuno intermitente y la restricción calórica se complementan bien, no son lo mismo. La RC implica una reducción general en la cantidad de calorías que consumes al día, mientras que el ayuno intermitente se enfoca en cuándo comes, no necesariamente en cuánto. Si crees que el ayuno intermitente se adapta a tu estilo de vida, es una buena opción para ayudarte a reducir calorías de forma natural.

Es crucial recordar que la RC debe ser moderada. Reducir las calorías de forma extrema o eliminar grupos de alimentos puede provocar carencias nutricionales y afectar a tu metabolismo. El objetivo es lograr un equilibrio donde disfrutes de la comida, te sientas satisfecho y le des a tu cuerpo todo lo que necesita para funcionar y regenerarse.

> Recuerda, menos es más, pero sin pasarse. La moderación y la consistencia son clave en cualquier cambio a largo plazo.

Plan de acción para un estilo de vida antiinflamatorio

Aplicar un estilo de vida antiinflamatorio no requiere cambiar radicalmente cada aspecto de tu rutina de un día para otro. En lugar de eso, puedes realizar pequeños ajustes diarios que sumen grandes beneficios con el tiempo.

Estrategias diarias para reducir el estrés

El estrés crónico es uno de los principales desencadenantes de la inflamación, así que incorporar técnicas de manejo del estrés es fundamental. Practicar técnicas de respiración profunda, meditación o *mindfulness* durante unos minutos al día puede ayudarte a calmar el sistema nervioso y reducir los niveles de cortisol, la hormona del estrés.

- Dedica cinco minutos por la mañana y cinco por la noche a hacer respiraciones profundas. Siéntate en un lugar tranquilo, cierra los ojos e inhala profundamente contando hasta cuatro, mantén la respiración por cuatro segundos y exhala contando hasta seis. Repite varias veces. Este simple hábito puede hacer maravillas para tu bienestar.

Mejora tu sueño, la base de la regeneración

El sueño es la base de la regeneración celular y, sin duda, uno de los mejores aliados para un estilo de vida antiinflamatorio.

Si tienes problemas para dormir, intenta establecer una rutina relajante antes de ir a la cama. Evita las pantallas al menos una hora antes de dormir para reducir la exposición a la luz azul, que puede interferir con tu ritmo circadiano.

- Intenta leer un libro o escuchar música tranquila antes de acostarte. Crea un ambiente relajado en tu habitación, manteniéndola fresca, oscura y libre de distracciones.

Conecta con la naturaleza

Estar en contacto con la naturaleza tiene efectos positivos sobre nuestro sistema nervioso y reduce el estrés y la inflamación. Pasar tiempo en un entorno natural ayuda a disminuir la presión arterial, reduce los niveles de cortisol y aumenta el bienestar general.

- Si vives en una ciudad y no tienes acceso a un bosque, incluso una caminata en un parque cercano puede ayudarte. Intenta caminar sin prisas, observando los árboles, las plantas y la vida que te rodea.

Actividad física moderada: el ejercicio como antiinflamatorio natural

El ejercicio físico regular reduce la inflamación crónica, pero es importante no excederse. Actividades de bajo impacto como caminar, hacer yoga, bailar o nadar son ideales. Además de reducir la inflamación, el ejercicio mejora el estado de ánimo y la circulación, lo que se refleja positivamente en tu piel.

- Si no tienes tiempo para una rutina extensa, intenta dividir tus ejercicios en pequeñas dosis a lo largo del día. Podrías hacer una caminata de quince minutos después de cada comida, lo que suma una buena cantidad de actividad física diaria sin requerir mucho tiempo de una sola vez.

Mantente hidratado

La hidratación es fundamental para la piel y todo el organismo. Beber suficiente agua a lo largo del día ayuda a eliminar toxinas, mejorar la digestión y mantener la piel hidratada y luminosa. Si te cuesta recordar beber agua, una estrategia simple es llevar una botella contigo o establecer alarmas periódicas.

- Puedes añadir un par de rodajas de limón o unas hojas de menta a tu agua para darle sabor y hacerla más apetecible. Además de mejorar el sabor, estos ingredientes aportan antioxidantes y propiedades digestivas.

Dile adiós al azúcar y a los ultraprocesados

Reducir el azúcar añadido y los alimentos ultraprocesados es una de las mejores decisiones para tu salud. Estos alimentos no solo están llenos de calorías vacías, sino que también son una fuente importante de inflamación y glicación, que afecta directamente a la salud de tu piel. Sustituir estos alimentos por opciones más naturales y frescas no solo te aportará mejores nutrientes, sino que también reducirá el envejecimiento prematuro de la piel.

- Cambia los dulces industriales por frutas frescas o frutos secos. Un puñado de almendras o un par de dátiles pueden satisfacer tu antojo de algo dulce y te darán nutrientes beneficiosos.

Cuidado externo constante y sencillo

Además de una rutina interna de autocuidado, no olvides el cuidado externo de la piel. Usar protector solar cada día, limpiar tu rostro antes de dormir y mantener una hidratación adecuada son gestos simples pero eficaces para proteger tu piel del envejecimiento prematuro.

- Mantén la crema hidratante y el protector solar cerca de la puerta para no olvidarlos al salir. La protección solar es especialmente importante, ya que previene daños en la piel causados por los rayos UV, que son responsables de gran parte del envejecimiento visible.

Incorporar estos pequeños hábitos a tu vida diaria no requiere mucho esfuerzo, pero los resultados pueden ser sorprendentes a largo plazo. Cada uno de estos microhábitos es un recordatorio de tu compromiso con un estilo de vida *proaging* y te acercan a una vida más saludable y plena.

ENVEJECER DE MANERA SALUDABLE ES UN VIAJE, NO UNA META

Llegados a este punto, ya tienes en tus manos un arsenal completo de conocimientos, herramientas y estrategias para abrazar el *proaging:* una vida enfocada no solo en sumar años, sino en vivirlos con energía, bienestar y, por qué no, con una piel radiante.

Pero quiero dejarte con un recordatorio esencial: envejecer de manera saludable no es una carrera ni una meta a la que se llega y se termina; es, más bien, un viaje continuo, una forma de vivir cada día con pequeños gestos que suman, poquito a poco, a una versión de ti más plena y consciente.

La vida moderna nos empuja constantemente hacia metas, resultados inmediatos y cambios rápidos. Sin embargo, el verdadero secreto del *proaging* es la constancia. Los efectos de una alimentación antiinflamatoria, una rutina de cuidado de la piel, la práctica de hábitos que reducen el estrés y el sueño reparador no se notan de un día para otro. Son semillas que se plantan y que, con el tiempo, florecen y muestran sus frutos.

La clave es recordar que este camino es flexible y debe adaptarse a tus circunstancias, necesidades e incluso a los altibajos de la vida. Habrá días en los que comerás de forma impecable, harás ejercicio y dormirás como un bebé. Otros, tal vez no tanto. ¡Y está bien! La idea es que puedas retomar con tranquilidad, sin juzgarte ni ser excesivamente estricto.

Al final del día, mantener una vida *proaging* no es una cuestión de disciplina rígida, sino de integrar cambios pequeños pero consistentes: alimentos frescos y naturales, contacto con la naturaleza, movimientos conscientes, risas, relaciones saludables y unos minutos de autocuidado. Todo esto, sumado, marca la diferencia.

Con cada acción, estás invirtiendo en la calidad de tu vida: envejecer no es algo que debamos temer, sino una oportunidad para cuidarnos de una manera más profunda. La idea no es resistirse al paso del tiempo, es caminar junto a él, respetando y cuidando el cuerpo que nos lleva a lo largo de este viaje. Y ahora que tienes el conocimiento, ¡es momento de aplicarlo!

Recuerda que estás en un viaje hacia una vida más saludable y plena. Empieza hoy, disfruta del proceso y siéntete orgulloso de cada pequeño paso que tomes. Al final, el verdadero secreto de una vida *proaging* no es solo verte bien, es sentirte bien desde dentro y reflejarlo hacia fuera.

¡Gracias por acompañarme en este recorrido! Ojalá disfrutes cada paso hacia tu versión más radiante.

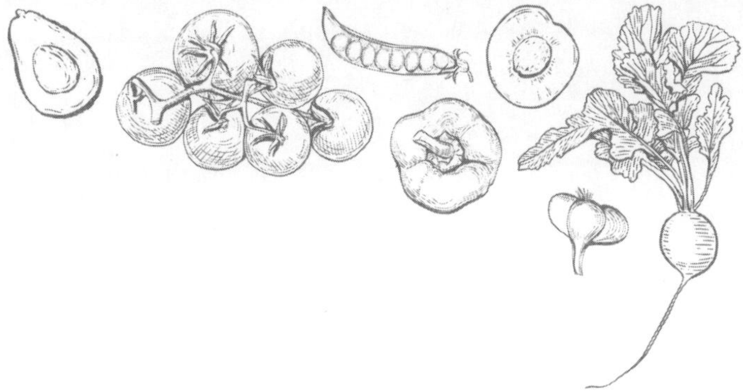

AGRADECIMIENTOS

Escribir este libro ha sido una aventura increíble. Recuerdo con claridad el momento en que Eugenio M. Fernández me contactó, proponiéndome lo que inicialmente me parecía un sueño inalcanzable. La idea de escribir un libro que llegara a tus manos era algo que ni siquiera me había atrevido a imaginar. Y, sin embargo, aquí estamos, en la última página de un viaje que empezó con una mezcla de emoción y vértigo. Desde el primer borrador hasta el último punto, cada palabra ha sido una experiencia de «salto al vacío», con la inmensa responsabilidad de ofrecerte información rigurosa y práctica, y, a la vez, de acompañarte con cercanía y humor en este camino hacia una vida *proaging*. Me ha acompañado una sensación de gratitud profunda, porque escribir este libro no solo me ha permitido compartir ideas y conocimientos, sino también conectar contigo en este propósito compartido de vivir y envejecer con plenitud.

Así que, ¡gracias! Gracias por darme la oportunidad de cumplir este sueño que ni siquiera me atreví a soñar. Gracias por abrir este libro, por leerlo y por hacer que este salto haya valido la pena. Espero de corazón que hayas encontrado en estas páginas el mismo entusiasmo que sentí al escribirlas y que cada consejo y reflexión sea, para ti, un pequeño paso hacia una vida más saludable, más plena y más radiante.

BIBLIOGRAFÍA

Acosta-Rodríguez, V. A., F. Rijo-Ferreira, C. B. Green y J. S. Takahashi. «Importance of circadian timing for aging and longevity.» *Nature Communications* 12, no. 1 (2021). https://doi.org/10.1038/s41467-021-22922-6

Aiello, A., F. Farzaneh, G. Candore, C. Caruso, S. Davinelli, C. M. Gambino, M. E. Ligotti, N. Zareian y G. Accardi. «Immunosenescence and its hallmarks: How to oppose aging strategically? A review of potential options for therapeutic intervention.» *Frontiers in Immunology* 10 (septiembre de 2019): 1–19. https://doi.org/10.3389/fimmu.2019.02247

Alzaid, M., M. Alazemi, F. Al-Niaimi y F. R. Ali. «Holistic care: Dietary recommendations for patients with acne and rosacea.» *Journal of Cosmetic Dermatology* 22, no. 10 (2023): 2861. https://doi.org/10.1111/jocd.15779

Artaza-Artabe, I., P. Sáez-López, N. Sánchez-Hernández, N. Fernández-Gutierrez y V. Malafarina. «The relationship between nutrition and frailty: Effects of protein intake, nutritional supplementation, vitamin D and exercise on muscle metabolism in the elderly. A systematic review.» *Maturitas* 93 (2016): 89–99. https://doi.org/10.1016/j.maturitas.2016.04.009

Balasubramanian, P., P. R. Howell y R. M. Anderson. «Aging and Caloric Restriction Research: A Biological Perspective With Translational Potential.» *EBioMedicine* 21 (2017): 37–44. https://doi.org/10.1016/j.ebiom.2017.06.015

Balić, A., D. Vlašić, K. Žužul, B. Marinović y Z. B. Mokos. «Omega-3 versus Omega-6 Polyunsaturated Fatty Acids in the Prevention and Treatment of Inflammatory Skin Diseases.» *International Journal of Molecular Sciences* 21, no. 3 (2020): artículo 741. https://doi.org/10.3390/ijms21030741

Bartke, A. «Growth Hormone and Aging: Updated Review.» *World Journal of Men's Health* 37, no. 1 (2019): 19–30. https://doi.org/10.5534/wjmh.180018

Battelli, M. G., M. Bortolotti, A. Bolognesi, y L. Polito. «Pro-Aging Effects of Xanthine Oxidoreductase Products.» *Antioxidants* 9, no. 9 (2020): 1–16. https://doi.org/10.3390/antiox9090839

Bi, S., H. Wang, y W. Kuang. «Stem Cell Rejuvenation and the Role of Autophagy in Age Retardation by Caloric Restriction: An Update.» *Mechanisms of Ageing and Development* 175 (julio de 2018): 46–54. https://doi.org/10.1016/j.mad.2018.07.005

Blagosklonny, M. V. «From Rapalogs to Anti-Aging Formula.» *Oncotarget* 8, no. 22 (2017): 35492–35507. https://doi.org/10.18632/oncotarget.18033

Blaževitš, O., M. di Tano, y V. D. Longo. «Fasting and Fasting Mimicking Diets in Cancer Prevention and Therapy.» *Trends in Cancer* 9, no. 3 (2023): 212–222. https://doi.org/10.1016/j.trecan.2022.12.006

Brown-Borga, H. M., y R. M. Anderson. «Metabolic Adventures in Aging Research.» *Physiology & Behavior* 176, no. 1 (2018): 139–148. https://doi.org/10.1016/j.mce.2017.08.012. Metabolic

Caldarelli, M., P. Rio, A. Marrone, V. Giambra, A. Gasbarrini, G. Gambassi, y R. Cianci. «Inflammaging: The Next

Challenge—Exploring the Role of Gut Microbiota, Environmental Factors, and Sex Differences.» *Biomedicines* 12, no. 8 (2024): 1–19. https://doi.org/10.3390/biomedicines12081716

Calder, P. C., N. Bosco, R. Bourdet-Sicard, L. Capuron, N. Delzenne, J. Doré, C., *et al.* «Health relevance of the modification of low grade inflammation in ageing (inflammageing) and the role of nutrition.» *Ageing Research Reviews* 40 (enero de 2017): 95–119. https://doi.org/10.1016/j.arr.2017.09.001

Canfield, C. A., y P. C. Bradshaw. «Amino acids in the regulation of aging and aging-related diseases.» *Translational Medicine of Aging* 3 (2019): 70–89. https://doi.org/10.1016/j.tma.2019.09.001

Cao, C., Z. Xiao, Y. Wu, y C. Ge. «Diet and skin aging—from the perspective of food nutrition.» *Nutrients* 12, no. 3 (2020): 1–25. https://doi.org/10.3390/nu12030870

Ceron Erazo, M. L., M. J. Cedeño Vivas, J. G. Pilay Chávez, y G. D. Cuenca Saltos. «El papel de los polifenoles en la prevención del envejecimiento cutáneo.» *Reciamuc* 8, no. 1 (2024): 799–815. https://doi.org/10.26820/reciamuc/8.(1).ene.2024.799-815

Chandrasekaran, A., M. del P. S. Idelchik, y J. A. Melendez. «Redox control of senescence and age-related disease.» *Redox Biology* 11 (noviembre de 2016): 91–102. https://doi.org/10.1016/j.redox.2016.11.005

Chen, P., G. He, J. Qian, Y. Zhan, y R. Xiao. «Potential role of the skin microbiota in inflammatory skin diseases.» *Journal of Cosmetic Dermatology* 20, no. 2 (2021): 400–409. https://doi.org/10.1111/jocd.13538

Cortés-Palma, F., D. Tehozol-Limón, y R. Gutiérrez-Juárez. «Bases moleculares del efecto de la restricción calórica sobre la activación de sirtuina-1 y la longevidad. Una revisión narrativa.» *Casos y Revisiones de Salud* 5, no. 2 (2023): 54–74. https://doi.org/10.22201/fesz.26831422e.2023.5.2.6

Dall'Oglio, F., M. R. Nasca, F. Fiorentini, y G. Micali. «Diet and acne: review of the evidence from 2009 to 2020.» *International Journal of Dermatology* 60, no. 6 (2021): 672–685. https://doi.org/10.1111/ijd.15390

Desdín-Micó, G., G. Soto-Heredero, y M. Mittelbrunn. «Mitochondrial activity in T cells.» *Mitochondrion* 41 (junio de 2017): 51–57. https://doi.org/10.1016/j.mito.2017.10.006

di Giosia, P., C. A. Stamerra, P. Giorgini, T. Jamialahamdi, A. E. Butler, y A. Sahebkar. «The role of nutrition in inflammaging.» *Ageing Research Reviews* 77 (febrero de 2022): 101596. https://doi.org/10.1016/j.arr.2022.101596

Diotallevi, F., A. Campanati, E. Martina, G. Radi, M. Paolinelli, A. Marani, *et al.* «The Role of Nutrition in Immune-Mediated, Inflammatory Skin Disease: A Narrative Review.» *Nutrients* 14, no. 3 (2022): 1–20. https://doi.org/10.3390/nu14030591

Eggersdorfer, M., y A. Wyss. «Carotenoids in Human Nutrition and Health.» *Archives of Biochemistry and Biophysics* 652 (2018): 18–26. https://doi.org/10.1016/j.abb.2018.06.001

Essa, M. M., M. Bishir, A. Bhat, S. B. Chidambaram, B. Al-Balushi, H. Hamdan, *et al.* «Functional Foods and Their Impact on Health.» *Journal of Food Science and Technology* 60, no. 3 (2023): 820–834. https://doi.org/10.1007/s13197-021-05193-3

Ferraz, A. C., A. M. Delattre, R. G. Almendra, M. Sonagli, C. Borges, P. Araujo, *et al.* «Chronic ω-3 Fatty Acids Supplementation Promotes Beneficial Effects on Anxiety, Cognitive and Depressive-Like Behaviors in Rats Subjected to a Restraint Stress Protocol.» *Behavioural Brain Research* 219, no. 1 (2011): 116–122. https://doi.org/10.1016/j.bbr.2010.12.028

Fiallos, A., y Z. B. Castro. «Molecular Approach to Skin Aging: New Perspectives.» *Salud, Ciencia y Tecnología* 4 (2024). https://doi.org/10.56294/saludcyt2024763

Fontana, L., y L. Partridge. «Promoting Health and Longevity through Diet: From Model Organisms to Humans.» *Physiology & Behavior* 176, no. 5 (2019): 139–148. https://doi.org/10.1016/j.cell.2015.02.020.Promoting

Franceschi, C., M. Capri, D. Monti, S. Giunta, F. Olivieri, F. Sevini, *et al.* «Inflammaging and Anti-inflammaging: A Systemic Perspective on Aging and Longevity Emerged from Studies in Humans.» *Mechanisms of Ageing and Development* 128, no. 1 (2007): 92–105. https://doi.org/10.1016/j.mad.2006.11.016

Frimat, M., T. Teissier, y E. Boulanger. «Is RAGE the Receptor for Inflammaging?» *Aging* 11, no. 17 (2019): 6620–6621. https://doi.org/10.18632/aging.102256

Gauthier, B. R., A. Sola-García, M. Á. Cáliz-Molina, P. I. Lorenzo, N. Cobo-Vuilleumier, V. Capilla-González, y A. Martin-Montalvo. «Thyroid Hormones in Diabetes, Cancer, and Aging.» *Aging Cell* 19, no. 11 (2020): 1–25. https://doi.org/10.1111/acel.13260

Giacomello, E., y L. Toniolo. «Nutrition, Diet and Healthy Aging.» *Nutrients* 14, no. 1 (2022). https://doi.org/10.3390/nu14010190

Gill, P. A., S. Inniss, T. Kumagai, F. Z. Rahman, y A. M. Smith. «The Role of Diet and Gut Microbiota in Regulating Gastrointestinal and Inflammatory Disease.» *Frontiers in Immunology* 13 (abril de 2022): 1–22. https://doi.org/10.3389/fimmu.2022.866059

Gürtler, A., y S. Laurenz. «The Impact of Clinical Nutrition on Inflammatory Skin Diseases.» *JDDG - Journal of the German Society of Dermatology* 20, no. 2 (2022): 185–202. https://doi.org/10.1111/ddg.14683

Hahm, J. H., H. D. Seo, C. H. Jung, y J. Ahn. «Longevity through Diet Restriction and Immunity.» *BMB Reports* 56, no. 10 (2023): 537–544. https://doi.org/10.5483/BMBRep.2023-0095

Hu, F. B. «Diet Strategies for Promoting Healthy Aging and Longevity: An Epidemiological Perspective.» *Journal of Internal Medicine* 295, no. 4 (2024): 508–531. https://doi.org/10.1111/joim.13728

Ivanov, I. I., K. Atarashi, N. Manel, E. L. Brodie, T. Shima, U. Karaoz, *et al.* «Induction of Intestinal Th17 Cells by Segmented Filamentous Bacteria.» *Cell* 139, no. 3 (2009): 485–498. https://doi.org/10.1016/j.cell.2009.09.033

Katsimbri, P., E. Korakas, A. Kountouri, I. Ikonomidis, E. Tsougos, D. Vlachos, *et al.* «The Effect of Antioxidant and Anti-Inflammatory Capacity of Diet on Psoriasis and Psoriatic Arthritis Phenotype: Nutrition as Therapeutic Tool?» *Antioxidants* 10, no. 2 (2021): 1–28. https://doi.org/10.3390/antiox10020157

Katta, R., y S. P. Desai. «Diet and Dermatology: The Role of Dietary Intervention in Skin Disease.» *Journal of Clinical and Aesthetic Dermatology* 7, no. 7 (2014): 46–51.

Kennedy, B. K., S. L. Berger, A. Brunet, J. Campisi, A. M. Cuervo, E. S. Epel, *et al.* «Geroscience: Linking Aging to Chronic Disease.» *Cell* 159, no. 4 (2014): 709–713. https://doi.org/10.1016/j.cell.2014.10.039

Kim, S. J., D. G. Ahn, G. H. Syed, y A. Siddiqui. «The Essential Role of Mitochondrial Dynamics in Antiviral Immunity.» *Mitochondrion* 41 (septiembre de 2017): 21–27. https://doi.org/10.1016/j.mito.2017.11.007

Kirkwood, T. B. L., y A. Kowald. «Network Theory of Aging.» *Experimental Gerontology* 32, no. 4–5 (1997): 395–99. https://doi.org/10.1016/S0531-5565(96)00171-4

Kociszewska, D., y S. Vlajkovic. «Age-Related Hearing Loss: The Link between Inflammaging, Immunosenescence, and Gut Dysbiosis.» *International Journal of Molecular Sciences* 23, no. 13 (2022). https://doi.org/10.3390/ijms23137348

Koppula, S., M. Akther, M. E. Haque, y S. R. Kopalli. «Potential Nutrients from Natural and Synthetic Sources Targeting

Inflammaging—A Review of Literature, Clinical Data and Patents.» *Nutrients* 13, no. 11 (2021). https://doi.org/10.3390/nu13114058

Lee, C., y V. Longo. «Dietary Restriction with and without Caloric Restriction for Healthy Aging.» *F1000Research* 5, no. 0 (2016): 1–7. https://doi.org/10.12688/f1000research.7136.1

Liu, J. K. «Antiaging Agents: Safe Interventions to Slow Aging and Healthy Life Span Extension.» *Natural Products and Bioprospecting* 12, no. 1 (2022). https://doi.org/10.1007/s13659-022-00339-y

Longo, Valter D., y Richard M. Anderson. «Nutrition, Longevity and Disease: From Molecular Mechanisms to Interventions.» *Cell* 185, no. 9 (2022): 1455–1470. https://doi.org/10.1016/j.cell.2022.04.002

Lozano García, M., y R. Castellanos Gutiérrez. «Envejecimiento. Pasado presente y futuro.» *Investigaciones Médico-quirúrgicas CIMEQ* 14, no. 3 (2022) http://revcimeq.sld.cu/index.php/imq

Luís, C., A. T. Maduro, P. Pereira, J. J. Mendes, R. Soares, y R. Ramalho. «Nutritional Senolytics and Senomorphics: Implications to Immune Cells Metabolism and Aging – From Theory to Practice.» *Frontiers in Nutrition* 9 (septiembre de 2022): 1–15. https://doi.org/10.3389/fnut.2022.958563

Maijó, M., S. J. Clements, K. Ivory, C. Nicoletti, y S. R. Carding. «Nutrition, Diet and Immunosenescence.» *Mechanisms of Ageing and Development* 136–137 (2014): 116–128. https://doi.org/10.1016/j.mad.2013.12.003

Manzoor, A., V. K. Pandey, A. H. Dar, U. Fayaz, K. K. Dash, R. Shams, *et al.* «Rice Bran: Nutritional, Phytochemical, and Pharmacological Profile and Its Contribution to Human Health Promotion.» *Food Chemistry Advances* 2 (abril de 2023): 100296. https://doi.org/10.1016/j.focha.2023.100296

Martucci, M., Raffaella Ostan, Fabio Biondi, Elena Bellavista, Chiara Fabbri, Chiara Bertarelli, *et al.* «Mediterranean

Diet and Inflammaging within the Hormesis Paradigm.» *Nutrition Reviews* 75, no. 6 (2017): 442–455. https://doi.org/10.1093/nutrit/nux013

Mattson, M., Kelly Moehl, Nicholas Ghena, Michael Schmaedick, y An Cheng. «Intermittent Metabolic Switching, Neuroplasticity, and Brain Health.» *Physiology & Behavior* 176, no. 1 (2018): 139–148. https://doi.org/10.1038/nrn.2017.156. Intermittent

McCrea, L. G., J. L. Bromley, C. J. McNally, K. K. O'Byrne, y K. A. Wade. «Houston 2001.» *The Counseling Psychologist* 32, no. 1 (2004): 78–88. https://doi.org/10.1177/0011000003260172

Merino, M. T. P. «Envejecimiento y Piel en la Oficina de Farmacia.» *El Farmacéutico*, (2023): 34–38. elfarmaceutico.es/envejecimiento-piel-farmacia_152307_102.html

Michael Anson, R., Z. Guo, R. de Cabo, T. Iyun, M. Rios, A. Hagepanos, *et al.* «Intermittent Fasting Dissociates Beneficial Effects of Dietary Restriction on Glucose Metabolism and Neuronal Resistance to Injury from Calorie Intake.» *Proceedings of the National Academy of Sciences of the United States of America* 100, no. 10 (2003): 6216–6220. https://doi.org/10.1073/pnas.1035720100

Mills, S., C. Stanton, J. A. Lane, G. J. Smith, y R. P. Ross. «Precision Nutrition and the Microbiome, Part I: Current State of the Science.» *Nutrients* 11, no. 4 (2019): 1–45. https://doi.org/10.3390/nu11040923

Mishra, S. K., V. Balendra, J. Esposto, A. A. Obaid, R. B. Maccioni, N. K. Jha, *et al.* «Therapeutic Antiaging Strategies.» *Biomedicines* 10, no. 10 (2022). https://doi.org/10.3390/biomedicines10102515

Most, J., V. Tosti, L. M. Redman, y L. Fontana. «Calorie Restriction in Humans: An Update.» *Ageing Research Reviews* 39 (2017): 36–45. https://doi.org/10.1016/j.arr.2016.08.005

Nehme, J., A. Altulea, T. Gheorghe, y M. Demaria. «The Effects of Macronutrients Metabolism on Cellular and Organismal

Aging.» *Biomedical Journal* 46, no. 3 (2023): 100585. https://doi.org/10.1016/j.bj.2023.02.005

Nikhra, V., y H. R. Hospital. «Taming the Pro-Aging Factors and Pathways for Longevity and Improving Health-span.» *EC Nutrition* 4 (marzo de 2020): 21–36. https://doi.org/10.13140/RG.2.2.10279.29600

Nolden, A. A., y C. G. Forde. «The Nutritional Quality of Plant-Based Foods.» *Sustainability (Switzerland)* 15, no. 4 (2023): 1–13. https://doi.org/10.3390/su15043324

O'Neill, C. A., G. Monteleone, J. T. McLaughlin, y R. Paus. «The Gut-Skin Axis in Health and Disease: A Paradigm with Therapeutic Implications.» *BioEssays* 38, no. 11 (2016): 1167–1176. https://doi.org/10.1002/bies.201600008

Pająk, J., D. Nowicka, y J. C. Szepietowski. «Inflammaging and Immunosenescence as Part of Skin Aging—A Narrative Review.» *International Journal of Molecular Sciences* 24, no. 9 (2023). https://doi.org/10.3390/ijms24097784

Park, J. H., Y. Yoo, y Y. J. Park. «Epigenetics: Linking Nutrition to Molecular Mechanisms in Aging.» *Preventive Nutrition and Food Science* 22, no. 2 (2017): 81–89. https://doi.org/10.3746/pnf.2017.22.2.81

Pathak, S., A. Banerjee, y A. K. Duttaroy. «Evidence-based Functional Foods for Prevention of Age-related Diseases.» En *Evidence-based Functional Foods for Prevention of Age-related Diseases* (2023). https://doi.org/10.1007/978-981-99-0534-8

Polkowska-Pruszyńska, B., A. Gerkowicz, y D. Krasowska. «The Gut Microbiome Alterations in Allergic and Inflammatory Skin Diseases – An Update.» *Journal of the European Academy of Dermatology and Venereology* 34, no. 3 (2020): 455–464. https://doi.org/10.1111/jdv.15951

Puruhita, N. «Nutrition and Inflammaging: Unveiling the Impact of Diet on Healthy Aging.» *World Nutrition Journal* 7, no. S1 (2023): 14. https://doi.org/10.25220/v07.s1.0013

Quach, A., M. E. Levine, T. Tanaka, A. T. Lu, B. H. Chen, L. Ferrucci, y S. Horvath. «Epigenetic Clock Analysis of Diet, Exercise, Education, and Lifestyle Factors.» *Agro Food Industry Hi-Tech* 29, no. 1 (2018): 20–21.

Rando, T. A., y D. L. Jones. «Regeneration, Rejuvenation, and Replacement: Turning Back the Clock on Tissue Aging.» *Cold Spring Harbor Perspectives in Biology* 13, no. 9 (2021). https://doi.org/10.1101/cshperspect.a040907

Redman, L. M., S. R. Smith, J. H. Burton, C. K. Martin, D. Il'yasova, y Eric Ravussin. «Metabolic Slowing and Reduced Oxidative Damage with Sustained Caloric Restriction Supports the Rate of Living and Oxidative Damage Theories of Aging.» *Physiology & Behavior* 176, no. 1 (2017): 100–106. https://doi.org/10.1177/0022146515594631.Marriage

Ribarič, S. «Diet and Aging.» *Oxidative Medicine and Cellular Longevity* (2012). https://doi.org/10.1155/2012/741468

Santoro, A., E. Bientinesi, y D. Monti. «Immunosenescence and Inflammaging in the Aging Process: Age-related Diseases or Longevity?» *Ageing Research Reviews* 71 (mayo de 2021): 101422. https://doi.org/10.1016/j.arr.2021.101422

Santoro, A., M. Martucci, M. Conte, M. Capri, C. Franceschi, y S. Salvioli. «Inflammaging, Hormesis and the Rationale for Anti-aging Strategies.» *Ageing Research Reviews* 64 (julio de 2020): 101142. https://doi.org/10.1016/j.arr.2020.101142

Santoro, A., E. Pini, M. Scurti, G. Palmas, A. Berendsen, A. Brzozowska, *et al.* «Combating Inflammaging through a Mediterranean Whole Diet Approach: The NU-AGE Project's Conceptual Framework and Design.» *Mechanisms of Ageing and Development* 136–137 (2014): 3–13. https://doi.org/10.1016/j.mad.2013.12.001

Santos, H. O., R. Genario, G. M. Tinsley, P. Ribeiro, R. B. Carteri, C. D. F. Coelho-Ravagnani, y J. F. Mota. «A Scoping Review of Intermittent Fasting, Chronobiology, and Metabolism.» *American Journal of Clinical Nutrition* 115, no. 4

(2022): 991–1004. https://doi.org/10.1093/ajcn/nqab433

Sawada, Y., N. Saito-Sasaki, E. Mashima, y M. Nakamura. «Daily Lifestyle and Inflammatory Skin Diseases.» *International Journal of Molecular Sciences* 22, no. 10 (2021). https://doi.org/10.3390/ijms22105204

Scarmeas, N., J. A. Luchsinger, R. Mayeux, y Y. Stern. «Mediterranean Diet and Alzheimer Disease Mortality.» *Neurology* 69, no. 11 (2007): 1084–1093. https://doi.org/10.1212/01.wnl.0000277320.50685.7c

Sharma, A., H. J. Smith, P. Yao, y W. B. Mair. «Causal Roles of Mitochondrial Dynamics in Longevity and Healthy Aging.» *EMBO Reports* 20, no. 12 (2019): 1–23. https://doi.org/10.15252/embr.201948395

Sharma, R., y Y. Padwad. «In Search of Nutritional Anti-Aging Targets: TOR Inhibitors, SASP Modulators, and BCL-2 Family Suppressors.» *Nutrition* 65 (2019): 33–38. https://doi.org/10.1016/j.nut.2019.01.020

Shen, J., G.-H. Liu, y M. Song. «Potential Approaches for Intervening Aging.» *National Science Open* 1, no. 2 (2022): 20220021. https://doi.org/10.1360/nso/20220021

Shlisky, J., D. E. Bloom, A. R. Beaudreault, K. L. Tucker, H. H. Keller, Y. Freund-Levi, *et al.* «Nutritional Considerations for Healthy Aging and Reduction in Age-Related Chronic Disease.» *Advances in Nutrition* 8, no. 1 (2017): 17–26. https://doi.org/10.3945/an.116.013474

Škrha, J. «Caloric Restriction and Oxidative Stress.» En *Oxidative Stress in Vertebrates and Invertebrates: Molecular Aspects of Cell Signaling*, 15, no. 6 (2011): 83–102. https://doi.org/10.1002/9781118148143.ch6

Son, J. M., y C. Lee. «Mitochondria: Multifaceted Regulators of Aging.» *BMB Reports* 52, no. 1 (2019): 13–23. https://doi.org/10.5483/BMBRep.2019.52.1.300

Surugiu, R., M. A. Iancu, Ștefănița B. Vintilescu, M. D. Stepan, D. Burdusel, A. V. Genunche-Dumitrescu, *et al.* «Molecular

Mechanisms of Healthy Aging: The Role of Caloric Restriction, Intermittent Fasting, Mediterranean Diet, and Ketogenic Diet—A Scoping Review.» *Nutrients* 16, no. 17 (2024). https://doi.org/10.3390/nu16172878

Susan, M., J. A. Lane, K. A. Grimaldi, R. P. Ross, y C. Stanton. «Precision Nutrition and the Microbiome.» *Nutrients* 11 (2019): 1468. www.mdpi.com/journal/nutrients

Tenchov, R., J. M. Sasso, X. Wang, y Q. A. Zhou. «Antiaging Strategies and Remedies: A Landscape of Research Progress and Promise.» *ACS Chemical Neuroscience* 15, no. 3 (2024): 408–446. https://doi.org/10.1021/acschemneuro.3c00532

Tizazu, A. M. «Fasting and Calorie Restriction Modulate Age-Associated Immunosenescence and Inflammaging.» *Aging Medicine* 7, no. 4 (2024): 499–509. https://doi.org/10.1002/agm2.12342

Tsigalou, C., T. Konstantinidis, A. Paraschaki, E. Stavropoulou, C. Voidarou, y E. Bezirtzoglou. «Mediterranean Diet as a Tool to Combat Inflammation and Chronic Diseases. An Overview.» *Biomedicines* 8, no. 8 (2020): 1–13. https://doi.org/10.3390/BIOMEDICINES8070201

Uribarri, J., M. D. del Castillo, M. P. de la Maza, R. Filip, A. Gugliucci, C. Luevano-Contreras, *et al.* «Dietary Advanced Glycation End Products and Their Role in Health and Disease.» *Advances in Nutrition* 6, no. 4 (2015): 461–473. https://doi.org/10.3945/an.115.008433

Vasim, I., C. N. Majeed, y M. D. DeBoer. «Intermittent Fasting and Metabolic Health.» *Nutrients* 14, no. 3 (2022): 1–15. https://doi.org/10.3390/nu14030631

Vasto, S., N. Marguglio, L. di Rosa, D. Panzeca, y S. Baldassano. «Sarcopenia and Inflammaging, the Effect of Functional Food for Promoting Healthy Aging.» *Current Developments in Nutrition* 8 (2024): 102224. https://doi.org/10.1016/j.cdnut.2024.102224

Visioli, F., y A. Poli. «Fatty Acids and Cardiovascular Risk. Evidence, Lack of Evidence, and Diligence.» *Nutrients* 12, no. 12 (2020): 1–19. https://doi.org/10.3390/nu12123782

Warman, D. J., H. Jia, y H. Kato. «The Potential Roles of Probiotics, Resistant Starch, and Resistant Proteins in Ameliorating Inflammation during Aging (Inflammaging).» *Nutrients* 14, no. 4 (2022) https://doi.org/10.3390/nu14040747

Wawrzyniak-Gramacka, E., N. Hertmanowska, A. Tylutka, B. Morawin, E. Wacka, M. Gutowicz, y A. Zembron-Lacny. «The Association of Anti-inflammatory Diet Ingredients and Lifestyle Exercise with Inflammaging.» *Nutrients* 13, no. 11 (2021) https://doi.org/10.3390/nu13113696

Weiss, E., y R. Katta. «Diet and Rosacea: The Role of Dietary Change in the Management of Rosacea.» *Dermatology Practical & Conceptual* 7, no. 4 (2017): 31–37. https://doi.org/10.5826/dpc.0704a08

Wiley, C. D., y J. Campisi. «The Metabolic Roots of Senescence: Mechanisms and Opportunities for Intervention.» *Nature Metabolism* 3, no. 10 (2021): 1290–1301. https://doi.org/10.1038/s42255-021-00483-8

Wood, S. M., A. F. Mastaloudis, S. N. Hester, R. Gray, D. Kern, J. Namkoong, y Z. D. Draelos. «Protective Effects of a Novel Nutritional and Phytonutrient Blend on Ultraviolet Radiation-Induced Skin Damage and Inflammatory Response through Aging Defense Mechanisms.» *Journal of Cosmetic Dermatology* 16, no. 4 (2017): 491–499. https://doi.org/10.1111/jocd.12295

Este libro se terminó de imprimir en el mes de marzo de 2025
en Industria Gráfica Anzos (Madrid).